ACTA NEUROVEGETATIVA / SUPPLEMENTUM VII

Die neurovegetativen Funktionsstörungen des Urogenitalsystems

Von

Herbert F. J. Weber

Privatdozent, Vorstand der urologischen Abteilung des Allgemeinen Öffentlichen Krankenhauses der Stadt Linz

Mit 14 Textabbildungen

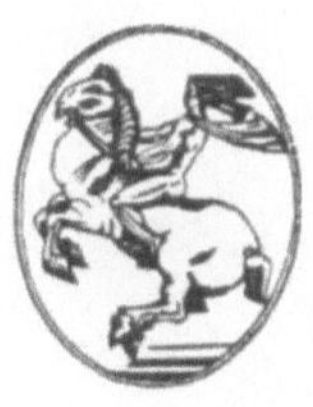

Springer-Verlag Wien GmbH 1958

Ursprünglich erschienen bei Springer-Verlag in Vienna 1958

ISBN 978-3-211-80503-9 ISBN 978-3-7091-2407-9 (eBook)
DOI 10.1007/978-3-7091-2407-9

Meiner lieben Frau
und Mitarbeiterin

Vorwort

Um einen Einblick in die neurovegetativen Funktionsstörungen des Urogenitalsystems gewinnen zu können, wird es sich als notwendig erweisen, die Anatomie, Histologie, Pharmakologie und Pathologie des vegetativen Nervensystems zu rekapitulieren. Erst nachdem man sich wieder mit den Grundprinzipien dieses Teiles des Nervensystems vertraut gemacht hat, wird es dem praktischen Arzt und vielen Fachärzten möglich sein, in die Klinik der neurovegetativen Funktionsstörungen tiefer einzudringen. Die Klinik der sogenannten vegetativen Dystonie, die sich auf den Gesamtorganismus bezieht, ist aber die Grundlage für die Beurteilung neurovegetativer Dysregulationen in den einzelnen Organsystemen. Der Urogenitaltrakt mit seiner sympathisch-parasympathischen Innervation bietet zahlreiche Anregungen für die Beobachtung neurovegetativer Funktionsstörungen. Es ist nun mein Bestreben, in der vorliegenden Arbeit derartige Beobachtungen zusammenfassend darzustellen. Dieser Versuch bietet allerdings zahlreiche Schwierigkeiten, da unsere Erkenntnisse noch lückenhaft sind. Ich bin mir daher bewußt, daß meine Darstellung der neurovegetativen Funktionsstörungen des Urogenitalsystems nur ein Versuch sein wird, in die schwierigen Probleme eine gewisse Systematik zu bringen. Es hat sich aber auf Grund der eigenen Beobachtungen erwiesen, daß neben den theoretischen Erwägungen sich bereits praktische Folgen für die Behandlung unserer Patienten ergeben. Die Basis, auf der wir stehen, ist zwar noch klein, sie kann aber durch weitere Forschungen verbreitert und gefestigt werden. Manches, was wir heute als theoretisch gesichert betrachten, wird sich in Zukunft vielleicht als irrig erweisen, anderes wird wieder auf Grund neuer Erkenntnisse sich in einem anderen Lichte darstellen. Bleiben wird der Drang des Arztes und Forschers, Licht in das Dunkel und Heilung dem Kranken zu bringen.

Für die neurovegetativen Dysregulationen des Urogenitalsystems liegt unseres Wissens bisher keine zusammenfassende Darstellung vor. Die Literatur über das Kapitel der neurovegetativen Funktionsstörungen ist jedoch bereits derart umfangreich geworden, daß sie von einem Einzelnen nur schwer überblickt werden kann. Ich habe mich bemüht, wenigstens das Wesentliche aus dem Schrifttum zu erfassen, soweit es mir zugänglich war. Ein Anspruch auf eine Vollständigkeit der Literaturangaben kann jedoch in dieser Arbeit nicht erhoben werden. Vieles konnte ich nur andeutungsweise erwähnen, anderes wurde wieder ausführlicher besprochen, wie es eben den persönlichen Erfahrungen und dem Material des Autors entsprach. Manchen Problemen näher nachzugehen, wäre interessant und wünschenswert, war aber aus verschiedenen Gründen nicht möglich. Solche Probleme wurden aufgeworfen und angedeutet, sie mögen als Anregung dienen.

Schließlich wird es mein Bestreben sein, in der Zusammenfassung der neurovegetativen Funktionsstörungen des Urogenitalsystems diese zwar geordnet vorzubringen, jedoch immer darauf hinzuweisen, daß der Gesamtorganismus das Tragende ist. Der Arzt darf nicht vergessen, in der Betrachtung eines Organs oder Organsystems die „Ganzheit“ zu berücksichtigen, und diese Ganzheitsbetrachtung wird ihn zu dem machen, was er sein soll: Ein bescheidener Helfer der kranken Menschheit.

Linz/Donau, im April 1958

Herbert F. J. Weber

Inhaltsverzeichnis

Seite

Einleitung 1

I. Allgemeiner Teil: Das vegetative System 4

A. Anatomie 4

1. Das sympathische Nervensystem 4. — 2. Das parasympathische Nervensystem 6. — 3. Die zentralen Anteile des vegetativen Nervensystems 6.

B. Histologie 7

C. Physiologie 17

D. Pharmakologie 23

1. Sympathisches System 24. — 2. Parasympathisches System 25.

E. Pathologie 27

II. Die Klinik der vegetativen Funktionsstörungen 34

A. Allgemeines 34

B. Ätiologie und Abhängigkeit der vegetativen Funktionsstörungen von anderen Einflüssen 37

C. Symptomatik 39

1. Anamnese 39

2. Allgemeine Symptomatik 40

3. Spezielle Symptomatik 40

1. Hauterscheinungen 40. — 2. Augen 42. — 3. Gesicht 42. — 4. Mund und Nasen-Rachen-Raum 42. — 5. Hals 42. — 6. Atemorgane 42. — 7. Herz und Kreislauf 43. — 8. Magen-Darm-Trakt 43. — 9. Extremitäten 44. — 10. Muskulatur und Nerven 44.

4. Diagnostik 44

1. Allgemeine, psychische und geistige Störungen 45. — 2. Haut 46. — 3. Augen 46. — 4. Herz und Kreislauf 46. — 5. Magen-Darm-Trakt 48. — 6. Funktionsstörungen der Nebenniere 48. — 7. Störungen der Labyrinthfunktion 48. — 8. Blutbildveränderungen 48. — 9. Stoffwechselveränderungen 49.

5. Therapie 51

a) Allgemeine Therapie 51

b) Medikamentöse Therapie 54

c) Physikotherapie 58

d) Psychotherapie 60

e) Chirurgische Therapie 60

III. Urologischer Teil 62

A. Allgemeines 62

B. Spezielle nervöse Dysregulationen des uropoetischen Systems . 63

1. Nervöse Dysregulationen der Niere 64

Seite
a) Veränderungen der Harnmenge 64
α) Die Polyurie 64
β) Die Oligurie 67
γ) Die Anurie 68
b) Veränderungen der Harnbeschaffenheit 74
α) Die Phosphaturie 74
β) Die orthostatische Albuminurie 76
γ) Die Nierensteinbildung 79
2. Nervöse Dysregulationen des Nierenbeckens und der Harnleiter 80
a) Störungen des Nierenbeckentonus 80
α) Das hypotone Nierenbecken 80
β) Das hypertone (spastische) Nierenbecken 81
γ) Die dynamische Hydronephrose 83
δ) Die sogenannte „kleine, schmerzhafte Hydronephrose“ 85
b) Störungen des Harnleitertonus 85
α) Die Hypotonie des Harnleiters 86
β) Der Megaloureter 87
γ) Die spastische Hypertonie des Harnleiters 89
3. Nervöse Dysregulationen der Harnblase 91
a) Störungen der Blasenkapazität 93
α) Die Blasenatonie 93
β) Die Megacystis 96
γ) Die Blasenhypertonie und die Schrumpfblase 96
δ) Das Ulcus simplex vesicae (Hunner) 98
b) Die Entleerungsstörungen der Harnblase 101
α) Die Harnretention 101
β) Die Inkontinenz 103
c) Die Reizblase 105
d) Die Enuresis nocturna 115
C. Spezielle nervöse Dysregulationen des Genitalsystems 124
1. Nervöse Dysregulationen der Prostata 125
a) Die Prostatalgie 126
b) Die Prostatorrhoe 127
c) Der Prostatismus 129
2. Nervöse Dysregulationen im Bereiche der Hoden, der Samenstränge, des Penis und der Urethra 130
a) Die sogenannten Hoden- und Samenstrangneuralgien . . 130
b) Beschwerden im Penis und in der Urethra 131
3. Nervöse Dysregulationen der Geschlechtsfunktion des Mannes 133
a) Die Ejaculatio praecox 139
b) Die Erektionsstörungen 141
Literaturverzeichnis 147
Sachverzeichnis 153

Einleitung

In der neueren Forschungsrichtung der gesamten Heilkunde hat sich die Erkenntnis durchgerungen, daß es eine Reihe von Krankheitsbildern gibt, für die trotz genauester klinischer Durchuntersuchung ein morphologisches Substrat nicht erbracht werden kann. Es begegnen uns in allen Spezialfächern der Medizin immer wieder Patienten, die über unbestimmte Beschwerden in den verschiedensten Organsystemen klagen, die sich in die wohl umrissenen „Krankheiten" der klassischen Schulmedizin nicht einordnen lassen. Dazu kommt, daß die landläufigen Versuche des Arztes, diese Krankheitsbilder zu heilen, sehr oft fehlschlagen. Diese Patienten ziehen nun niedergedrückt von ihrem Leiden von einem Arzt zum andern, sie betrachten sich als unheilbar und kommen in eine Gemütsverfassung, die sich auf ihren Allgemeinzustand, ihre vorhandenen Beschwerden und ihre Leistungsfähigkeit äußerst ungünstig auswirkt. Andererseits sind die behandelnden Ärzte allzu leicht geneigt, derartige Kranke, für deren wechselnde Beschwerden sie keine anatomische Unterlage auffinden können, möglichst rasch mit einem beruhigenden Mittel abzutun oder sie gar in die Gruppe der Neurotiker und Simulanten einzureihen. Es ist ein Zeichen der Zeit bzw. die Auswirkung sozialer Probleme — auf die aber hier nicht näher eingegangen werden kann —, daß der Arzt beruflich überlastet ist, und die Überbeanspruchung bringt es mit sich, daß er sich mit den von diesen Patienten geschilderten unbestimmten Beschwerden nicht so eingehend befassen kann, wie sie es verdienen würden. Er bemüht sich wohl redlich um das Wohl der ihm anvertrauten Kranken, doch darf man sich nicht wundern, wenn der Arzt nach einer Reihe durchgeführter Untersuchungen und Erhebung der notwendigen Befunde, die bei solchen Kranken alle negative Ergebnisse zeigten, sich damit begnügt, ein gröberes organisches Leiden ausgeschlossen zu haben und daß er dann sozusagen „den Fall ad acta legt". Damit ist aber dem Patienten nicht geholfen und dieser schlittert nun in eine Art von circulus vitiosus.

Es sind daher in den letzten Jahrzehnten Bemühungen in Gang gekommen, bei Patienten mit diesen unbestimmten Beschwerden andere Wege der Untersuchung und Behandlung zu gehen. Dies gestaltet sich naturgemäß sehr schwierig, da die morphologischen Unterlagen fehlen. Man bemühte sich, das Denken mehr auf das „Funktionelle" umzustellen und neben der Organphysiologie die Funktionen ganzer Organsysteme zu erfassen. Daß dieser Weg zwangsläufig zum Studium der Funktionsstörungen der Organsysteme führen mußte, ist klar. In mühevollster Arbeit wurden alle Hilfswissenschaften der Medizin herangezogen, um etwas Licht in die Funktionen der Organsysteme und deren Störungen zu bringen. Es war wohl nicht zu vermeiden, daß viele der aufgestellten Theorien bald wieder hinfällig wurden, es ist ebenso selbstverständlich, daß spekulativen Überlegungen ein weiter Raum gelassen werden mußte und doch geht das Bestreben weiter, in mühseliger Kleinarbeit mosaikartig ein Bild zusammenzusetzen, das uns Aufschluß gibt über gewisse Störungen im Organismus, deren Ursachen uns bisher unbekannt waren.

Während also in der zweiten Hälfte des vorigen Jahrhunderts von Virchow und anderen großen Pathologen der Sitz der verschiedenen Krankheiten in den einzelnen Organen bzw. in den Organzellen gesucht und in vielen Fällen auch gefunden wurde, wandte man jetzt sich wieder mehr einer Ganzheitsbetrachtung der Medizin zu. Schon damals wurde von Rokitansky, dem klassischen Vertreter der Wiener morphologischen Schule, darauf hingewiesen, daß neben der Zellularpathologie auch die krankhaften Veränderungen der Körpersäfte eine Rolle spielen müßten, und somit der Humoralpathologie eine nicht unbedeutende Rolle zugeschrieben. Daß die Genese und die Äußerungen des Krankheitsgeschehens auch von ganz anderen Gesichtspunkten als von der Morphologie her betrachtet werden können, beweist die Relationspathologie Rickers. Überdies wissen wir heute, daß eine ganze Reihe von Erkrankungen durch Fehlsteuerungen von Organfunktionen bedingt ist, die sich z. B. als Störungen im Hormonsystem dokumentieren können. Andere Krankheiten werden wieder durch Mangel an lebenswichtigen Nährstoffen hervorgerufen bzw. dadurch, daß Vitamine nicht richtig aufgenommen oder umgesetzt werden. Es ergibt sich also bei Betrachtung des Krankheitsgeschehens eine Fülle von Gesichtspunkten, die, ob richtig und begründet oder mehr oder weniger unrichtig, zur weiteren Forschung anregen.

Es besteht nun kein Zweifel darüber, daß bei krankhaften Zuständen das zentrale Nervensystem und hier wieder das Zwischenhirn eine besondere Rolle spielt. Andererseits wissen wir heute, daß *für einen geregelten Ablauf der Lebensvorgänge das vegetative Nervensystem von maßgeblicher Bedeutung* ist. Gerade der zweite Weltkrieg stellte an die Menschen unseres Kontinents somatische und psychische Anforderungen, denen sie zum Teil nicht gewachsen sein konnten. Es ist daher nicht verwunderlich, daß in diesen Jahren der Ablauf ihrer Lebensvorgänge schwerst erschüttert wurde, was sich in den verschiedensten Funktionsstörungen gewisser Organsysteme äußern mußte. Dies gab die Veranlassung, sich besonders intensiv mit den Störungen des vegetativen Systems zu befassen. Die Grundlagen zur Erforschung des vegetativen Systems wurden natürlich schon viel früher gelegt und seine Funktionsstörungen unter verschiedenen Namen beschrieben. Die Fülle des Materials regte die Forscher an, diese Störungen in *ein* System zu bringen, ein Bemühen, dem bisher der volle Erfolg allerdings noch versagt blieb. Es ist klar, daß besonders die Internisten und Neurologen Anregungen fanden, sich mit diesem Kapitel der Medizin zu befassen, es wäre aber doch der Mühe wert, daß sich auch die Vertreter anderer Fachgebiete einmal darüber Rechenschaft ablegen, wie weit neurovegetative Funktionsstörungen in ihren Disziplinen eine Rolle spielen können.

Die vorliegende Arbeit kann nach unserem heutigen Wissen und Können nur einen tastenden Versuch darstellen, die vegetativen Funktionsstörungen des uropoetischen Systems und des männlichen Genitales zu skizzieren und gewisse Gesichtspunkte aufzuzeigen. Für den in der Praxis stehenden und klinisch tätigen Urologen ist es wohl schwer, bei seinen Fällen die notwendigen ergänzenden internistischen und neurologischen Untersuchungen durchführen zu lassen, noch schwerer aber, sie selbst zu unternehmen. Ich habe mich nun bemüht, bei meinem einschlägigen Material mit den einfachsten Mitteln, die selbst dem praktischen Arzt zur Verfügung stehen, neurovegetative Störungen des uropoetischen Systems zu erfassen. Selbstverständlich wurde jeder Fall schulmäßig gründlichst urologisch durchuntersucht, organische Veränderungen wurden im üblichen Sinne behandelt. Die Fälle stammen hauptsächlich aus meiner Ordination, während an meiner Abteilung sich vorwiegend das operative Material sammelt. Trotzdem konnten an der Abteilung wertvolle ergänzende Beobachtungen gemacht werden. Da es mir als ausgesprochen morphologisch vorgebildetem urologischem Chirurgen schwerfiel, mich in diese Materie einzuarbeiten, und da ich weiß, daß eine solche Umstellung auch vielen anderen Kollegen gewisse Schwierigkeiten bereitet, möchte ich vor Besprechung der eigenen klinischen Erfahrungen einige allgemeine bis jetzt bekannte Richtlinien über die vegetativen Funktionsstörungen vorausschicken. Auf diesem Gebiete sind in den letzten Jahren unzählige Arbeiten erschienen, so daß die Literatur bereits schwer zu überblicken ist. Für unsere Zwecke genügen aber die wichtigsten Feststellungen, die bisher in zwei Büchern zusammengefaßt wurden. Wer sich für Detailfragen auf dem Gebiete der vegetativen Funktionsstörungen interessiert, den verweise ich auf das im Jahre 1951 erschienene Buch von Birkmayer und Winkler, „Klinik und Therapie der vegetativen Funktionsstörungen“ sowie auf die „Klinik und Therapie der vegetativen Dystonie“ von Robert E. Mark aus dem Jahre 1954. Auf diese beiden Bücher möchte auch ich mich bei der Besprechung des folgenden allgemeinen Teiles besonders stützen.

I. Allgemeiner Teil: Das vegetative System

A. Anatomie

Es wäre natürlich unmöglich und würde auch den Rahmen der vorliegenden Arbeit bei weitem überschreiten, wollte ich eine erschöpfende anatomische Darstellung des vegetativen Systems hier bringen. Es dürfte vollständig genügen, wenn ich mich auszugsweise — und da nur schlagwortartig — auf die für den Urogenitaltrakt notwendigen Grundlagen beschränke. Genauere Einzelheiten müßten Interessierte in den entsprechenden Spezialwerken nachschlagen.

1. Das sympathische Nervensystem. Das sympathische Nervensystem zeigt ähnlich dem zentralen eine segmentäre Anordnung. Es besteht 1. aus den längs der Wirbelsäule gelagerten Ganglien, die durch kurze Zwischenstränge miteinander verbunden sind und den sogenannten Grenzstrang, den *Truncus sympathicus*, bilden. 2. Aus den *Rami communicantes*, die den Grenzstrang mit dem cerebrospinalen System verbinden, 3. aus den peripheren Zweigen, die an den verschiedensten Stellen des Grenzstranges abgehen und mit cerebrospinalen Nerven in Verbindung treten. Diese peripheren Verzweigungen bilden die *Plexus sympathici*, in die wieder größere und kleinere Ganglienzellgruppen eingelagert sind, und 4. aus den *Rami transversi*, welche die Grenzstränge beider Seiten verbinden und nur im Lumbal- und Sacralmark regelmäßig zu finden sind.

Nach der Lage des sympathischen Nervensystems unterscheiden wir einen Kopf-, Hals-, Brust-, Bauch- und Beckenteil.

Für unsere Betrachtungen sind zunächst von besonderer Bedeutung die Äste des unteren Brust- und Bauchteiles, denn von der Pars lumbalis des Grenzstranges ziehen Äste zum *Plexus renalis*. Dieser erhält auch den Ramus renalis vom N. splanchnicus minor. Der Plexus renalis begleitet die Nierenarterie und gibt auch einen Faden zum oberen Ureterabschnitt ab. Auch die Ureternerven enthalten Ganglienzellen, die verstreut zu kleinen Knötchen angehäuft sind. Von weiterer Wichtigkeit für uns ist der *Plexus spermaticus* bzw. *ovaricus*, der sich aus grauen Fäden des Plexus renalis und mesentericus cranialis zusammensetzt. Er begleitet die Vasa spermatica und geht beim Mann zu den Hoden, bei der Frau zu den Ovarien und zum Fundus uteri. Für die Innervation der Beckenorgane ist der Beckenteil des Sympathicus maßgebend. Aus dem Plexus hypogastricus (rectalis caudalis) entwickelt sich der *Plexus vesicalis*. Seine Nerven folgen anfangs den Gefäßen, werden aber später als Nn. vesicales selbständig. Viele markhaltige Nervenfasern stammen aus dem III. und IV. Sacralsegment, von dem auch die unteren Ureterabschnitte versorgt werden. Ebenso kommen die Nn. erigentes aus dem III. und IV. Sacralsegment und entwickeln sich aus dem *Plexus prostaticus*. Dieser sowie der Plexus ductus deferentis und der Plexus vesicul. seminalis enthalten zahlreiche Ganglienzellen und ihre Fasern umspinnen die genannten Organe. Der Plexus prostaticus setzt sich in den *Plexus corporis cavernosi penis* fort, wo er sich mit Fasern des N. pudendus verbindet, was für die geregelte Innervation oder deren Störungen von besonderer Bedeutung zu sein scheint. Bei der Frau werden die ent-

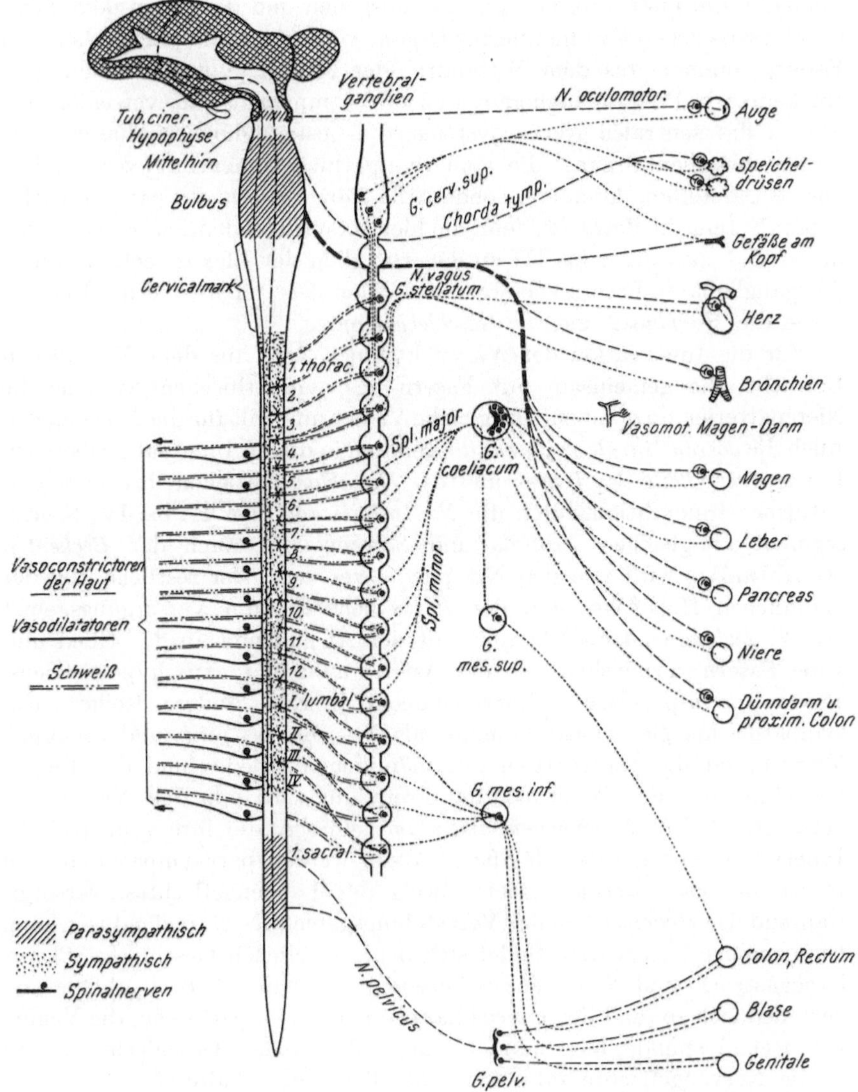

Abb. 1. Schema des Aufbaues des vegetativen Nervensystems. (Nach MEYER-GOTTLIEB, Experimentelle Pharmakologie, 3. Auflage)

sprechenden sympathischen Geflechte als *Plexus uterovaginalis* bzw. *Plexus clitoridis* bezeichnet (Abb. 1).

Drei große Organgebiete werden vom sympathischen Nervensystem versorgt: 1. Die glatte Muskulatur, 2. die Blutgefäße und 3. die Drüsen des Darmsystems, des Harn- und Genitalapparates, Speicheldrüsen usw.

2. Das parasympathische Nervensystem. Dazu gehören alle jene Nervenelemente, die *nicht* vom Grenzstrang ausgehen und die neben dem Sympathicus die vegetativ innervierten Organe versorgen. Ihre präganglionären Fasern kommen aus dem Mittelhirn, der Medulla oblongata und dem Rückenmark. Die präganglionären Fasern stammen also aus verschiedenen Stellen des zentralen Nervensystems, die postganglionären Fasern versorgen dieselben Organe, die vom Sympathicus innerviert werden. Für unsere Darstellung kommt besonders die *Pars spinalis* des parasympathischen Systems in Betracht, denn die hier entspringenden Fasern verlaufen in den Nn. sacrales I bis III zu den Ganglien der Plexus rectales. Diese postganglionären Fasern versorgen das Colon descendens und das Rectum sowie die *Harnblase* und die *Geschlechtsorgane*.

Für die Innervation der *Nieren* kommen Äste aus dem *N. vagus* in Betracht, die gemeinsam mit Fasern des sympathischen Systems die Nierenarterien umspinnen. Die gleiche Versorgung gilt für die *Nebennieren*. Auch die *oberen Harnleiterabschnitte* gehören in diesen Innervationsbereich. Die *unteren Teile des Ureter* und die *Harnblase* beziehen ihre parasympathische Innervation durch die *Nn. pelvici* aus dem II. bis IV. Sacralsegment, desgleichen *Prostata* und *Samenblasen*. Auch der *Beckenteil der Harnröhre* wird von den Nn. pelvici versorgt. Der restliche Teil der männlichen Harnröhre und der *Penis* gehören zum Versorgungsgebiet des *N. pudendus*. Dieser kommt mit der A. pudenda an das Glied und seine Fasern vermischen sich mit Ästen aus dem Plexus hypogastricus, also mit sympathischen Nervengeflechten. Eine andere Reihe parasympathischer Nervenäste kommen als *Nn. dorsales penis* und versorgen überwiegend die Hautpartien des männlichen Gliedes und der Eichel. Die Unterseite des Penis bis zum Frenulum wird von den *Nn. perinei* versorgt. *Hoden, Nebenhoden und Samenstränge*, die ihre sympathische Innervation entlang der Gefäße erhalten, werden parasympathisch vom *N. spermaticus externus*, einem Zweig des Lendengeflechtes, versorgt, während der *Hodensack* in das Verästelungsgebiet des N. pudendus gehört. Eine analoge Innervation findet sich beim weiblichen Geschlecht. Plexus hypogastricus und N. pudendus vereinigen sich in der Beckenhöhle und verteilen sich so, daß der Uterus hauptsächlich sympathische, die Vagina vorwiegend spinale Faserbündel erhält. Bei beiden Geschlechtern sind in die Nervengeflechte zahlreiche Ganglien eingeschaltet.

3. Die zentralen Anteile des vegetativen Nervensystems. Es besteht nun nach den neueren Forschungen kein Zweifel darüber, daß sich auch im

Gehirn Zentren des vegetativen Systems befinden, wenngleich ihre Rolle bisher noch nicht vollständig geklärt werden konnte. Theorien und Hypothesen über eine zentrale Regelung des ganzen vegetativen Systems widersprechen zum Teil einander. Wahrscheinlich erscheint jedoch, daß Anteile des zentralen Nervensystems das vegetative System fallweise maßgeblich beeinflussen. Diese zentralen Anteile liegen im *Zwischenhirn* (*Diencephalon*). Das Zwischenhirn umfaßt die Gebiete der Sehhügel, der Kniehöcker und der Zirbeldrüse. Dazu muß auch noch der unterhalb derselben am Boden des III. Ventrikels gelegene *Hypothalamus* gerechnet werden.

Zum Hypothalamus gehören: 1. Die Corpora mamillaria mit je einem medialen und lateralen Kern. 2. Das Tuber cinereum, jene dünne graue Platte, mit welcher sich der Boden des III. Ventrikels am tiefsten in die Hirnbasis senkt. Neben Gruppen von Ganglienzellen befinden sich hier bemerkenswerte Bündel markhaltiger Nervenfasern. 3. Der Hirnanhang oder die Hypophyse, eine Drüse mit innerer Sekretion, deren Vorderlappen sich vom Rachendach aus entwickelt. Ihr hinterer Anteil steht durch das Infundibulum in direktem Zusammenhang mit der ursprünglichen Hirnanlage. 4. Das Chiasma opticum und der Tractus opticus. 5. Die Lamina terminalis. Die beiden letztgenannten Gebiete seien nur erwähnt, um die anatomische Aufzählung der Teile des Hypothalamus zu vervollständigen. Über die Bedeutung der eben geschilderten Gegend des Zwischenhirns konnte erst in mühseligen experimentellen Untersuchungen Aufklärung gefunden werden. Die Ergebnisse dieser Versuche sind aber zum Teil widersprechend, worauf wir weiter unten noch zurückkommen müssen.

Wie schon eingangs erwähnt, erheben unsere anatomischen Rekapitulationen keineswegs den Anspruch auf Vollständigkeit. Sie hatten vielmehr den Zweck, die wichtigsten Punkte für unsere folgenden Betrachtungen herauszuheben und dem Verständnis näherzubringen.

B. Histologie

Nach diesen anatomischen Darlegungen müssen wir uns der Histologie des vegetativen Systems zuwenden. Gerade auf diesem Gebiete wurden in der letzten Zeit grundlegende Arbeiten veröffentlicht. Aufgabe der histologischen Studien ist es zunächst, morphologisch die Formen der Ganglienzellen und Nervenfasern zu erforschen und die Nervenendigungen zu erfassen. Aus den Ergebnissen dieser Untersuchungen können dann Schlüsse auf die Art der Reizübertragungen gezogen werden. Diese Arbeiten bilden gewissermaßen einen Übergang von der Histologie zur Physiologie bzw. zur pathologischen Physiologie des vegetativen Systems.

Die *Ganglienzellen* des ausgebildeten Sympathicus sind vorwiegend multipolarer, aber auch bipolarer Natur. Ihre Fasern entspringen in den

Ganglienzellen selbst und setzen sich in die sogenannte *Remaksche Faser* fort, welche entweder in ein Längsbündel einläuft oder in einen der viszeralen Nervenzweige eindringt, um sich in den Organen der vegetativen Zone zu verteilen. Die große Mehrzahl der Ganglienzellen des sympathischen Grenzstranges hat nur einen Fortsatz, den sogenannten Neurit. Nach STÖHR JUN. stellt jede sympathische Ganglienzelle mit einem schwer bestimmbaren syncytialen Komplex, dem sogenannten Hüllplasmodium, eine anatomische und physiologische Einheit dar. Außer den nervösen Elementen sind am Aufbau des Sympathicus noch Bindegewebe und Gefäße beteiligt. Fasern des Grenzstranges treten zu den verschiedenen Ästen der Spinalnerven, es gehen aber auch selbständige Äste aus den sympathischen Ganglien ab. Die *sympathischen* Nervenfasern sind markarm oder marklos.

Die *sympathischen Nervenendigungen* am Erfolgsorgan sind nicht einheitlich. In der glatten Muskulatur teilen sie sich dichotomisch auf, treten zwischen die Muskelbündel ein und enden zwischen den einzelnen Muskelzellen, ohne in sie einzudringen, sie haben daher auch keine Verbindung mit den Zellkernen. Auch bei den Blutgefäßen liegen die feinsten Endigungen den Muskelfasern der Arterienwand an und enden hier frei auslaufend. Bei den drüsigen Organen bilden die Endigungen feinste variköse Fibrillen auf der Basalmembran und auf der äußeren Fläche der Speichelzellen. STÖHR JUN. beschreibt die sympathischen Nervenendigungen als eine syncytiale Konstruktion von ungeheuren Ausmaßen und ebensolcher Feinheit und hat dafür den Ausdruck *nervöses Terminalreticulum* geprägt. Dieses enthält nach STÖHR sympathische und parasympathische Fasern, afferente und efferente Bahnen. Alle diese Fasern sind nach Ansicht des Autors untrennbar miteinander vereint und

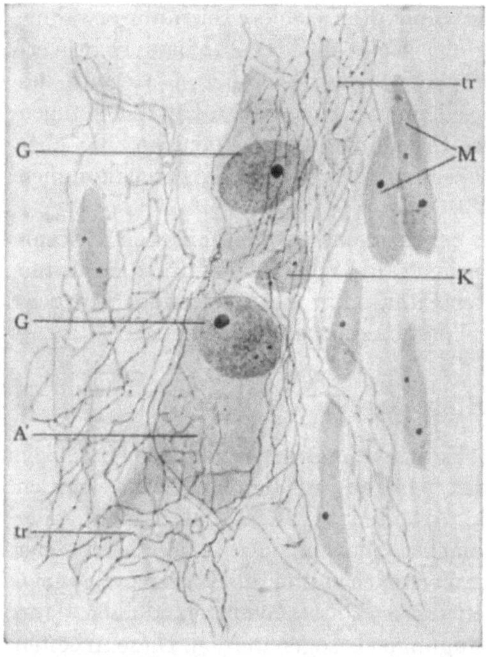

Abb. 2. Nervöses Terminalreticulum (*tr*) aus der Muscularis der Appendix. Mensch. *G* Ganglienzellen; *K* Kern des Hüllplasmodiums; *M* Kerne der glatten Muskelfasern; *A'* Terminalreticulum auf der Ganglienzelle. Vergrößerung 1720fach. Originalzeichnung auf vier Fünftel verkleinert. (Aus PH. STÖHR JUN., Ciba-Symposium **3**, 45, 1955)

treten in Beziehungen zu allen Geweben. Das nervöse Terminalreticulum beherbergt nach STÖHR überdies die eigentümlichen „interstitiellen Zellen", denen man bei der Reizübertragung die Erzeugung einer Überträgersubstanz, des sogenannten Sympathins, zuschreiben könnte (Abbildung 2 und 3).

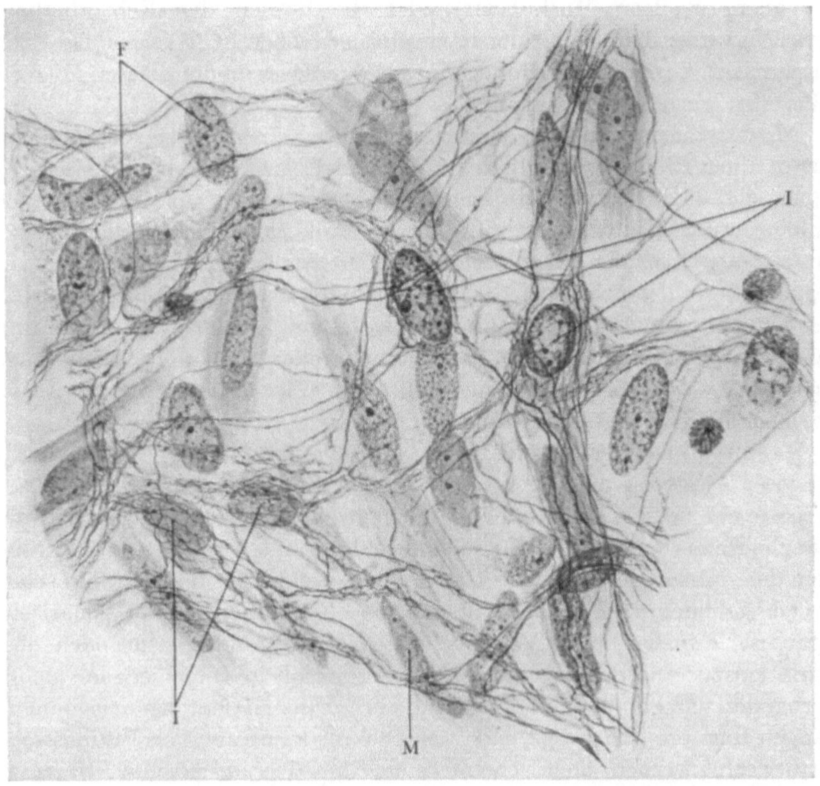

Abb. 3. Nervöses Terminalreticulum aus der Mucosa des Colons. Mensch. *I* Kerne der interstitiellen Zellen; *M* Kern einer glatten Muskelfaser; *F* Kerne von Bindegewebszellen. Vergrößerung 2000fach. Originalzeichnung auf die Hälfte verkleinert. (Aus PH. STÖHR JUN., Ciba-Symposium **3**, 46, 1955)

Es muß hier die Bedeutung eines Begriffes besprochen werden, nämlich des der *Synapse*. Er wurde 1897 von SHERRINGTON eingeführt. Es ist dies ganz allgemein gesprochen die Einwirkungsstelle der Nervenendigung auf eine Erfolgszelle. An den Synapsen findet also die Erregungsübertragung statt. Zunächst handelt es sich um die *Reizübertragung von einem Neuron auf das andere* (Synapse im engeren Sinne des Wortes). Diese findet sowohl im somatischen als auch im vegetativen System statt. In letzterem spielt also die Synapse als Reizübertragungsstelle der präganglionären Faser mit der Ganglienzelle für die postganglionäre Faser eine besondere Rolle. An diese Stelle ist auch der Angriffspunkt jener Pharmaka zu verlegen, die wir als Ganglienblocker bezeichnen. Im weiteren Sinne des Wortes bezeichnen wir als Synapsen auch jene Stellen der postganglionären Fasern, an denen die Reizübertragung auf die Erfolgszellen stattfindet (z. B. die motorischen Endplatten der quergestreiften Muskulatur) oder die Stellen der Reizaufnahme einer Nervenendigung von der dazugehörigen Zelle (z. B. sensibles Endkörperchen), ferner die Endigung einer Nervenfaser an der glatten Muskelzelle oder an einer Drüsenzelle.

Als feststehend muß angenommen werden, daß die Synapsenfunktion nur in einer Richtung möglich ist. Was die Reizübertragung anlangt, so haben sich darüber zwei Gruppen von Anschauungen entwickelt: 1. Die Anhänger der Neuronentheorie, die eine Fülle von synaptischen Strukturen an der Oberfläche der Nervenzellen beschreiben, und 2. die Neuronengegner, die ein kontinuierliches fibrilläres Netzwerk annehmen und das Vorkommen von Synapsen bestreiten. Derzeit senkt sich auf Grund zahlreicher histologischer und experimenteller Arbeiten die Waage zugunsten der Neuronenanhänger, die eine Vielzahl der histologischen Formen der Synapsen annehmen.

Jabonero hat den Begriff der „Synapse auf Distanz" geschaffen. Ihr nervöser Anteil ist die vegetative Endformation, die als postganglionäre Strecke ein zelliges (neuronoides) Syncytium darstellt. Dieses ist der Ganglienzelle von Dogiel II nachgeschaltet und wird nach Jabonero von den interstitiellen Zellen Cajals und nicht von den Schwannschen Zellen gebildet. Es enthält neben den Zellkernen intraplasmatische Granula, Fibrillen und Vakuolen, welche Bestandteile je nach dem Funktionszustand der vegetativen Endformation in verschiedener Menge vorhanden sein können und mit ihrem sekretorischen Charakter zusammenhängen dürften. Die Frage nach dem Sekret kann nur vermutungsweise beantwortet werden, doch scheint es sich um das adrenogene Prinzip zu handeln, da im Ausbreitungsgebiet der vegetativen Endformation histochemisch nach Behandlung mit Osmiumjodid eine Schwärzung eintritt. Das Osmiumjodid läßt durch die Schwärzung jedoch nicht erkennen, ob es sich um Noradrenalin oder Adrenalin handelt, da es nur eine Gruppenreaktion darstellt. v. Euler meint jedoch auf Grund seiner Versuche, daß die postganglionären Nerven auf Reiz Noradrenalin und nicht Adrenalin ausscheiden, der histochemische Beweis dafür steht jedoch noch aus. Jabonero glaubt, daß die Sekretion des Mediatstoffes in der Weise erfolge, daß dieser nach seiner Deliberation aus der vegetativen Endformation entweder als solcher oder in chemischer Modifikation die Erfolgszellen beeinflusse, indem er sich im umgebenden Gewebe wie in einem Schwamm ausbreitet. Jabonero ist der Ansicht, daß die divergenten Meinungen der Neurohistologen zum Teil durch die Anwendung verschiedener Silberimprägnationsmethoden bedingt seien. Auf seine Arbeit über den Begriff der Neurosekretion kommen wir später noch zurück.

Nach diesen allgemeinen Betrachtungen über die Histologie des vegetativen Nervensystems erscheint es uns angezeigt, auf die neueren histologischen Untersuchungen des Urogenitaltraktes einzugehen.

Während wir im anatomischen Teil über die *Innervation der Niere* vom Plexus renalis her sprachen, ist über eine neuere Untersuchung dieses Problems aus dem Jahre 1953 von KNOCHE zu berichten. Er stellt fest, daß die vom Ganglion coeliacum, dem Plexus suprarenalis und die aus dem X. bis XII. Intercostalnerven stammenden Nervenfasern am Nierenhilus mit den Blutgefäßen in das Nierenparenchym eintreten. Von den Gefäßplexus begeben sich feine marklose Nervenfasern an die Harnkanälchen, wo sie als nervöses Terminalreticulum enden. Die Endfasern des vegetativen Systems umgeben sozusagen in Form eines Endnetzes die Tubuli und die Blutkapillaren. Das Terminalreticulum verbreitet sich auch an den Polkissenzellen der A. afferentes und an den paravasculären Zellen (BECHER). Die an den Glomeruluskapillaren gelegenen Neurofibrillen gehen mit feinsten Nervenfasern des am Gefäßpol gelegenen Goormaghtighschen Zellhaufen eine kontinuierliche Verbindung ein. Dieses nervöse Netz am Goormaghtighschen Zellhaufen wird als neurovegetatives Rezeptorenfeld für Blutdruckschwankungen im Glomerulus angesehen. Ob diesen Feststellungen eine weitgehende klinische Bedeutung beigemessen werden kann, sind wir heute noch nicht in der Lage zu beurteilen; doch könnte man sich vorstellen, daß hier ein Angriffspunkt für Pharmaka bei krisenhaften Blutdruckschwankungen gegeben sein könnte.

Untersuchungen am *Nierenbecken und Ureter* hat 1925 HRYNTSCHAK durchgeführt und feststellen können, daß Ganglienzellen in der Schleimhaut und in der Muskulatur der genannten Organe fehlen. Diese Befunde wurden von SABADASCH 1934 und ZANNE 1936 bestätigt. 1951 fand jedoch PIEPER mit ziemlicher Regelmäßigkeit ein etwa bohnengroßes Ganglion an der Einmündungsstelle des Ureters in die Harnblase. Zahlreiche kleine Ganglien liegen nach PIEPER in der Blasenwand zwischen den Muskelbündeln. Das Ganglion an der Einmündungsstelle des Ureters in die Harnblase wird von PIEPER Ganglion vesicoureterale genannt und gibt einen ziemlich dicken Nervenstrang ab, der entlang des Ureters nach aufwärts verläuft. Der Autor meint, daß es für die Innervation des Harnleiters eine große Rolle spiele und daß die bisher angenommene nervöse Versorgung des Ureters aus dem Plexus renalis nicht die große Bedeutung habe, die ihr bisher zugeschrieben wurde. Überdies konnte er zahlreiche kranzartig gelagerte kleinere Ganglien an der Umschlagstelle von der Blase zum Ureter feststellen. Bei den beschriebenen Ganglien handelt es sich durchwegs um sympathische Ganglien. PIEPER weist auf die mögliche große klinische Bedeutung dieser Gebilde hin, wissen wir doch, daß der Sympathicus die Ureterperistaltik hemmt. Wir werden auf dieses Problem in unseren Besprechungen der Physiologie des vegetativen Nervensystems noch zurückkommen. Überdies wies PIEPER im Epithel des Ureters zahlreiche sensible Nervenendigungen nach, die den Epithelzellen anliegen und in die tieferen Schichten eintreten. Daneben fand er zweierlei Nervenfasern: Der Typus I bildet wahrscheinlich einen subepithelialen Grundplexus, der von unipolaren Ganglienzellen stammt und mit den sensiblen Fasern in engster Verbindung stehen dürfte. Der Typus II scheint dem feinen vegetativen Nervengeflecht der Schleimhaut des Ureters zu entsprechen und durchsetzt alle Schichten der Ureterwand. Die Nervenfasern beider Typen stehen untereinander durch neurofibrilläre Anastomosen in Verbindung, so daß PIEPER von einem vegetativepithelialen Nervengeflecht spricht. Er konnte am Ureterepithel auch andeutungsweise das von STÖHR JUN. beschriebene Terminalreticulum erkennen (Abb. 4 und 5).

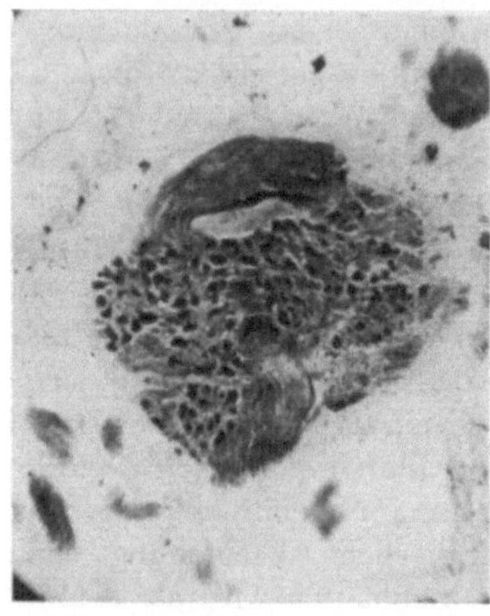

Abb. 4. Ganglion vesicoureterale bei 12 Jahre altem Kind. Man erkennt am unteren Pol des Ganglions den zuführenden Nerven und am oberen Pol den dicken Nervenstrang, der zum Ureter zieht, rechts oben in der Ecke als Fortsetzung den quergetroffenen Nervenstrang. Vergrößerung 100fach. (Aus PIEPER, Z. Ur. 44, 21, 1951)

Bezüglich der *Harnblase* erschien 1952 eine Arbeit von RULAND, in der sich der Autor mit den Innervationsverhältnissen befaßt. Es wurde von ihm der Nachweis eines kontinuierlichen Zusammenhanges der vegetativen Bahnen erbracht. Er konnte in menschlichen Harnblasen diesen Zusammenhang vom Nervenbündel der Blasennerven über die Nervenfasern zu den Neurofibrillen und über die Präterminalplexen zum Terminalreticulum feststellen. Sympathische

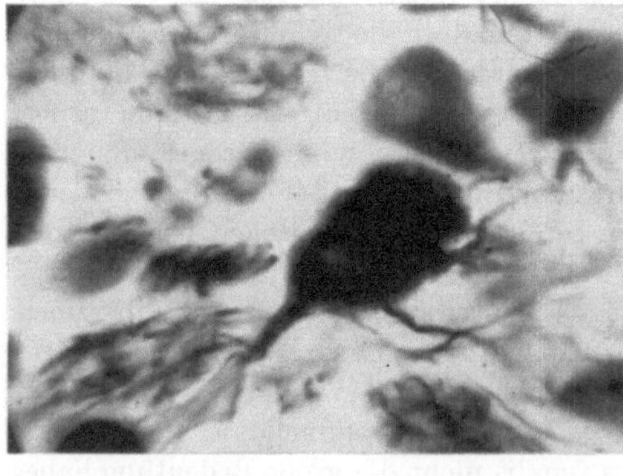

Abb. 5. Ganglienzelle mit ihren Fortsätzen aus dem menschlichen Ganglion vesicoureterale. Ölimmersion. Vergrößerung 1000fach. (Aus PIEPER, Z. Ur. 44, 21, 1951)

und parasympathische Nerven ziehen gemeinsam seitlich der Harnblase herab und werden in extramural gelegenen Ganglien umgeschaltet. In der Blasenwand bilden beide Faserarten den Intramuralplexus und sind anatomisch bzw. histologisch voneinander nicht zu trennen (Abb. 6 bis 8).

Unsere neurohistologischen Betrachtungen wären nicht vollständig, würden wir nicht eine in jüngster Zeit erschienene Arbeit JABONEROS erwähnen, die sich mit den *anatomischen Grundlagen der peripheren Neurosekretion* befaßt. Schon 1938 berichtete GAUP als erster über die Anzeichen einer sekretorischen Tätigkeit in den Nervenzellen des Ganglion cervicale

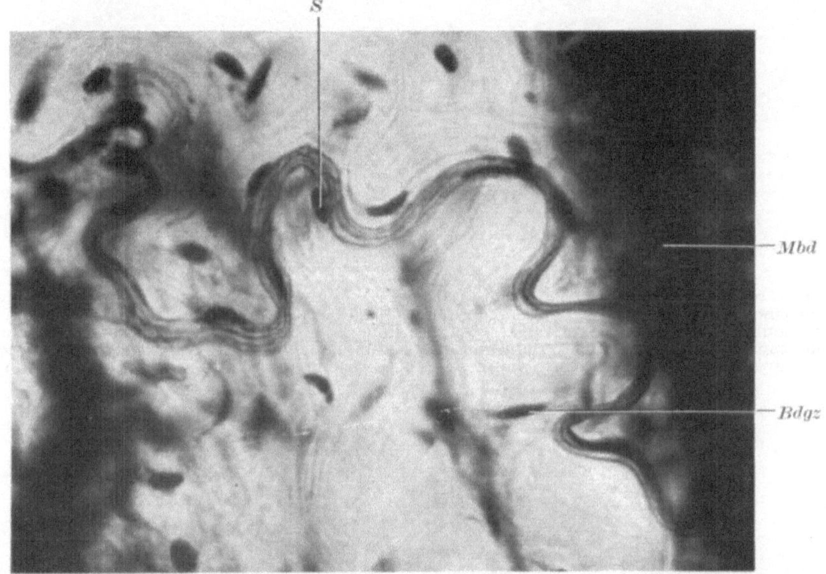

Abb. 6. Im Bindegewebe zwischen den einzelnen Muskelbündeln (*Mbd*) der Harnblasenwand verlaufen einige gebündelte Nervenfasern, die hier, und noch mehr im mikroskopischen Präparat selbst, auf eine weite Strecke hin zu verfolgen sind. Die Schwannschen Kerne (*S*) und Bindegewebskerne (*Bdgz*) sind deutlich zu erkennen. Normale Harnblasenwand eines Unfallverletzten. Fixierung des Untersuchungsmaterials, unmittelbar nach dem Tode entnommen, in neutralem 15%igem Formalin. Bielschowsky-Gros-Methode, Mikrophotogramm. Obj. 6 L, Ocul. 10mal. (Aus RULAND, Langenbecks Arch. klin. Chir. 271, 425, 1952)

craniale. JABONERO wünscht den Begriff der Neurosekretion weiter zu fassen, der neben einer drüsigen Funktion gewisser Ganglienzellen auch auf die intermediären Elemente der Synapse angewendet werden müsse. Er bezeichnet also mit dem Worte Neurosekretion die Tätigkeit irgendeines Elementes des peripheren Nervensystems, wenn diese Tätigkeit direkt mit den spezifischen Funktionen desselben, das ist die Reizüberleitung und den Phänomenen der synaptischen Transmission verbunden ist. An letzterer hat als intermediäres Element von grundsätzlicher Bedeutung die synaptische Glia teil. Die Beobachtung verschiedener intrazellulärer kolloider Substanzen ist zwar nicht zu bezweifeln, doch sind diese als

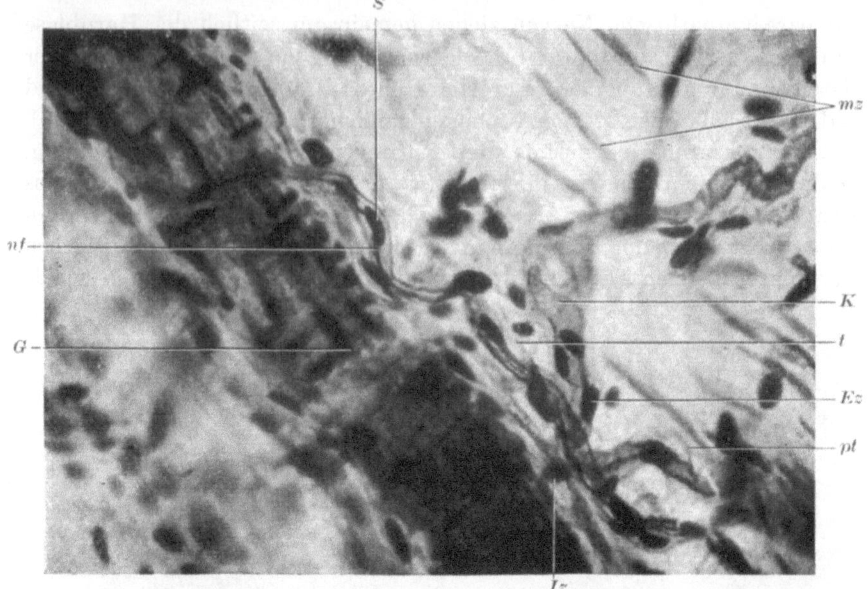

Abb. 7. **Normale Harnblasenwand eines Verletzten. Feine Nervenfibrillen (*nf*) in nächster Nähe eines größeren Gefäßes (*G*) und einer feinen Kapillare (*K*). Präterminal- (*pt*) und Terminalreticulum (*t*) in der Adventitia des Gefäßes und im Bereich der Kapillarwand sind nur andeutungsweise zu erkennen; Schwannsche Kerne (*S*), glatte Muskelkerne (*mz*), Kerne der Kapillarwand (*Ez*), interstitielle Zelle (*Iz*). (Aus Ruland, Langenbecks Arch. klin. Chir. 271, 429, 1952)**

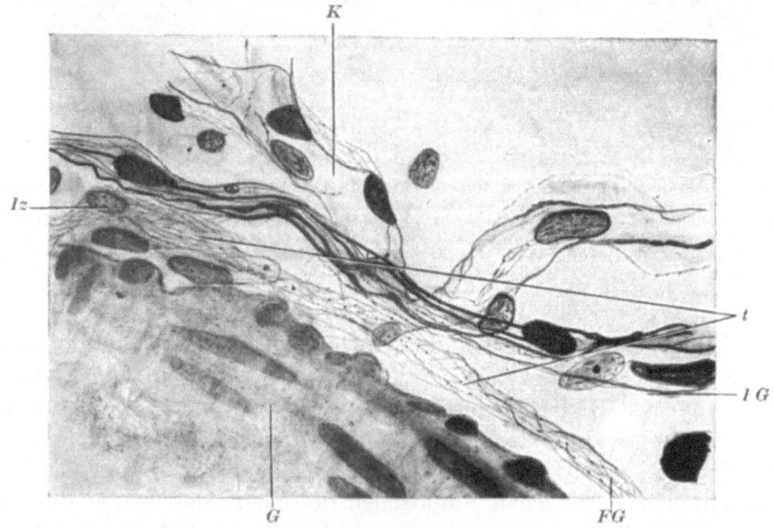

Abb. 8. **Dasselbe wie Abb. 7 bei stärkster Vergrößerung. Obj. 1/12 mm. Ölimmersion. Ocul. 15mal. Man erkennt deutlich das Terminalreticulum (*t*) in der Adventitia des größeren Gefäßes (*G*) und im Bereich der Wand der Kapillare (*K*). Das Terminalreticulum nimmt die Verbindung auf zwischen den Nervenfibrillen einerseits und der glatten Muskulatur, den Gefäßen und den Kapillaren andererseits. Neurofibrillen des Gefäßnervenplexus (*FG*), Kerne der interstitiellen Zellen (*Iz*). (Aus Ruland, Langenbecks Arch. klin. Chir. 271, 430, 1952)**

Produkte einer echten peripheren Neurosekretion noch nicht genügend bewiesen. JABONERO geht dann auf die Probleme der chemischen Übertragung des nervösen Reizes ein und meint, daß die Bedeutung der chemischen Überträgersubstanz nicht gering eingeschätzt werden dürfe. Nach JABONERO gibt es verschiedene Klassen nervöser Elemente, nämlich die Neurone und die nervösen Syncytien. Daraus ergibt sich auch das Vorhandensein verschiedener Synapsentypen. Der Autor beschreibt weiterhin die morphologischen Grundlagen der chemischen Reizübertragung. Diese erfolgt: 1. In den *interneuronalen Synapsen*, das ist in den vegetativen Ganglien. An Hand von Bildern weist er darauf hin, daß diese aus drei Teilen bestehen, und zwar a) aus den Endigungen der präsynaptischen oder präganglionären Nervenfasern, b) aus den Ganglienzellen selbst und c) aus der Intermediärsubstanz (Abb. 9). Sowohl BERGAMI als auch LISSAK konnten Acetylcholin in den Nervenfasern nachweisen, während REXED und v. EULER annehmen, daß das Vorhandensein von Acetylcholin und Noradrenalin in klarer Beziehung zu Nervenfasern mit cholinergischer und adrenergischer Funktion stehe. Während BOEKE ein periterminales Netzwerk annimmt, das das Neurofibrillengerüst der beiden synaptischen Pole vereinige, meint JABONERO, daß dieses Netzwerk die Neurofibrillen an der Endigung der Nervenfasern mit dem gliösen intermediären Protoplasma verbinde. Die anatomischen Tatsachen scheinen darauf hinzuweisen, daß dieses intermediäre Protoplasma der interneuronalen Synapse die Aufgabe habe, etwas zu produzieren, nämlich die Sekretion oder Freisetzung der chemischen Überträgersubstanz, die den spezifischen Reiz für den zweiten nervösen Pol darstellt. 2. Beschreibt JABONERO die anatomischen Grundlagen der chemischen Reizübertragung an den *heterogenen Synapsen*, die nur einen nervösen Pol besitzen. Der andere

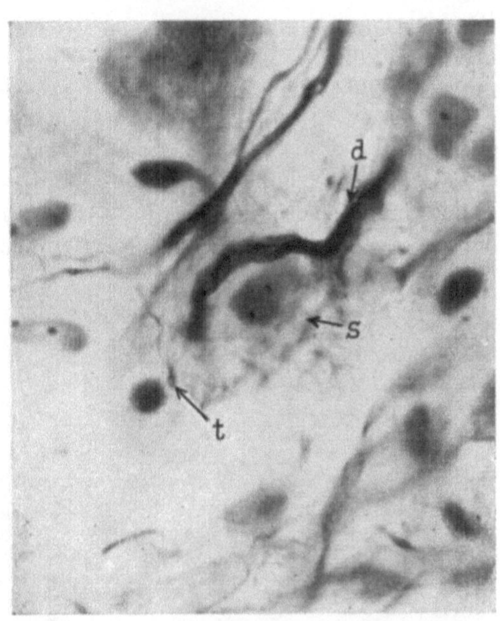

Abb. 9. Interneuronale Synapse in einem sympathischen Ganglion des Menschen. *t* Endigung einer präganglionären Faser; *s* Protoplasma des intermediären gliösen Syncytiums der Synapse; *d* Dendrit einer Ganglienzelle. Bielschowsky-Silberkarbonatmethode. Mikrophotographie ohne Retusche. (Aus JABONERO, Acta Neuroveg., Supplementum VI., S. 170, 1955)

Pol wird a) durch eine quergestreifte Muskelfaser (motorische Endplatte), b) durch die Gesamtheit der Zellen in einem Bereich des Organismus (plexiforme Synapse auf Distanz) oder schließlich c) durch irgendeinen Reiz (sensible Synapse) gebildet. Ihre anatomische und physiologische Organisation ist verschieden. Jedenfalls ist das Wesen der Synapse die Hervorbringung eines neuen spezifischen Reizes, der fähig ist, einen Aktionsstrom im zweiten Synapsenpol zu erzeugen. An zahlreichen Mikrophotogrammen von Silberimprägnationen werden die verschiedenen Formen der Synapsen und pathologische Veränderungen derselben durch starke Reize oder Toxine aufgezeigt (Abb. 10). Nähere Einzelheiten sind wohl dem Original selbst zu entnehmen. Auch die Ansichten über die Bedeutung des Terminalreticulums (STÖHR), das auch von FEYRTER (1951) dargestellt wurde, wären in den Originalarbeiten nachzulesen. Verschie-

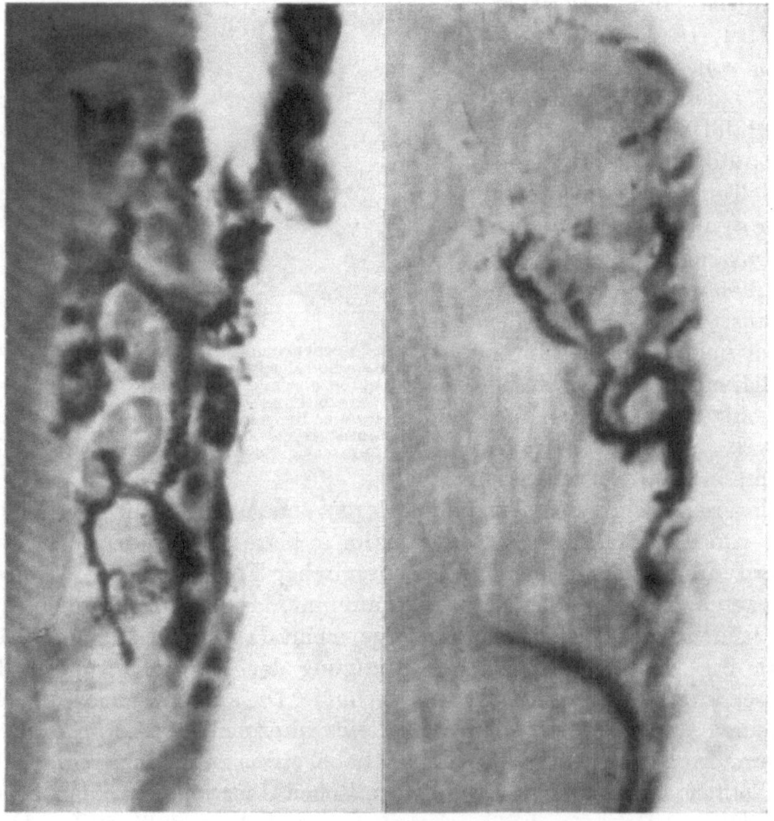

Abb. 10. Beide Abbildungen zeigen die Veränderungen an den motorischen Endplatten in der Pfote der weißen Maus bei der experimentellen Vergiftung mit Botulinustoxin (CORONINI 1954). (Aus JABONERO, Acta Neuroveg., Supplementum VI., S. 194, 1955)

dene, anscheinend einander widersprechende histologische Untersuchungsergebnisse diverser Autoren führt JABONERO auf die verschiedene Färbbarkeit des neuralen Protoplasmas und die verschiedene Imprägnierbarkeit der argyrophilen Granula in unterschiedlichen Zustandsphasen der vegetativen Endformation der Zellen zurück (progressive-regressive Phase). Auf die Bedeutung der „Key cells", der hellen Zellen FEYRTERS, auf das Problem der argentaffinen Zellen kann ebenfalls hier nicht näher eingegangen werden. Es sei nur kurz darauf hingewiesen, daß PRETL z. B. in der Prostata sogenannte „helle Zellen" histologisch nachweisen konnte, von denen er gemeinsam mit FEYRTER annimmt, daß sie den peripheren endokrinen Zellsystemen zuzurechnen wären.

Abschließend kann gesagt werden, daß wir hier wohl erst am Beginn einer neuen Forschungsrichtung stehen, daß aber schon die bisher erhobenen histologischen Befunde soweit den Schleier lüften, um gewisse klinische Folgerungen daraus ziehen zu können.

C. Physiologie

Ein Großteil der Lebensvorgänge in unserem Körper geht unbewußt vor sich und kann auch nicht willkürlich, sondern nur indirekt, z. B. reflektorisch beeinflußt werden. Diese unbewußten Lebensvorgänge werden vom vegetativen oder autonomen Nervensystem gesteuert. Die vegetative Innervation ist dadurch gekennzeichnet, daß nach dem Austritt des vegetativen Nerven aus dem Gehirn oder Rückenmark in seinen Verlauf noch eine Ganglienzelle eingeschaltet wird. Die sympathischen Nervenfasern entspringen aus Ganglienzellen des Seitenhorns der grauen Substanz des Rückenmarks und gelangen über die vorderen Wurzeln zum Grenzstrang (präganglionäre markhaltige Nervenfaser). Hier beginnt das zweite Neuron. Aus dem Grenzstrang treten sie als marklose Nervenfasern zu den peripheren Nerven, um die Erfolgsorgane zu erreichen.

Von den autonomen Nerven werden, anatomisch gesehen, solche mit langem postganglionärem Weg als sympathische und jene mit einem langen präganglionären Verlauf als parasympathische Nerven bezeichnet. Wir werden also im folgenden vom Sympathicus und vom Parasympathicus sprechen, denen seit LANGLEYS Zeiten ein gewisser Antagonismus mit Recht zugeschrieben wurde. Aufgabe der Physiologie war es, die Innervationswirkung zu erforschen. Sie bediente sich dazu des Mittels der Durchschneidung oder der elektrischen Reizung des autonomen Nerven. Es wurde jedoch auch gleichzeitig festgestellt, daß in den vegetativen Nerven auch zentripetale Fasern verlaufen, und zwar solche, die bewußte Empfindungen zentralwärts leiten (z. B. Schmerzvermittlung durch den N. splanchnicus) und andere, die keine bewußten Empfindungen vermitteln[1]. Eine weitere wichtige Erkenntnis war, daß die vegetativen Funktionen in allergrößtem Ausmaße durch *psychische Vorgänge* beeinflußt werden oder mit anderen Worten, daß das vegetative System die somatischen Veränderungen bei den verschiedenen Gemütsbewegungen veranlaßt (W. R. HESS). Ich erinnere an das Erröten bei Aufregungen, an das Erbleichen bei Schreck, an die Pollakisurie bei Angst, das Herzklopfen bei Freude usw. KLEINSORGE hat z. B. darauf hingewiesen, daß die Phosphaturie bei einer schwerwiegenden neurotischen Änderung der Persönlichkeitsstruktur immer wieder auftritt.

Nach THÖRNER stehen dem menschlichen Organismus zwei Wege zur Verfügung, um die physiologische Einheit des Ganzen aus der Vielheit der Teilfunktionen zu sichern. Dies sind einerseits das Nervensystem und andererseits die chemischen Wirkstoffe. Was die nervöse Erregung betrifft, so ist das animale Nervensystem auf die Umwelt gerichtet, während das vegetative die Innenwelt des Körpers zu steuern hat. Sympathicus und Parasympathicus sind die Zügel dieses vegetativen Teiles. In der Umgebung des III. Ventrikels im Zwischenhirn sind die höchsten Sammelzentren für die vegetativen Regulationen, während untergeordnete Zentren im Mittelhirn, in der Medulla oblongata und im Rückenmark sich finden. Im Großhirn selbst fehlen derartige Zentren. Nach einer Zusammenstellung THÖRNERS können im Zwischenhirn folgende übergeordnete Zentren angenommen werden: Für die glatte Muskulatur des Auges, für *Harnblase* und *Uterus*, ferner für Herz und Gefäße sowie für Schweißdrüsen. Weiters finden sich hier Zentren für den gesamten Wasserhaushalt, die *Harnsekretion* sowie für den Kohlehydrat-, Eiweiß-, Fett- und Mineralstoffwechsel. Schließlich werden noch ein Zentrum für den Gesamtstoffwechsel, den Muskeltonus und ein solches für den Wärmehaushalt (möglicherweise sympathisches Wärme- und parasympathisches Kühlzentrum) sowie ein Schlafzentrum (wahrscheinlich parasympathisch) im Zwischenhirn angenommen. Diese Zentren werden reflektorisch erregt, und zwar entweder auf nervösem oder auf chemischem Weg. Auf das übergeordnete Zentrum für die Blasenreflexe hat in letzter Zeit EAST hingewiesen.

Im allgemeinen kann grobschematisch folgender Antagonismus im vegetativen System festgelegt werden: Die Erregung des Sympathicus geht mit einer Ausschüttung von Adrenalin und Noradrenalin und einer Vermehrung der Calciumionen im Blute einher, während es bei einer Reizung des Parasympathicus zu einer vermehrten Bildung von Acetylcholin und zu einer Erhöhung der Kaliumionen kommt.

Für die uns interessierenden Organe wäre also folgendes Schema der

---

[1] Nähere Angaben darüber finden sich bei ROTHLIN und BERDE.

antagonistischen Tätigkeit von Sympathicus und Parasympathicus aufzustellen (P = Parasympathicus, S = Sympathicus):

Niere: P (N. vagus): bei Erregung vermehrte Sekretion und gleichzeitig Steigerung der molekularen Konzentration mit Erhöhung der Membrandurchlässigkeit.
S (Plexus renalis): Erregung dichtet die Grenzschichten der Zellen ab.

Ureter: P: Erregung fördert die Ureterperistaltik.
S: Erregung hemmt die Ureterperistaltik.

Harnblase: P (N. pelvicus): bei Erregung Anregung der Motilität und vermehrte Kontraktionen des Detrusors, bei Hemmung Herabsetzung der Motilität und Erschlaffung des Detrusors.
S (Plexus hypogastricus): bei Erregung Herabsetzung und Erschlaffung des Detrusors,
bei Hemmung vermehrte Detrusortätigkeit.
P: bei Erregung Sphinktererschlaffung,
bei Hemmung Erhöhung des Sphinktertonus.
S: bei Erregung vermehrter Sphinktertonus,
bei Hemmung Herabsetzung des Sphinktertonus.

Genitale: P (N. pudendus u. a.): bei Erregung treten Erweiterung der Blutgefäße und Erektionen bzw. Ejakulationen auf.
S (Plexus prostaticus u. a.): bei Erregung Vasokonstriktion.

Die vegetativen Zentren für die Harn- und Stuhlentleerung liegen benachbart im unteren Rückenmark, und zwar das sympathische für die Zurückhaltung mehr lumbal, das parasympathische für die Entleerung mehr sacral. Die Zentren für die Genitalsphäre sind ebenfalls hier anzutreffen. Im unteren Sacralmark (S 2) befindet sich das parasympathische Erektionszentrum, während das Ejakulationszentrum benachbart (S 3) gelegen ist. Die Ejakulation wird auf dem Wege über den Plexus hypogastricus durch Kontraktionen der glatten Muskulatur eingeleitet. Die parasympathischen Zentren für die *Harnentleerung* sind in S 4 und für die Stuhlentleerung in S 5 lokalisiert. Die sympathischen Zentren sind — wie schon angedeutet — höher gelegen, und zwar dasjenige für den Mastdarm bei D 11 und D 12. Seine Reizung wirkt entleerungshemmend. In den Abschnitten D 12 bis L 1 ist ein Zentrum für die *Niere*, das eine vasokonstriktorische Wirkung entfaltet und schließlich finden wir zwischen L 1 und L 2 ein sympathisches *Blasenzentrum*, das im Sinne einer Harnverhaltung wirkt.

Ganz allgemein und mit gewissen Ausnahmen kann gesagt werden, daß das Erregungsgebiet des Parasympathicus die Drüsen und die glatte Muskulatur sind, dasjenige des Sympathicus das Herz, die Gefäße und die Sphinkteren. Die Reizung des Parasympathicus wirkt auf die Hohlorgane im Sinne einer Austreibung, die des Sympathicus verursacht Zurückhaltung. Der Parasympathicus fördert den Wiederaufbau, die Erholung, also assimilatorische Vorgänge, während der Sympathicus die akuten Leistungsvorgänge steigert und dissimilatorisch wirkt. Bei einem geregelten Wechsel dieser Vorgänge wird sich also der Mensch im vegetativen Gleichgewicht befinden. Wenn jedoch einer der beiden Zügel überwiegt, so sprechen wir entweder von einem Sympathico- oder Parasympathicotoniker (Vagotoniker). Ausführliche Einzelheiten wären der Arbeit von F. Hoff über Vagotonie und Sympathicotonie bzw. sympathicotonische und parasympathicotonische Reaktionslage zu entnehmen.

Leschke versuchte die psychische Lage, das Temperament mit dem Überwiegen des Sympathico- oder Parasympathicotonus in Einklang zu bringen. Der *Vagotoniker* wird von ihm als ruhiger, zuverlässiger Mensch geschildert, wenig phantasiebegabt, aber periodischen, eher depressiven Stimmungsschwankungen unterworfen. Der *Sympathicotoniker* ist hingegen lebhaft, impulsiv, in den Stimmungen leicht umschlagend, aber sehr phantasiebegabt, weniger realistisch als künstlerisch veranlagt. Es bestehen demnach sicher Wechselbeziehungen zwischen vegetativem System und Psyche.

Eine weitere Frage steht zur Debatte, ob nämlich eine gewisse *Konstitution* irgendwelche Einflüsse auf das vegetative System habe. Es wird die Ansicht vertreten (Schlegel), daß beim athletischen Typ eine Neigung zur Bradykardie und Blutdruckwerten an der unteren Grenze gefunden würden, während die Astheniker mehr zur Tachykardie und leicht erhöhtem Blutdruck neigen. Mithin wäre der Athletiker eher mit einem Vorherrschen der vagotonen, der Astheniker mit einem der sympathicotonen Ausgangslage bedacht. Ferner wurde festgestellt, daß sich bei Asthenikern in bezug auf Größe und Inkretionsleistung der Hoden während der Pubertät gewisse nervöse Regulationsstörungen einstellen, wie labile Hypotonie, Akrocyanose und basedowoide Erscheinungen. Bei den Athletikern treten hingegen eher während der Involutionsperiode der Keimdrüsen Hypertonie, stenokardische Zustände, Myokardinfarkte und Schilddrüsenstörungen auf.

Um die Erkenntnisse über die Funktionen des vegetativen Systems vorwärtszutreiben, entwickelte sich ein eigener Spezialzweig der Physiologie, nämlich die Physiologie des vegetativen Nervensystems. Ich erinnere an die grundlegenden Arbeiten von W. R. Hess mit seinen zahlreichen Tierversuchen durch elektrische Reizung am Zwischenhirn. So wurde von ihm beispielsweise festgestellt, daß eine Reizung am Übergang vom lateralen Hypothalamus zum Corpus mamillare Miktion und Defäkation bedingt. Ferner kann der Wasserhaushalt durch Reizung des Hypothalamus am Zusammenhang mit der Hypophyse und deren Infundibulum beeinflußt werden. Durch Reizungen des Zwischenhirns wird die glatte

Muskulatur und die Schleimhaut des Magen-Darm-Traktes derart beeinflußt, daß es zu Erosionen kommen kann. Die Peristaltik wird stark gehemmt, der Tonus der glatten Muskulatur herabgesetzt. Blasenentleerungen werden angeregt.

Nach der vorläufigen Klarstellung der vegetativen Innervation der Organe bzw. Organsysteme mußte man sich als nächstes die Frage vorlegen, wie eigentlich die Übertragung des Reizes vom Nerven auf das Erfolgsorgan sich vollzieht. Damit kommen wir auf den synaptischen Übertragungsmechanismus zu sprechen, nachdem wir uns schon oben mit der Histologie der Synapsen auseinandergesetzt haben. Zwei Theorien stehen hier einander gegenüber. 1. Die Verfechter der *elektrischen Reizübertragung*, die auf Grund zahlreicher Arbeiten, insbesondere von Eccles durch seine elektrophysiologischen Untersuchungen an den Vorderhornzellen ihre Theorie untermauern. Dieser elektrische Übertragungsmechanismus konnte vor allem am zentralen Nervensystem genau untersucht und gemessen werden. 2. Die andere Gruppe von Forschern neigt der *chemischen Reizübertragung* zu. Diese Ansicht beruht auf der Theorie von Loewi, der 1921 den Vagusstoff am Froschherzen entdeckte, der mit dem Acetylcholin identifiziert werden konnte. Loewis Forschungen wurden später untermauert. Im speziellen beschäftigten sich Brown mit der Wirkung des Acetylcholins bei der Reizübertragung an den Nervenendigungen und v. Euler mit der Reizübertragung am adrenergischen System. Weitere diesbezügliche Arbeiten von Cannon und Rosenblueth, Nachmansohn u. a. müßten im Original nachgelesen werden. Auch auf die Arbeit von Bacq über die Wirkung des Acetylcholins und Adrenalins bei den Wirbeltieren sei hingewiesen. Bei sympathischer Reizung konnte der sogenannte Acceleransstoff aufgefunden werden, der sich chemisch als Adrenalin und Noradrenalin erwies (v. Euler). Dale trifft daher eine rein funktionelle Einteilung und spricht von einem cholinergischen, d. h. Acetylcholin freisetzenden Teil des vegetativen Nervensystems und von einem adrenergischen Anteil, durch den Adrenalin und Noradrenalin freigesetzt werden. Alle präganglionären sympathischen und parasympathischen Fasern sowie die meisten postganglionären parasympathischen Fasern sind cholinergisch, während der Großteil der postganglionären sympathischen Fasern adrenergisch ist. Davon gibt es allerdings auch Ausnahmen, während sich die Forscher über das Acetylcholin als Überträgersubstanz ziemlich einig sind. Bezüglich des Wirkstoffes Sympathin bei Sympathicusreizung glaubt Holtz, daß dieses doch dem Noradrenalin entspricht. Nach den nunmehr geltenden Auffassungen der Autoren dürfte die chemische Reizübertragung zumindest an den vegetativen Ganglien und an den motorischen Endplatten als gesichert gelten. An den sensiblen Hinterwurzelfasern glaubten Hellauer und Umrath histaminergische Substanzen festgestellt zu haben, was aber von Feldberg bezweifelt wird. Selbst der Elektrophysiologe ECCLES meint, daß der Aktionsstrom allein nicht genüge, eine synaptische Erregung zu erzeugen, sondern daß chemische und elektrische Erregungen zusammenwirken müssen.

Trotzdem bleibt eine ganze Reihe von Problemen weiterhin ungeklärt. So wissen wir nichts über die Funktion der Hüllzellen und der Gliazellen in den peripheren Ganglien. Auf die Theorie der peripheren Neurosekretion wurde schon im histologischen Abschnitt anläßlich der Besprechung der Arbeit JABONEROS eingegangen. DE CASTRO glaubt, daß die protoplasmatische Glia bei der sympathischen Reizübertragung eine besondere Rolle spiele, während KORNMÜLLER der Ansicht ist, daß den Hüllzellen eine steuernde Funktion für die Nervenzellenentladung zukomme. Auf die Begriffe der Neurokrinie (hormo-neurale Tätigkeit) und Neurikrinie (neuro-hormonale Tätigkeit), ferner auf die Probleme der argentaffinen Zellen (MASSON) oder der „hellen Zellen" FEYRTERS kann hier nicht näher eingegangen werden. Es sei nur festgehalten, daß FEYRTER die hellen Zellen auch im Uterus und seinen Anhangsgebilden, PRETL in der Prostata und BECHER in den Nieren feststellen konnte. Auch die neurohormonalen Zellen, mit denen sich SUNDER-PLASSMANN beschäftigte, sollen einer engen Verbindung zwischen Nervensystem und endokrinem Apparat dienen.

Bei der Harnblase ist, abgesehen vom Einfluß der Zentren des vegetativen Nervensystems und von ihrer sympathischen und parasympathischen Innervation, auch die Dynamik der Harnblasenmuskulatur selbst zu berücksichtigen. So konnten v. BRÜCKE und KNEBEL in exakter Versuchsanordnung nachweisen, daß die isometrischen und isotonischen Spontankontraktionen der Harnblase von ihrem *Dehnungszustand* abhängig sind und ebenso die Wirkung verschiedener Pharmaka (Adrenalin, Acetylcholin und Atropin). Gewisse Störungen in der Dynamik der Harnblasenmuskulatur können also nicht allein durch Dysfunktionen des vegetativen Systems bedingt sein, sondern hängen auch mit dem jeweiligen Zustand der glatten Muskulatur zusammen.

Zum Schluß noch einiges über die *Beziehungen der endokrinen Organe* zum vegetativen System, die F. HOFF in seinen Funktionskreisen anschaulich zum Ausdruck brachte. Daß die *Hypophyse* als übergeordnetes Organ eine besondere Rolle spielt, ist klar, ebenso der Zusammenhang zwischen *Schilddrüsenfunktion* und neurovegetativen Dysregulationen. Auch die Wechselbeziehungen zwischen Keimdrüsen und vegetativem Nervensystem, insbesondere bei der Frau (Menstruation, Schwangerschaft, Klimakterium) dürfen als bekannt vorausgesetzt werden. Ferner wissen wir heute, daß der Mineralstoffwechsel, dessen Zentrum im Zwischenhirn wir oben erwähnten, besonders aber das Verhältnis der Calcium- zu den Kaliumionen von den *Epithelkörperchen* her beeinflußt werden kann. Schließlich seien die *Nebennieren* erwähnt, die an das adrenergische

System gekoppelt sind und damit der Reaktionslage des vegetativen Systems besonders nahe stehen. Nach WAGNER besteht beim Vagotoniker eine gewisse adrenale Insuffizienz. Im Gegensatz dazu ist angeblich die Sympathicotonie mit einer Überfunktion der Nebennierenrinde verbunden.

Aus dem Gesagten geht hervor, daß das vegetative System in seiner Funktion nicht nur von dem jeweiligen Zustand des Organsystems abhängig ist, sondern vielfach von außen her (Psyche, Konstitution, Stoffwechsel, Endokrinium) beeinflußt wird, andererseits aber selbst wieder die seelische Lage, die Konstitution und die Funktion der Drüsen mit innerer Sekretion beeinflußt. Mit Recht kann daher von F. HOFF gesagt werden, daß sich die vegetativen Regulationen aus folgendem zusammensetzen: a) Aus der Funktion des vegetativen Nervensystems selbst, b) aus der Funktion der innersekretorischen Drüsen, c) aus chemischen und physikalisch-chemischen Veränderungen der Säfte und schließlich d) aus dem Einfluß aller dieser Faktoren auf Organe und Gewebe und aus den Rückwirkungen primärer Organ- und Gewebsveränderungen auf die genannten Faktoren. Es kann daher nicht wundernehmen, daß es bei der Vielfalt dieser Wechselwirkungen schwerfällt, bei vegetativen Regulationsstörungen herauszufinden, wo klinisch und therapeutisch der Hebel anzusetzen ist, um das Gleichgewicht wiederherzustellen.

D. Pharmakologie

Nicht weniger als durch die physiologischen Forschungen mit Hilfe der Reizung oder Durchtrennung vegetativer Nervenfasern ist man der Aufklärung der Bedeutung des autonomen Systems durch die pharmakologischen Untersuchungen nähergekommen. Das vegetative Nervensystem hat nämlich die besondere Eigenschaft, daß seine verschiedenen Teile eine *spezifische Empfindlichkeit gegen gewisse organische Stoffe* haben. Diese Stoffe wurden daher zu wichtigen Arzneimitteln nicht nur bei Störungen und krankhaften Erscheinungen des autonomen Systems selbst, sondern auch bei allen möglichen Erkrankungen des Gesamtorganismus. Ein Teil dieser Stoffe sind auch Hormone, die über die Nerven ihre Wirksamkeit entfalten. Eine genaue Übersicht über die Pharmakologie des vegetativen Nervensystems wäre bei GOODMAN und GILMAN nachzulesen. Wir können zwei Gruppen dieser organischen Stoffe unterscheiden, und zwar solche, die auf den Sympathicus bzw. seine Ganglien wirken — sie werden als sympathicotrop bezeichnet — und andere, die elektiv den Parasympathicus beeinflussen und daher parasympathicotrop genannt werden. Wirken sie auf den Sympathicus erregend, so handelt es sich um Sympathicomimetica, hemmen oder lähmen sie ihn, so nennen wir sie Sympathicolytica. Im gleichen Sinne sprechen wir von Parasympathicomimetica und Parasympathicolytica.

1. Sympathisches System. Als Vertreter der sympathicuserregenden Mittel (Sympathicomimetica) ist an erster Stelle das *Adrenalin* zu nennen, das am nervösen Endapparat angreift. Es bewirkt vor allem eine Kontraktion der Gefäße — mit Ausnahme der Kranzgefäße — und eine Blutdrucksteigerung. Es führt zu einer Erweiterung der Bronchien und zu einer Hemmung der Magen-Darm-Bewegungen, hervorgerufen durch eine dämpfende Wirkung auf den N. vagus sowie zu einer Vermehrung der Uteruskontraktionen. In diese Gruppe von Medikamenten gehört auch das *Sympatol* und *Ephedrin*. Ebenso blutdrucksteigernd wirkt das *Veritol*. Sympatol, Ephedrin und Veritol zeichnen sich gegenüber dem Adrenalin durch ihre längere Wirkungsdauer auf den Blutdruck aus, wenngleich das Auftreten des Effektes länger auf sich warten läßt. So kann z. B. ein durch Cocain hervorgerufener zentraler Kreislaufkollaps durch Veritol behoben werden. Die Symptome der Cocainvergiftung sind ja vorwiegend vasomotorischer Natur (Herzklopfen, Tachykardie, Blässe, Übelkeit, Angstgefühle). Deshalb soll man mit Amylnitrit und kurzwirkenden Barbituraten die Cocainvergiftung behandeln, während die Anwendung von Präparaten der Adrenalingruppe nach GOODMAN und GILMAN sogar kontraindiziert ist. Das *Benzedrin* und *Pervitin* führen zu einer Erregung der sympathisch innervierten peripheren Organe, doch liegt ihr Angriffspunkt zentral. Bei ermüdeten Personen kommt es zu einer Leistungssteigerung.

Als hemmend auf den Sympathicus (Sympathicolytica) erweisen sich hingegen die *Secale-Präparate*. Sie wirken dem Adrenalin entgegen und es läßt sich z. B. eine Adrenalin-Hyperglykämie durch Gynergen aufheben. Sie schützen im Tierversuch gegen eine letale Adrenalindosis. Die Secale-Präparate lähmen die sympathischen Nervenendigungen für die elektrische Reizung sowie für die Adrenalin- und Noradrenalineinwirkung. Die Rezeptorzellen werden unempfindlich, jedoch wird die Menge des freiwerdenden Sympathins nicht vermindert (NAVRATIL, CANNON und BACQ). *Ergotoxin*, *Ergotamin* und *Ergometrin* gehören in diese Gruppe der Sympathicolytica, wenngleich ihr Hauptanwendungsgebiet wegen ihrer Wirkung auf die glatte Muskulatur besonders in der Gynäkologie und Geburtshilfe größte Bedeutung hat. Wegen seiner sympathicolytischen und damit peripher gefäßerweiternden Wirkung, die mit einer Blutdrucksenkung verbunden ist, hat in letzter Zeit besonders das *Priscol* eine Bedeutung erlangt. Wir werden im klinischen Teil noch darauf zurückkommen. Die sympathicolytische Wirkung dieses Präparates kommt hauptsächlich dadurch zustande, daß der pressorische Effekt des Adrenalins aufgehoben wird. Die Herzwirkungen des Adrenalins bleiben davon unberührt. Überdies kommt es infolge seiner Verwandtschaft mit dem Histamin zu einer peripheren Gefäßdilatation, erhöhter Magensekretion usw. Ferner werden in der modernen Therapie das *Etamon* (Tetraäthylammoniumchlorid) und das *Dibenamin* als Sympathicolytica verwendet. Diese blockieren die autonomen Ganglien, und zwar sowohl die sympathischen als auch die parasympathischen. Der hervorgerufenen Lähmung geht nur eine flüchtige und geringgradige Erregung voraus im Gegensatz zum Nikotin und Curare. Die Acetylcholinwirkung in den Ganglienzellen wird ebenfalls blockiert, hingegen hat das Tetraäthylammoniumchlorid keinen Einfluß auf die prä- und postganglionären Synapsen und die Effektorzellen.

Das elektive Gift für die autonomen Ganglien ist aber nach wie vor seit LANGLEYS Arbeiten das *Nikotin*. Es wirkt zwar zunächst auf die vegetativen Nervenzellen im Sinne einer Erregung, führt dann aber rasch zur Lähmung. Es hat hingegen keine spezifische vagushemmende Wirkung. Es kommt zu einer Blutdrucksteigerung durch eine direkte vasokonstriktorische Komponente.

2. Parasympathisches System. Als Vagusreizstoff im engsten Sinne des Wortes wird nun allseits das *Acetylcholin* anerkannt. Es spielt mehr eine physiologische denn eine pharmakologische Rolle und ruft die Wirkungen hervor, die eine Reizung der cholinergischen Nerven nach sich zieht, vor allem Erweiterung der Gefäße besonders im Bereiche der Haut, vermehrte Speichel- und Schweißsekretion. Es führt zu Kontraktionen des Nierenbeckens, Ureters und der Harnblase. Auf seine physiologische Bedeutung bei den Assimilationsvorgängen wurde schon hingewiesen, es wird jedoch von der überall vorkommenden spezifischen Cholinesterase rasch zerstört. In ähnlichem Sinne, nur etwas dauerhafter und intensiver wirkt das *Mecholyl* und schließlich das *Doryl*, welches zwar auch eine Gefäßerweiterung hervorruft, im besonderen aber anregend auf die Darmmuskulatur und vor allem auf die Blasenmuskulatur wirkt. Wir alle haben ja schon oft bei Blasenatonien durch eine Dorylinjektion eine kräftige Harnentleerung erzielen können, welche durch eine ausgiebige Detrusorkontraktion mit gleichzeitiger Erschlaffung des Sphinkters ausgelöst wird.

Unterstützt können alle diese Parasympathicomimetica werden durch Anwendung anderer Mittel, wie z. B. das *Pilocarpin*. Das Pilocarpin wirkt prinzipiell gleichartig wie das Acetylcholin, nur hält seine Wirkung wegen der Stabilität der Substanz länger an. Es greift selektiv an jenen Zellen an, die durch postganglionäre cholinerge Fasern innerviert sind. Die meisten Wirkungen des Pilocarpins sind durch Atropin aufhebbar. *Physostigmin* und *Prostigmin* verhindern die rasche Zerstörung des Acetylcholins durch Hemmung der Cholinesterase. Auch die Wirkung auf die quergestreifte Muskulatur ist auf diese Anticholinesterasewirkung zurückzuführen. Beide Mittel rufen ferner eine Dilatation der peripheren Gefäße, erhöhte Speichel- und Schweißsekretion und vermehrte Kontraktionen der Hohlorgane (Magen-Darm-Trakt, uropoetisches System) hervor. Bei Blasenatonien sollte auch heute nicht die Behandlung mit Pilocarpinpillen (0,005 pro dosi) vergessen werden. Das Physostigmin (Eserin) wirkt zusätzlich auf die quergestreifte Muskulatur. Ein Abkömmling ist das Prostigmin, das durch seine peristaltikanregende und seine kontraktionsfördernde Wirkung auf die Harnblase allseits bekannt ist. Bei ihm tritt die Gefäßwirkung in den Hintergrund.

Als klassische Vertreter der *Parasympathicolytica* gilt zunächst die Gruppe der Tropeine (*Atropin*, *Hyoscyamin*, *Scopolamin* und *Homatropin*). Das Atropin hat aber nicht nur eine periphere Wirkung, sondern es beeinflußt auch das zentrale Nervensystem. Die periphere Wirkung besteht darin, daß es die Zellen der autonom innervierten Organe für das Acetylcholin unansprechbar macht. Ferner hebt es die Pilocarpin- und Muscarinwirkung auf (s. S. 25). Es verursacht zunächst eine allgemeine Sekretionshemmung (Speicheldrüsen, Bronchien, Magen-Darm-Trakt), ja sogar eine Verminderung der Harnsekretion. Eine weitere Erscheinung ist eine Lähmung der glatten Muskulatur aller Organe. Daher seine Anwendung in der Augenheilkunde, beim Asthma bronchiale, bei Darmkoliken, Gallensteinen und Ureterkoliken. An der Harnblase führt es zu einer Herabsetzung des Detrusortonus bzw. der Motilität. Zentral wirkt es zunächst erregend, einhergehend mit motorischer Unruhe, schließlich lähmend. Homatropin wirkt ähnlich, nur etwa 50mal schwächer, während beim *Eumidrin* die zentral erregende Wirkung wegfällt. Es hat ungefähr die gleiche Wirkungsstärke wie das Atropin und wird daher als Spasmolyticum verwendet. Beim *Scopolamin* tritt hingegen nur ein lähmender und kein erregender Effekt im zentralen Nervensystem auf. Da gerade in der Urologie bei Nieren- und Harnleitersteinkoliken und bei Blasenkrämpfen die Spasmolytica eine große Rolle spielen, muß auch noch das *Syntropan* erwähnt werden, das ebenso wie das *Trasentin* die Wirkung des Acetylcholins hemmt. Zusätzlich greifen die beiden Mittel an der glatten Muskelfaser direkt im Sinne einer Erschlaffung an. Auch das *Dolantin* wirkt auf gleicher Basis, übt aber überdies eine zentral bedingte analgetische Wirkung aus.

Unsere pharmakologischen Besprechungen können im Hinblick auf die urologische Themastellung nicht abgeschlossen werden, ohne darauf hinzuweisen, daß außer den am Sympathicus und Parasympathicus angreifenden Arzneimitteln auch solche sich bewähren, die direkt auf die glatte Muskulatur wirken. Diese kommen besonders für Nierenbecken, Harnleiter und Harnblase in Frage. Im Sinne einer Ruhigstellung der glatten Muskulatur wirken die Alkaloide, wie *Morphin* und *Dilaudid* neben einer stark analgetischen Komponente. Ausgesprochen hemmend auf den Tonus der glatten Muskulatur wirkt hingegen das *Papaverin*, ohne die glatten Muskelfasern selbst zu lähmen. Im Gegensatz dazu führen *Hydrastin*, *Hydrastinin* und *Cotarnin* zu starken und langdauernden

Kontraktionen, weshalb sie besonders in der Geburtshilfe zur Anregung von Uteruskontraktionen und zur Blutstillung (Gefäßkontraktionen) ihre Anwendung finden. Sie entfalten ihre Wirksamkeit sowohl am schwangeren als auch am nicht schwangeren Uterus, spielen jedoch heute eine untergeordnete Rolle. Schließlich bewirkt auch das in allen tierischen Geweben vorkommende *Histamin* eine starke Kontraktion der glatten Muskulatur und eine Vermehrung der Magensekretion. Chemisch verwandt ist das *Priscol*, das jedoch ausgesprochen gefäßerweiternd wirkt und nach neueren Anschauungen unter die Sympathicolytica einzureihen wäre (s. S. 24).

Schließlich seien noch die Hypophysenhinterlappenextrakte (*Hypophysin*, *Pituitrin*, *Pituglandol* usw.) erwähnt: Sie wirken kontraktionsanregend auf die glatte Muskulatur des Uterus (Wehenmittel) und der ableitenden Harnwege (Steinabtreibung), blutdruckerhöhend und diuresehemmend. Die Wirkung des *Yohimbin* beruht auf einer Gefäßerweiterung in der Haut, in den Schleimhäuten und in der Genitalsphäre. Ob diese am vegetativen System oder an der glatten Gefäßmuskulatur selbst angreift, ist nicht sicher entschieden. Es scheint aber auch eine stimulierende Wirkung auf die Zentren der Genitalsphäre zu haben. Die neurologischen und urologischen Erfahrungen haben gezeigt, daß eine besonders gute Yohimbinwirkung bei den neurasthenischen Formen der Impotenz zu erwarten ist, vielleicht ein Hinweis darauf, daß es doch am nervösen Gefäßapparat angreift. Es spielt als Aphrodisiacum eine gewisse Rolle, obwohl es keinen erhöhten Geschlechtstrieb erzeugt. Tatsache ist jedoch, daß es durch seine gefäßerweiternde Wirkung innerhalb der Genitalsphäre zu Erektionen führen kann. Bei durch Gefäßstörungen bedingter Impotentia coeundi kann also mit Yohimbin ein gewisser, oft allerdings rasch vorübergehender Erfolg erzielt werden, während es auf die Potentia generandi (Neubildung von Spermatozoen) natürlich keinerlei Einfluß hat.

Es ist vollkommen ausgeschlossen, alle in Frage kommenden Medikamente hier aufzuzählen, wir haben nur die typischen Vertreter gewisser Arzneimittelgruppen genannt, um deren Wirkung auf das vegetative Nervensystem zu präzisieren. Auf eine Reihe von modernen und jetzt sehr bekannten Heilmitteln werden wir noch im klinischen Teil näher eingehen.

E. Pathologie

Dieses Kapitel kann hier relativ kurz abgehandelt werden. Zwei Gründe sind dafür maßgebend: 1. Die Ergebnisse der experimentellen pathologisch-physiologischen Untersuchungen sind wohl von großer theoretischer Bedeutung, haben aber für die Urologie nicht diesen prinzipiellen Wert, der für uns wünschenswert wäre, und 2. sind die histologischen Befunde bei verschiedenen Erkrankungen des vegetativen Nervensystems nicht so eindeutig, um daraus bindende Schlüsse ziehen zu können. Ja, die Ansichten der verschiedenen Histopathologen widersprechen sogar einander und die von den einen beschriebenen histologischen Veränderungen werden von anderen nur als postmortale Umwandlungen und von wieder anderen als Mängel in der Färbetechnik usw. angesehen.

Was zunächst die *Schädigungen der übergeordneten Zentren des autonomen Nervensystems* im Zwischenhirn betrifft, so kann es zu Veränderungen im psychischen Verhalten der Patienten kommen, ferner zur Glykosurie, diencephal epileptischen Zuständen usw. Allgemeine starke Fettsucht, die Makrogenitosomia praecox, die Dystrophia adiposogenitalis und Formen des Diabetes insipidus werden ebenfalls auf solche Schädigungen zurückgeführt, wenngleich wir wissen, daß gerade bei diesen Erkrankungen die Hypophyse selbst maßgeblich beteiligt ist. Von FEDOROWA und SKWORZOW wird sogar die Eiweißausscheidung bei den Nephrosen einer Zwischenhirnschädigung zugeschrieben, während JORES und BECK eine solche für die Nykturie beim Diabetes mellitus und insipidus annehmen (auch diese jedoch möglicherweise hypophysärer Natur). Als feststehend wird angeführt, daß der N. vagus die Wasserausscheidung fördert, während der Sympathicus sie hemmt. FUCHS und PÖTZL fanden zentral bedingte Blasenstörungen bei einem Hirntumor, KEHRER stellte Einflüsse auf die innere Sekretion bei Läsionen des Zwischenhirnes fest. Der von BRAJLOVSKY und SOSTAKOVIC geprägte Begriff der Diencephalose erscheint BODECHTEL und KAUFMANN als nicht glücklich gewählt und klinisch noch zu wenig untermauert.

Die *Schädigungen der peripheren Anteile des autonomen Nervensystems* sind nirgends einheitlich zusammengefaßt und nur Einzelarbeiten zu entnehmen. Schon BRÖMSER schreibt in seinem Lehrbuch der pathologischen Physiologie, daß nach Zerstörung des gesamten Grenzstranges das Weiterleben eines Individuums ohne weiteres möglich sei, daß jedoch die Anpassungsfähigkeit an besondere Lebensverhältnisse, wie Temperaturschwankungen, erhöhte Muskelarbeit usw., sehr schwierig sei. Eindrücke, die auf sensorischen Bahnen das Gehirn und Rückenmark erreichen, können als Reflexe auf das vegetative System umgeleitet werden. Auf diese Weise kommt die Wärmeregulation zustande, die bei Schädigungen des vegetativen Systems leidet. Ebenso sind die den Schmerz begleitenden körperlichen Vorgänge von Bedeutung, wie bei Angina pectoris, Gallenstein- und Nierensteinkoliken. Es kommt durch die sogenannten viscerovisceralen Reflexe zu einer Pupillenerweiterung, Hemmung der Magensekretion, der Darmperistaltik usw. Daß *psychische Einflüsse* und Gemütsbewegungen auf dem Wege des Vegetativums auf Herz, Gefäße, Tränendrüsen, Verdauungstrakt und Genitalsphäre besonders einwirken, sei nochmals kurz erwähnt. Auch auf das Überwiegen der Ausgangslage des sympathischen Nervensystems gegenüber dem parasympathischen wurde schon hingewiesen, der klinisch zum Begriff des Sympathico- und Parasympathicotonikers führte. Bei ersterem kann es zur Hypochlorhydrie und alimentären Glykosurie, bei letzterem zur Hyperacidität, Neigung zu Schweißausbrüchen und zur Eosinophilie kommen.

Zerstörungen eines Teiles der autonomen Nervenbahnen ziehen teils vorübergehende, teils dauernde Schädigungen der Funktion an den Erfolgsorganen nach sich. Dies gilt insbesondere für die *Harnblase.* So konnte HALTER in einer eindrucksvollen Studie über die anatomischen Grundlagen der funktionellen Blasenstörungen nach Radikaloperation des Collumcarcinoms nachweisen, daß nach der Wertheimschen Operation in 30% der Verlust des Harndranges eintritt, während dies bei der Latzkoschen Operation gar in 86% der Fall ist. Ursache dafür sind die ausgedehnten operativen Zerstörungen, die jedoch zur Erreichung der Radikalität des Eingriffes notwendig sind. Während beim Wertheim etwa ein Viertel des Ganglion pelvicum zerstört wird und ein Teil der zur Harnblase ziehenden Nerven erhalten bleibt, ist bei der Latzkoschen Operation eine vollkommene Durchtrennung des Ganglion pelvicum und eine solche sämtlicher Nn. vesicales nachzuweisen. HARTL konnte ähnliche Verhältnisse bei der Radikaloperation des Rectumcarcinoms feststellen (nicht publiziert, mündliche Mitteilung), während MCNULTY bei rektalen Eingriffen in 7% der Fälle Blasenstörungen im Sinne einer Harnretention sah. Er führt sie auf Störungen der parasympathischen Innervation zurück und empfahl dagegen die Anwendung von Parasympathicomimetica und im Falle eines Versagens derselben die Keilexzision aus dem Sphinkter. In letzter Zeit beschäftigten sich LOWSLEY und KIRWIN ausführlich mit den Dysfunktionen der Harnblase. Auf Grund ihrer cystometrischen Untersuchungen vertreten sie die Ansicht, daß der Tonus der Harnblase ausschließlich vom autonomen System abhänge. Blasendysfunktionen können entweder zentral (Schädeltrauma, Tumor cerebri, Tabes dorsalis) oder durch Läsionen der peripheren Nerven verursacht werden. Periphere Läsionen sind 1. kongenitaler Natur (Spina bifida) mit Retention, Inkontinenz oder Ischuria paradoxa, 2. entzündlich (Scharlach, Diphtherie, Pneumonie, Alkoholneuritis) mit vermehrtem Harndrang und häufiger Miktion, sehr selten mit Harnverhaltung, 3. mechanisch durch Druck auf die Nerven (Tumor, Gravidität, nach Beckenoperationen und bei der Spondylolisthesis). Entsprechend der neurogenen Dysfunktion unterscheiden die Autoren vier klinische Typen, und zwar a) die paralytische, b) die spinale Blase, c) die atonische und d) die hypertonische Blase. Nähere Einzelheiten wären der Originalarbeit zu entnehmen. RULAND, dessen histologische Untersuchungen über die Innervation der normalen Harnblase wir bereits erwähnten, hat nun an fünf Fällen von dystonischer Harnblase und Megacystis gefunden, daß bei diesen Zustandsbildern — im Gegensatz zur unveränderten Harnblase — die größeren Nervenäste keinerlei pathologische Erscheinungen bieten, während die Fibrillen an manchen Stellen gekörnt sind und feine Vacuolen zeigen (Abb. 11 bis 13). Bei seinem ersten Fall, der an einem Craniopharyngeom mit Beteiligung des Zwischenhirns verstarb, glaubt der Autor, daß diese Zwischenhirnschädigung das Primäre gewesen sei, von der es zu einer weiteren Schädigung der vegetativen Zentren der Harnblase gekommen sei. In seinen Fällen bezieht er die Funktionsstörungen der Harnentleerung auf einen pathologischen Reizzustand im sympathischen Nervensystem. Erst in jüngster Zeit berichteten BAUER und SCHMID über Veränderungen der Harnblase bei multipler Sklerose.

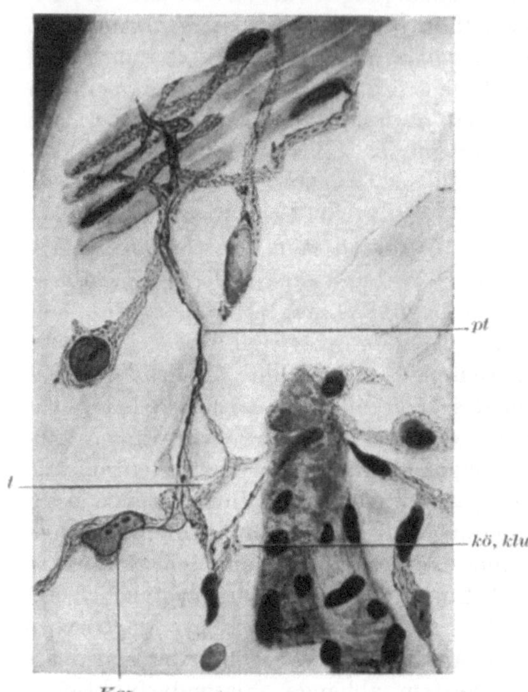

Abb. 11. Das Terminalreticulum (*t*) und die Fibrillen der Präterminalplexen (*pt*) verbinden die Gefäßwand mit einem Zuge der glatten Muskulatur. Die Präterminalfibrillen sind geringgradig verändert. Man erkennt an ihnen andeutungsweise körnigen Zerfall (*kö*) und Verklumpungen (*klu*). Diese Veränderungen sind an einigen Stellen auch am Terminalreticulum zu erkennen, an anderen Stellen, wo dieses intraplasmatisch gelegen ist, sind Veränderungen nicht zu erkennen. In dem Terminalreticulum ist eine fragliche Ganglienzelle (*Kgz*) eingeschaltet. (Aus RULAND, Langenbecks Arch. klin. Chir. 272, 59, 1952)

Auf die Beeinflussung der *Nierensekretion* durch Eingriffe am Nervenapparat sei hier nur kurz hingewiesen. Bei der Anurie wurde seit jeher — wenn diese nicht mechanischer Natur, d.h. durch Verschluß bedingt war — die Nierendekapsulation durchgeführt und die Wirkung derselben durch Entnervung der A. renalis zu verstärken versucht. Man wollte also durch die Entfernung der sympathischen Nervengeflechte eine bessere Durchblutung des Nierenparenchyms erreichen. Gleichzeitig sollte das Überwiegen der parasympathischen Innervation (N. vagus) sekretionsfördernd wirken. Der gleiche Effekt kann, wenn auch in geringerem Ausmaße und nur vorübergehend, durch die Novocainblockade der entsprechenden Ganglien des Grenzstranges erzielt werden. Es soll also mit anderen Worten eine Sympathicotonie im Nierenbereich aufgehoben werden.

Was den *Ureter* anlangt, so wurde bereits im anatomischen Kapitel

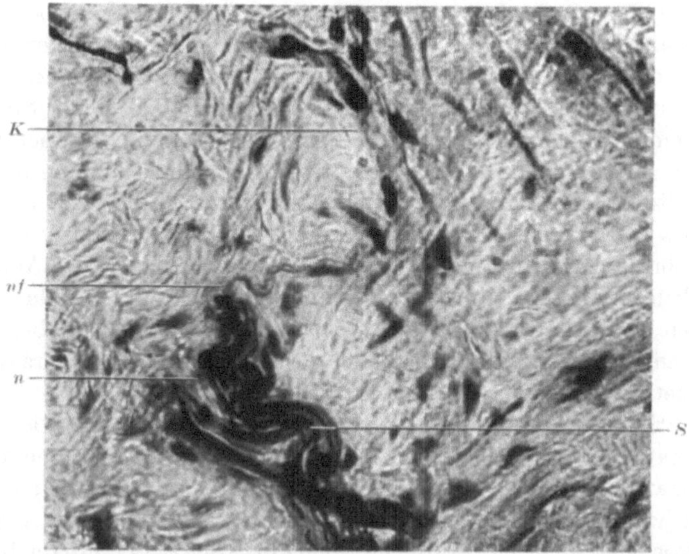

Abb. 12. *Atonische Harnblase.* Breites, gut erhaltenes Nervenbündel (*n*), von dem aus zu den Kapillaren (*K*) feinere Nervenfasern (*nf*) als weitere Aufteilung des größeren Nervenbündels abgehen. Im Nervenbündel selbst, das keine Veränderungen erkennen läßt, sind einige Schwannsche Kerne (*S*) eingelagert. (Aus RULAND, Langenbecks Arch. klin. Chir. **272**, 62, 1952)

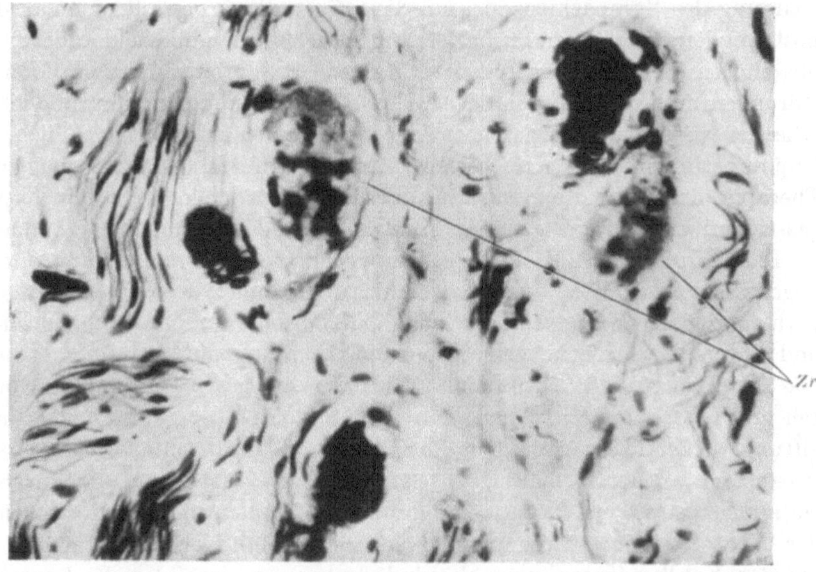

Abb. 13. Pathologisch veränderte Ganglienzellen aus dem lumbalen Grenzstrang bei *Megacystis.* Deutlich treten hier die untergegangenen Zellkörper zutage als sogenannte Zellreste (*Zr*), in denen einzelne Zellkerne des Hüllplasmodiums liegen. (Aus RULAND, Langenbecks Arch. klin. Chir. **272**, 71, 1952)

die Feststellung gemacht, daß der Sympathicus die Ureterperistaltik hemmt, während der N. vagus auf alle Hohlorgane im Sinne der Peristaltikanregung, d. h. der Austreibung wirkt. Beim Uretersteinleiden kommt es infolge des lokalen Reizes, den der Stein hervorruft, zu einem Spasmus bzw. zu einer Hypertonie des Harnleiters, die einerseits zu einer Harnsperre der betreffenden Niere, andererseits zu einer Verhinderung des Weitergleitens des Steines führen kann. In solchen Fällen wird also eine Atonie des steinhaltigen Harnleiters angestrebt und vielfach durch eine paravertebrale Anästhesie mit Novocain erreicht. Schlagartiges Aufhören der Koliken und anschließend spontaner Steinabgang mit Harnflut wurde von vielen Autoren, unter anderen auch von W. BRANDESKY berichtet. Medikamentös wirken im gleichen Sinne Spasmolytica bzw. Parasympathicomimetica.

Die Pathologie des *Truncus sympathicus*, des Grenzstranges, ist durch den Ausbau der chirurgischen Eingriffe am Grenzstrang eine eigene Wissenschaft geworden. Ich erinnere an die Grenzstrangdurchtrennung im Bereiche seines thorakalen Anteiles bei der Behandlung der Lungentuberkulose oder an die chirurgischen Eingriffe in der Pars lumbalis bei den Durchblutungsstörungen der unteren Extremitäten. Die Eingriffe zielen darauf hin, entweder die prä- oder postganglionären Fasern zu durchtrennen, teilweise auch die Ganglien zu exstirpieren oder zu zerstören. Erst kürzlich hat ROSENAUER wieder darauf hingewiesen, bei der Durchtrennung des Sympathicus sich an die präganglionären und nicht an die postganglionären Fasern zu halten (s. S. 61, 135). Er und viele andere beobachteten bei den Grenzstrangresektionen des lumbalen Anteils Potenzstörungen im Gefolge, weshalb er das oberste Lumbalganglion möglichst erhalten wissen will. Sicher hat jeder Urologe schon derartige Fälle von Impotenz in seiner Praxis gesehen. Auf die von MESCHEDE propagierte Therapie der Enuresis nocturna durch Exstirpation des Ganglion hypogastricum werden wir noch im urologischen Teil zu sprechen kommen.

Das Kapitel der Pathologie des vegetativen Systems kann nicht abgeschlossen werden, ohne nochmals die Frage zu erörtern, welche pathologischen Veränderungen sich histologisch an den Ganglienzellen und Nervenfasern bei verschiedenen Erkrankungen feststellen lassen. Die Beantwortung dieser Frage ist ebenso schwierig wie unbefriedigend. Ich greife nochmals auf JABONERO zurück, der bei experimenteller Vergiftung weißer Mäuse mit dem Botulinustoxin in den motorischen Endplatten eine neurofibrilläre Hypertrophie und Zerfaserung der Nervenendigungen sowie ein fortschreitendes Verschwinden und eine Retraktion der Neurofibrillenverzweigungen feststellen konnte. Ebenso konnte er bei der Kehlkopftuberkulose Veränderungen am sensiblen Endapparat in der glatten Muskulatur des Larynx auffinden (Abb. 14), während HERZOG bei dieser Erkrankung auch im Ganglion nodosum Abnormitäten

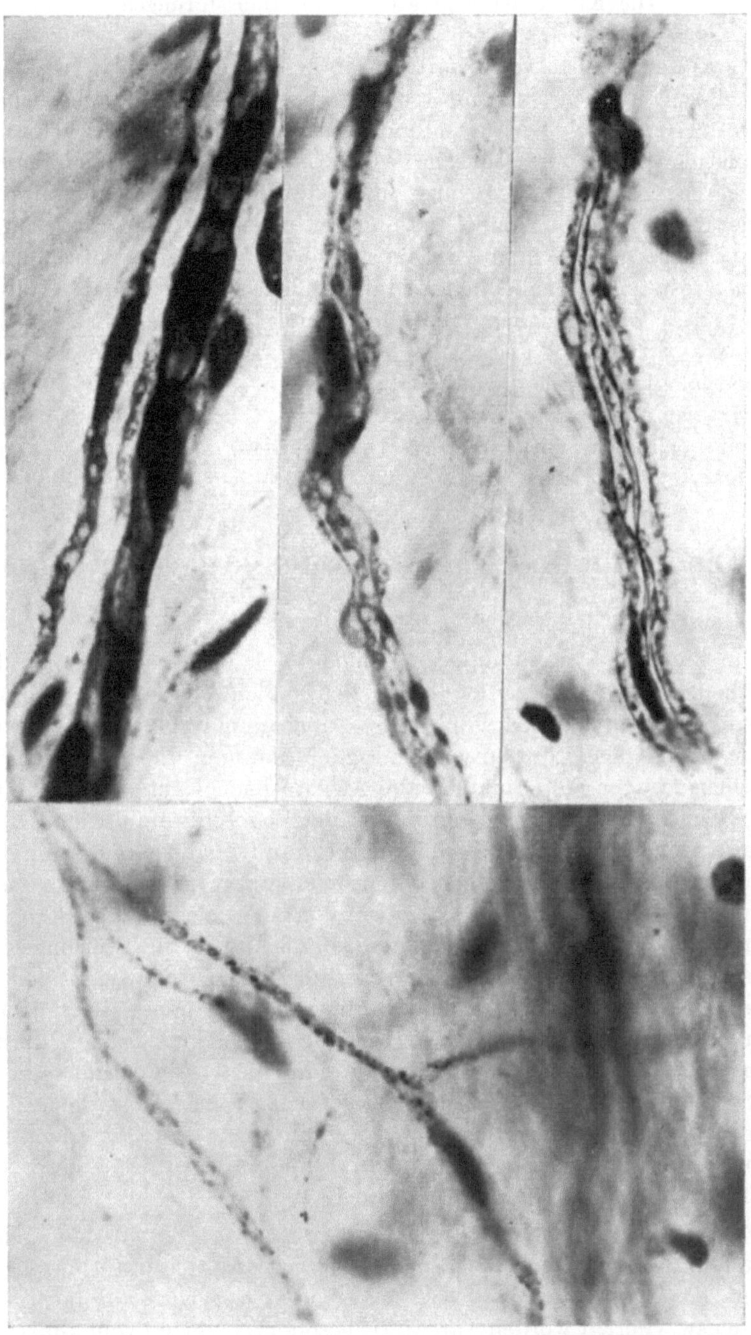

Abb. 14. Verschiedene Veränderungen an den Strängen des nervösen Syncytiums im Verlaufe der chronischen Entzündung. Menschlicher Kehlkopf. Bielschowsky-Silberkarbonatmethode. Mikrophotographien ohne Retusche. (Aus JABONERO, Acta Neuroveg., Supplementum VI., S. 267, 1955)

beschrieb. Letzterer fand auch Reizphänomene am vegetativen System bei der Raynaudschen Extremitätengangrän und beim Asthma bronchiale in Form perizellulärer Knäuelbildung in den Ganglien. Die beschriebenen Veränderungen bei verschiedenen vegetativen Neurosen (Sklerodermie, Quinckesches Ödem) hält Herzog nicht für eindeutig. Beim Megaösophagus und Megacolon konnte er hingegen degenerative Veränderungen am Auerbachschen Plexus bis zu einer völligen Fibrose der intramuralen Ganglien feststellen. Schließlich fand er ähnliche Prozesse bei der Tollwut und an den Vagusganglien beim Fleckfieber. Wer die scharfe Kritik Herzogs — an sich und anderen — bezüglich der Erhebung histologischer und pathologisch-histologischer Befunde kennt, wird zugeben müssen, daß wir hier am Anfang neuer Erkenntnisse stehen, deren Auswertung zur Zeit noch nicht spruchreif ist. Unermüdliche Kleinarbeit wird uns auch hier in absehbarer Zeit vorwärtsbringen.

II. Die Klinik der vegetativen Funktionsstörungen

A. Allgemeines

Vom klinischen Standpunkt ist schon seit langer Zeit bekannt, daß Krankheitserscheinungen auftreten können, die einer organischen Grundlage entbehren und durch Funktionsstörungen im vegetativen Nervensystem bedingt sind. Für unsere heutige Auffassung dieses Krankheitsgeschehens können als Grundlage die Arbeiten von Eppinger und Hess (1910) bezeichnet werden, die den Begriff der Vagotonie einführten. Dieser wurde dann heftig mit der Begründung bekämpft, daß sich im klinischen Geschehen das Bild der reinen Vagotonie kaum je nachweisen lasse. v. Bergmann empfahl daher 1932, besser von einer „vegetativen Stigmatisierung“ zu sprechen. Wie sehr diese Bezeichnung für Störungen im vegetativen System berechtigt ist, zeigt, daß beim Ciba-Symposion im Januar 1956 in Wien Lauda darauf hinwies, daß dieser Begriff in der internen Diagnostik nach wie vor seine Berechtigung habe. Siebeck lehnte es 1939 ab, von einer Vagotonie oder einer Sympathicotonie zu sprechen, da in der Praxis sehr selten Zeichen einer einseitigen Fehlsteuerung im vegetativen Nervensystem vorhanden seien. Trotzdem hebt F. Hoff neuerdings wieder die Bedeutung dieser Begriffe für die praktische Diagnostik und Therapie hervor.

1934 hat Wichmann den Begriff der *vegetativen Dystonie* eingeführt. Er versteht darunter eine *amphotone Veränderung der vegetativen Reaktionslage*, nachdem schon vorher Ausdrücke wie vegetative Labilität, Vasoneurose usw. geprägt worden waren. Als besonderer Vorteil vom klinischen Standpunkt wurde angesehen, daß seit der Schaffung des Begriffes der vegetativen Dystonie bei Störungen im vegetativen Nervensystem und fehlenden organischen Befunden nicht mehr die Diagnose einer Neuropathie, Hysterie usw. für derartige vegetative Störungen herangezogen werden müsse. Nach MARK stellt die vegetative Dystonie eine Ausdrucksform einer anlagebedingten nervösen Gesamtkonstitution dar, die jedoch durch Umwelteinflüsse gefördert werden kann. H. HOFF spricht an Stelle einer vegetativen Dystonie von *neurovegetativen Dysregulationen*, eine Bezeichnung, die meiner Ansicht nach den *pathologischen Ablauf der Funktionen* des vegetativen Nervensystems besser zum Ausdruck bringt. Für eine zusammenfassende Darstellung der Klinik und Therapie der vegetativen Dystonie sorgte MARK in seinem 1954 erschienenen ausgezeichneten Buche. Die Darstellung des Problems erfolgte aus seinem ungeheuren Material und den Beobachtungen seiner zahlreichen Mitarbeiter, allerdings vom rein internen Standpunkt aus. Die Störungen im vegetativen Geschehen spielen sich an den verschiedensten Organsystemen ab und MARK hat daher vorgeschlagen, die einzelnen Symptome zu einem „*klinischen Schaubild*" zusammenzusetzen.

Trotzdem macht sich in letzter Zeit die Tendenz bemerkbar, aus dem Gesamtbild der vegetativen Dysregulationen Teilsyndrome abzugrenzen. So griff HOCHREIN die Störungen des vegetativen Systems im Bereiche des Herzkreislaufapparates als *neurozirkulatorische Dystonie* und die der Atmung als *pulmonale Dystonie* heraus (HOCHREIN und SCHLEICHER). Bei gynäkologischer Symptomatik wurde von KLOTZ von einer *vegetativen Dystonie des peripheren Hypogastricus-Gefäßgebietes* gesprochen, während RÖSSLER und PRSKAVEC u. a. eine *vegetative Dystonie des Auges* und DORSCHEID schließlich eine solche des *Ohres* abzugrenzen versuchten. Auf die Berechtigung eines Versuches derartiger Abgrenzungen werden wir noch zurückkommen.

Während die oben genannten Autoren es unternahmen, auf ihren Fachgebieten durch genaue Beschreibung von Einzelsymptomen die Störungen des vegetativen Systems zu erfassen, gingen BIRKMAYER und WINKLER von einem anderen Gesichtspunkt aus. Sie bemühen sich in ihrem 1951 erschienenen Buche „Klinik und Therapie der vegetativen Funktionsstörungen" das Syndrom der vegetativen Dystonie in einzelne Reaktionsarten zu zergliedern. Im Sinne dieser Aufgliederung wird von den Autoren zwangsläufig auf die Ausgangslage und den Zustand des vegetativen Nervensystems bei Beginn der Einwirkung schädlicher Noxen größter Wert gelegt. Je nach der Ausgangslage kann es nun in allen vom vegetativen Nervensystem versorgten Organsystemen zu einem Funktionswandel kommen. Die Autoren unterscheiden: 1. *Die sympathische Hypertonie*, die, wie der Name besagt, einen erhöhten Spannungszustand im sympathischen System mit Senkung der Reizschwelle bedingt; 2. die *sympathische Hypotonie*, bei der die gesteigerte Spannung im sympathischen Nervensystem in einen Erschöpfungszustand übergeht; 3. die *parasympathische Hypertonie*, die sich weitgehend mit dem von Eppinger und Hess aufgestellten Begriff der Vagotonie deckt; 4. die *vegetative Ataxie*, bei der die Reaktionen des vegetativen Systems auf bestimmte Reize verschieden sind. Es kommt zu einer Koordinationsstörung der vegetativen Funktionen und zu einer Störung im Rhythmus ihres Ablaufes, und schließlich 5. die *amphotonen Spannungsstörungen*, bei denen es gleichzeitig zu Spannungsstörungen im sympathischen und parasympathischen System kommt. So bestechend für den Leser dieses Buches diese Einteilung sein mag, so anschaulich sie auch dem Praktiker das schwierige Problem der vegetativen Dystonie vor Augen führt, so wurde namentlich von Mark der Einwand erhoben, daß sich in der Mehrzahl der Fälle Übergänge in die verschiedenen Typen am gleichen Patienten verfolgen lassen. Dies mag nun der Fall sein, das Verdienst Birkmayers und Winklers bleibt es aber, abgesehen von der leicht faßbaren Aufstellung ihrer fünf Typen auf die Reaktionslagen des vegetativen Systems in allen Gebieten der Medizin hingewiesen zu haben. Die Zusammenarbeit des Neurologen und Internisten wirkte in dieser Hinsicht befruchtend und so finden wir in diesem Buche eine übersichtliche Schilderung der Beschwerden für die einzelnen Gruppen, die man tatsächlich als „vom Kopf bis zu den Füßen" bezeichnen kann. In ihrer Gründlichkeit haben die Autoren auch die Symptomatik der neurovegetativen Funktionsstörungen des Urogenitaltraktes erwähnt und versucht, diese in ihre fünf Typen einzuordnen, was besonders von urologischer Seite wärmstens begrüßt werden müßte.

Es erhebt sich nun die Frage, ob es überhaupt berechtigt ist, die neurovegetativen Dysregulationen des Urogenitaltraktes gesondert zu behandeln und abzugrenzen. Ich glaube nicht, daß wir von einer vegetativen Dystonie des Urogenitalsystems sprechen sollen, wie z. B. Hochrein und Schleicher eine pulmonale oder Dorscheid eine solche des Ohres herausdifferenziert haben, obwohl auch durch diese speziellen Arbeiten wertvolle ergänzende Forschung geleistet wurde. Andererseits bietet sich aber gerade am Urogenitaltrakt eine derartige Fülle von Funktionsstörungen und vegetativen Dysregulationen, daß letztere einmal zusammenfassend gewürdigt und in die Gesamtstörungen des Vegetativums eingeordnet werden sollten. Jeder praktische Arzt und um so mehr jeder Urologe begegnet fast täglich Patienten mit den verschiedensten Beschwerden, denen keine auffälligen organischen Befunde als Unterlage dienen. Diese Beschwerden werden dann mit der Bezeichnung „nervös", „neurotisch", „psychogen" usw. abgetan. Mit dieser Bezeichnung hört dann gewöhnlich auch die begonnene Therapie auf und diese Patienten werden zu einer crux medicorum. Die Aufgabe der vorliegenden Arbeit soll es nun sein, die nervösen Dysregulationen im Bereiche des Urogenitalsystems zu beschreiben und in die Störungen des Gesamtvegetativums einzuordnen. Es sei daher besonders hervorgehoben, daß wir über den im Vordergrund stehenden urologischen Beschwerden nicht den Gesamtzustand des Organismus vergessen dürfen. Wenn wir also eine vegetative Funktionsstörung im Urogenitaltrakt zu finden glauben, muß es unsere Hauptaufgabe sein, zu erforschen, ob sich nicht ähnlich gelagerte vegetative Dysregulationen in anderen Organsystemen feststellen lassen, die dann einer einheitlichen Behandlung bedürfen. Aus diesem Grunde sei im II. Teil unserer Arbeit die allgemeine Symptomatik, Diagnostik und Therapie der vegetativen Funktionsstörungen besprochen.

B. Ätiologie und Abhängigkeit der vegetativen Funktionsstörungen von anderen Einflüssen

Alle Autoren sind sich darüber einig, daß eine bestimmte *Konstitution* die Grundlage für die Entstehung vegetativer Dysregulationen abgibt, doch müssen für das Zutagetreten pathologischer Funktionsabläufe im vegetativen Nervensystem noch andere auslösende Momente hinzukommen. Diese können sehr verschiedener Natur sein. Das gehäufte Auftreten besonders in der Nachkriegszeit bestätigt die Annahme, daß sowohl *körperliche* als auch *seelische* und *geistige Überlastung* das Krankheitssyndrom zum Ausbruch bringen können. Es kann sich dabei um dauernde kleinere psychische oder geistige Insulte handeln, es besteht aber auch die Möglichkeit, daß ein einmaliges größeres psychisches Trauma eine Umstimmung der vegetativen Reaktionslage herbeiführt. Diese Umstimmung tritt charakteristischerweise häufig erst zum Zeitpunkt der Entlastung auf, d. h. nach Aufhören der geistigen und körperlichen Überlastung, also nach der Entspannung der schwierigen Situationen. Zu dieser Gruppe der seelischen und geistigen Ursachen gehören auch dauernde Unstimmigkeiten im Berufsleben, ständige häusliche Zerwürfnisse sowie sexuelle Faktoren, auf die wir im urologischen Teil noch zurückkommen werden. Ferner können *Ernährungsfaktoren* oder *Stoffwechselstörungen* zu einer pathologischen Reaktionslage des vegetativen Systems führen. Bekannt ist auch eine derartige Umstimmung des Vegetativums nach *Infektionskrankheiten* oder bei *entzündlichen Herden* im Körper, weshalb therapeutisch auf die Sanierung eines Focus allergrößter Wert zu legen ist. Es sei schließlich auf *toxische Noxen* wie Nikotin- und Koffeinabusus sowie auf Schädigungen durch metallische Gifte verwiesen.

Selbstverständlich ist das vegetative Nervensystem auch weitgehend von anderen Organen bzw. Organsystemen und von der Umwelt abhängig. Wenn es auch eine hochgradige Automatie besitzt, so scheint es doch Einflüssen der Großhirnrinde, möglicherweise über das Zwischenhirn, zu unterliegen. Auf die Rolle des Diencephalon wurde schon im allgemeinen

Teil eingegangen. Im Zwischenhirn scheint auch die Verbindung zwischen neurovegetativen Zentren und Endokrinium hergestellt zu werden. Das vegetative System ist aber auch abhängig vom *Alter* des Individuums, besonders in seiner Reaktionsfähigkeit, ferner von der *psychischen Einstellung* und schließlich von *Umweltseinflüssen*. Zu diesen gehören die Sonnenbestrahlung, das Klima, die Seehöhe, die atmosphärischen Störungen, der Ablauf der Tagesrhythmik. In letzter Zeit wurde auch auf den Einfluß des Mineralstoffwechsels auf das Vegetativum hingewiesen.

Die wichtigsten Zusammenhänge bestehen aber sicher zwischen vegetativem Nervensystem und *Endokrinium*. Ich erinnere an die Arbeit F. Hoffs, der diese Beziehungen in seinen Funktionskreisen zum Ausdruck gebracht hat. Die *Hypophyse* gilt als das dem Endokrinium übergeordnete Organ, das durch seine gonadotropen Hormone die peripheren Drüsen anregt oder hemmt. Diese hormonale Einwirkung geht meist mit der nervösen im gleichen Sinne, wirkt aber langsamer, dafür anhaltender. Für die *Schilddrüse* hat v. Bergmann auf den basedowoiden Typus der vegetativen Dystonie aufmerksam gemacht. Nach Birkmayer und Winkler ist bei der sympathischen Hypertonie eine vergrößerte und weiche Schilddrüse festzustellen, während sie bei der parasympathischen Hypertonie eher klein und unauffällig ist. Gesteigerte sympathische Reaktionslage und vermehrte Schilddrüsenfunktion gehen vielfach konform. Hingegen sind die *Nebennieren* direkt an das adrenergische System gekoppelt. Wagner weist auf das Zustandekommen der vagotonischen Konstitution bei der adrenalen Insuffizienz hin, während Mark mit seiner Bezeichnung „vorwiegend addisonoider oder tetanoider Typ“ eine vorwiegend vagotone Ausgangslage zum Ausdruck bringen will und besonderen Wert auf das Wort „vorwiegend“ legt, da er meint, daß praktisch bei einem Patienten eine einzige Form der autonomen Komponente nicht in Erscheinung tritt. Da die *Epithelkörperchen* im Mineralstoffwechsel und im Gleichgewicht des Elektrolythaushaltes eine Rolle spielen, wird durch die Balance des Kalium-Calcium-Spiegels das vegetative Nervensystem von ihnen maßgeblich beeinflußt. Die Wirkung der *Keimdrüsenhormone* auf das vegetative Nervensystem ist seit langem bekannt. Bei gesteigertem sympathischem Arbeitsgang kommt es beim Mann zum Nachlassen der Potenz, bei der Frau zur Frigidität. Beim erhöhten Tonus des parasympathischen Systems treten beim Mann keine Potenzstörungen auf, eher eine Neigung zur Ejaculatio praecox, bei der Frau zur Schlafsucht mit gesteigertem Orgasmus.

Genauere Einzelheiten über die Wechselwirkungen zwischen vegetativem Nervensystem und anderen Organsystemen wären entsprechenden Büchern und Arbeiten zu entnehmen.

C. Symptomatik

1. Anamnese

Bevor wir nach allgemeinen und speziellen Symptomen für das Vorhandensein neurovegetativer Dysregulationen fahnden, wird unsere erste Aufgabe sein, eine genaue Anamnese zu erheben. Diese ist bei Störungen auf diesem Sektor besonders wichtig und kann für die weitere Untersuchung und Behandlung ausschlaggebend sein. Gerade bei Dysfunktionen des Vegetativums muß der Arzt zunächst den persönlichen Kontakt mit dem Patienten besonders intensiv herstellen und bemüht sein, dessen Vertrauen zu gewinnen. Er wird sich für diesen Abschnitt des ärztlichen Dienstes am Kranken mehr Zeit nehmen müssen als bei dem Vorliegen organischer Erkrankungen und neben seinen fachwissenschaftlichen Kenntnissen besonders die rein menschliche und ethische Seite seines Arzttums einzusetzen haben. Ist dieser Kontakt zwischen Arzt und Kranken hergestellt, so werden die Ergebnisse der Therapie sich rascher und wirkungsvoller einstellen.

Besonders wichtig ist es, zunächst den Patienten selbst seine Beschwerden vorbringen zu lassen und dabei bestrebt zu sein, in Erfahrung zu bringen, was der Patient als Ursache seines Leidens annimmt. Durch vorsichtige Zwischenfragen wäre zu ermitteln, ob der Patient ein einmaliges schweres seelisches Trauma gehabt hat oder ob er ständigen kleinen seelischen Erschütterungen ausgesetzt ist. Bei Männern müssen besonders berufliche Schwierigkeiten, bei nicht berufstätigen Frauen Traumen sexueller Natur ermittelt werden. Fragen nach dem Allgemeinbefinden, Tiefe und Dauer des Schlafes, Körpertemperatur, Gewichtsabnahme, Appetit, Wetterempfindlichkeit, Leistungs- und Konzentrationsfähigkeit bzw. Vergeßlichkeit usw. runden das Bild ab. Schließlich wird man sich um eine erhöhte Schmerzempfindlichkeit, Intoleranz gegen Genußmittel (Nikotin, Alkohol, Coffein), Neigung zu Wallungen oder Spasmen erkundigen.

Nach diesen allgemeinen Feststellungen wird man sich anamnestisch nun den speziell geklagten Beschwerden zuwenden und über Kopfschmerzen, deren Art und Auftreten, Lokalisation und Intensität, über Beschwerden vom Nasen-Rachen-Raum, Atem- und Kreislaufstörungen oder Beschwerden von seiten des Magen-Darm-Traktes nähere Informationen einholen. Auch nach Sehstörungen, Flimmern vor den Augen, Schwindelgefühl, Augenschmerzen, erhöhter Lichtempfindlichkeit usw. ist zu fragen.

Die Spezialanamnese über den Urogenitaltrakt hat besonders diskret, aber doch ausführlich vorgenommen zu werden (s. S. 137).

2. Allgemeine Symptomatik

Die Symptomatik der vegetativen Dysregulationen äußert sich in gewissen Allgemeinerscheinungen, die ihren Niederschlag in einzelnen Organsystemen finden. Allgemeine Müdigkeit und Herabsetzung der Leistungsfähigkeit stehen im Vordergrund. Eine Nervosität und motorische Unruhe einerseits oder eine apathische, eher gedrückte Stimmungslage andererseits können auffallen. Auch eine sehr labile Stimmungslage mit Neigung zum Aufbrausen abwechselnd mit übertriebener Heiterkeit kommt vor. Auf dem geistigen Sektor macht sich besonders eine Herabsetzung der Merkfähigkeit mit Gedächtnislücken, ferner eine solche der Reaktionsgeschwindigkeit und des Denktempos bemerkbar. Besonders auffallend ist die rasche Ermüdbarkeit, die sich bis zum Ende des Arbeitstages in eine völlige Apathie steigern kann. Sehr häufig sind bei der sympathischen Reaktionslage Gewichtsabnahmen bis zu Gewichtsstürzen zu beobachten, während es bei der parasympathischen eher zu einem Fettansatz kommt. Kopfschmerzen unbestimmter Natur, Schwindelgefühle oder Ohnmachtsanfälle runden das Bild ab. Dazu gesellen sich Druck- und Beklemmungsgefühle in der Herzgegend, spastische oder atonische Beschwerden im Bereiche des Magen-Darm-Traktes, feinschlägiger Tremor der Hände, Steigerung der direkten mechanischen Muskelerregbarkeit oder Muskelfibrillieren. Bei Frauen stehen häufig vasomotorische Symptome im Vordergrund, bei den Männern stärkere Reaktionen der Muskulatur.

3. Spezielle Symptomatik

Neben diesen allgemeinen Symptomen ist in der Mehrzahl der Fälle von vegetativer Dystonie eine spezielle Symptomatik vorhanden, die auf das Befallensein eines Organs oder Organsystems in erhöhtem Maße hinweist. Es können aber auch mehrere Organsysteme Symptome bieten, ja es ist geradezu charakteristisch, daß neurovegetative Dysregulationen sich in einem Wechsel der Erscheinungen kundtun. Es ist daher Pflicht des gewissenhaften Arztes, den ganzen Menschen einer gründlichen Untersuchung zu unterziehen und die sich bietenden Symptome genau zu überprüfen und abzuwägen.

1. Hauterscheinungen. Sie nehmen im Rahmen der vegetativen Störungen einen breiten Raum ein und Head konnte schon 1892 die Abhängigkeit der Haut vom vegetativen System nachweisen. Allgemein geben Birkmayer und Winkler für ihre sympathische Hypertonie eine blasse und kühle Haut an, bei Frauen auch rasch aufschießende, in Gruppen stehende rote Flecke besonders am Halsansatz als Zeichen von Gefäßreaktionen bei unterschwelligen Reizen. Die Haare sind glanzlos, zeigen Neigung zum Ausfall, die Nägel sind brüchig, es kommt überdies zu häufigen Schweißausbrüchen. Bei der parasympathischen Hypertonie sei die Haut trocken, eher rot gefärbt, von gutem Turgor. Eine besonders leicht überprüfbare Art einer Hautreaktion auf äußere mechanische Reize stellt der

a) *Dermographismus* dar, den jeder praktische Arzt durch zartes Kratzen mit einer gewöhnlichen Nadel leicht überprüfen kann. Auf diesen mechanischen Reiz kommt es zu einer unmittelbaren Reaktion der Hautgefäße, deren Intensität allerdings sehr verschieden sein kann. MARK hat sich mit diesen Erscheinungen ausführlich beschäftigt und kam zu dem Schluß, daß sowohl der „rote" als auch der „weiße" Dermographismus im Verein mit anderen vegetativen Symptomen sehr wohl als Anhaltspunkt für eine vegetative Dystonie gewertet werden könne. Nach EPPINGER spricht der rote Dermographismus für das Vorhandensein einer Vagotonie, während der weiße einer sympathischen Spannungslage zugeordnet wird. Trotzdem gelang es MARK nicht, auf Grund seiner genauen Messungen der dermographischen Latenzzeit und der dermographischen Verweildauer auf die Lage des vegetativen Tonus bindende Schlüsse zu ziehen. Auf eine jüngst von WEISBACH erschienene Arbeit, in der der Dermographismus als allgemeines Reaktionssyndrom des Vegetativums auf Patho-Reize bezeichnet wird, sei hier verwiesen. Er macht auf den Ablauf der Gefäßreaktionen bei verschiedener Intensität der Hautreize aufmerksam. Wir selbst haben bei allen urologischen Fällen mit vegetativen Störungen das Symptom des Dermographismus als leicht ausführbare Methode ohne besondere Messungen überprüft.

b) *Hyperhidrosis.* Die Innervation der Schweißdrüsen vom vegetativen System ist schon lange bekannt und REIN nimmt eine parasympathische Versorgung derselben an. Dies würde die alten Erfahrungen von EPPINGER und HESS bestätigen, nach denen die Hyperhidrosis zum Bilde der Vagotonie gehört. Wir verstehen unter Hyperhidrosis eine vermehrte Schweißbildung ohne Hitzeeinwirkung und Muskelarbeit. Wir kennen solche Patienten, denen bei irgendwelchen psychischen Belastungen der Schweiß ausbricht; besonders auffallend ist der plötzlich beginnende perlende Schweiß in den Achselhöhlen, wie er oft, namentlich bei Frauen, zu finden ist, wenn sie sich zwecks Untersuchung vor dem Arzt entkleiden, oder auch bei Männern, die Angst vor der Untersuchung haben. Die vermehrte Schweißsekretion tritt aber auch an Händen und Füßen auf. MARK konnte diese Hyperhidrosis bei den meisten Fällen von vegetativer Dystonie beobachten und sie durch Stammhirnnarkose (dreimal zwei Luminaletten täglich) wesentlich senken. Er meint, daß sie infolge ihrer Häufigkeit als ein sicheres Zeichen einer vegetativen Dystonie verwertbar sei und auch wir haben bei unseren Fällen besonders darauf geachtet und sie immer wieder bei neurovegetativen Dysregulationen des Urogenitaltraktes feststellen können.

c) *Akrocyanose* und *Cutis marmorata* sind der Beobachtung durch den praktischen Arzt ebenfalls leicht zugänglich. Sie stellen nach Mark ein relativ häufig vorkommendes Zeichen einer vegetativen Dystonie dar und wurden von Wichmann als eines der Kardinalsymptome der vegetativen Dystonie gewertet. Ganter führt die Cutis marmorata auf eine Störung der vegetativen Innervation der Hautkapillaren zurück.

Auf die Hautkapillarbetriebsstörungen, den galvanischen Hautreflex und das Elektrodermatogramm kommen wir bei Besprechung der Diagnostik zurück.

2. Augen. Die Erscheinungen und Auswirkungen der vegetativen Innervation am Auge sind besonders leicht erkennbar. Birkmayer und Winkler geben für ihre sympathische Hypertonie weite Lidspalten und Pupillen an, häufig Lidtremor, eventuell Glanzauge oder leichten Exophthalmus, was dem basedowoiden Typus des Sympathicotonikers entsprechen würde. Überdies besteht eine Empfindlichkeit gegen grelles Licht und eine leichte Ermüdbarkeit bei längerem Lesen. Das Lidflattern wurde von Mark in 97% seiner Fälle festgestellt. Bei der parasympathischen Reaktionslage bestehen hingegen meist keine Beschwerden von seiten der Augen, jedoch eine vermehrte Neigung zu Tränenfluß und Bindehautkatarrhen.

3. Gesicht. Es zeigt bei erhöhtem Sympathicotonus eine Blässe der Haut, einen gespannten Gesichtsausdruck mit eher ängstlicher Miene, in vielen Fällen ist das Chvosteksche Phänomen auslösbar. Beim Vagotoniker ist das Gesicht rund und voll, die Haut eher gerötet, die Mimik herabgesetzt.

4. Mund und Nasen-Rachen-Raum. Nach Birkmayer und Winkler ist bei erhöhtem Sympathicotonus die Sekretion der Speicheldrüsen gehemmt, daher Mund und Zunge trocken, es besteht Neigung zur Heiserkeit, häufig rissige Lippen, besonders bei Aufregungen. Bei der parasympathischen Hypertonie besteht hingegen vermehrter Speichelfluß, öfteres Auftreten einer Rhinitis vasomotorica.

5. Hals. Hier ist besonders auf Größe und Konsistenz der Schilddrüse zu achten. Eine vergrößerte und weiche Schilddrüse pflegt bei erhöhtem Sympathicotonus häufig vorzukommen. Bei einer solchen Vergrößerung ist selbstverständlich sorgsamst eine Hyperthyreose auszuschließen. Auffallende Palpitationen der A. carotis kommen vor. Bei der parasympathischen Hypertonie ist die Schilddrüse in der Regel unauffällig oder eher klein.

6. Atemorgane. Bei gesteigertem Sympathicotonus wird oft Lufthunger geäußert, zeitweise Atemnot oder beengende Gefühle im Bereiche des Brustkorbes. Die Atemfrequenz ist erhöht und in Ruhelage zeigt sich eine unregelmäßige Atmungskurve. Aber auch bei einer Vagotonie kann Atemnot und eine Neigung zu Erstickungsanfällen vorkommen sowie ein gehäuftes Auftreten katarrhalischer Erkrankungen der Luftwege.

7. Herz und Kreislauf. Diesem Abschnitt der Symptomatik wird besonderes Augenmerk zugewendet werden müssen, da das Herz rein vegetativ innerviert wird. Die sympathischen Fasern bewirken accelerierende, die parasympathischen depressorische Effekte. Überdies spielt noch das Verhältnis zwischen Calcium- und Kaliumionen im Blutserum eine Rolle. Die *Herzbeschwerden* sind vielseitig und uneinheitlich. Häufig besteht ein Organgefühl mit Stechen in der Herzgegend, Herzklopfen und schneller Puls (Sympathicotonus), wobei die organischen Befunde in den Hintergrund treten. Immerhin können accidentelle Geräusche besonders bei Hypotonikern mit akzentuiertem zweitem Pulmonalton vergesellschaftet mit einer Akrocyanose festgestellt werden. Beim Parasympathicotonus besteht häufig ein dumpfes Beklemmungsgefühl in der Herzgegend. *Puls:* Bei Erregungen im vegetativen System kommt es sowohl zu Tachy- als auch zu Bradykardien, die meist unregelmäßig sind, während sie bei organischen Herzmuskelschäden regelmäßig auftreten. Männer neigen mehr zu Bradykardie, Frauen zur Tachykardie. Bei der sympathischen Hypertonie ist der Puls frequent, der Blutdruck erhöht oder an der oberen Grenze der Norm. Beim Vagotoniker ist er eher langsam und unregelmäßig, kann sogar vorübergehend aussetzen, dies besonders im Liegen oder bei Nacht. Schon von Eppinger und Hess wurde bei der Vagotonie auf die *respiratorische Arrhythmie* des Pulses hingewiesen und Mark hebt wieder ihre Wichtigkeit in der Diagnostik der vegetativen Dystonie hervor. Sie ist seiner Meinung nach in der Jugend physiologisch, bei älteren Personen aber das Zeichen einer vegetativen Labilität. Der Blutdruck ist oft sehr niedrig und eine Häufung dieser Hypotonie konnte seit dem Krieg von 2 bis 3% auf 23% festgestellt werden. Jeder Arzt hat heute täglich mit solchen Hypotonikern zu tun. Nach Mark sind aber weder Hyper- noch Hypotonie allein ein eindeutiges Zeichen einer vegetativen Dystonie.

8. Magen-Darm-Trakt. Bei Reizung des Parasympathicus kommt es zu vermehrter Peristaltik des Magens mit Öffnung des Pylorus, bei starker Reizung zu Pyloruskrämpfen. Hingegen tritt bei Reizung des Sympathicus eine Ruhigstellung und Erschlaffung des Magens ein. Es gibt jedoch verschiedene Reaktionstypen und fließende Übergänge. Nach Birkmayer und Winkler besteht bei der sympathischen Hypotonie Appetitlosigkeit und Völlegefühl des Magens, Plätschern im Magen und Obstipation des Darmes. Im Abdomen finden sich zahlreiche Druckpunkte, durch die Atonie der glatten Muskulatur ist der Magen schlaff, die Säurewerte sind herabgesetzt, die Sekretion des Pankreas vermindert. Bei der parasympathischen Hypertonie ist der Appetit gut, es besteht Neigung zu Sodbrennen, morgendlicher Brechreiz und häufiges Auftreten von Übelkeiten, vermehrte Krampfbereitschaft im Bereiche des Magens und Darmes mit häufigen Stuhlentleerungen, was sofort nach psychischen Reizen einsetzen kann. Die Säurewerte des Magensaftes sind häufig erhöht (EPPINGER und HESS, WICHMANN), doch gibt es auch hier fließende Übergänge bis zur Anacidität. Bei Männern überwiegt nach MARK die Neigung zu Diarrhöen, bei Frauen zur Obstipation.

9. Extremitäten. Sehr häufig wird bei erhöhtem Sympathicotonus über kalte Füße geklagt oder ein Absterbegefühl in den Fingern, das sich bis in die Oberarme fortsetzen kann. Die Hände sind am Morgen gefühl- und kraftlos. Ein feinwelliger Tremor macht sich bemerkbar. Er entsteht durch reziproke Innervation der Antagonisten und ist nach MARK bei Verdacht auf eine vegetative Dystonie ein wertvoller Hinweis (in 74% der Fälle). Oft werden Schmerzen an den Sehnenansätzen und über der vorderen Tibiakante angegeben. Bei den Vagotonikern findet sich hingegen eine gute Durchblutung der Extremitäten und eine Neigung zum Anschwellen der Beine.

10. Muskulatur und Nerven. WICHMANN hat die idiomuskuläre Wulstbildung als pathognomonisch für die vegetative Dystonie angesehen. Bei kurzem Schlag auf den M. pectoralis bildet sich ein Wulst, der 4 bis 10 Sekunden bestehen bleibt. MARK und Mitarbeiter haben über das Muskelfibrillieren gearbeitet und sehen es als ein wichtiges vegetatives Symptom an. Am besten wird es durch Kurzwellenbestrahlung des Lumbalmarkes und dauernde kleine Luminalgaben unterdrückt.

Schließlich kann sich auch eine nervöse Übererregbarkeit im Bereiche des peripheren Nervensystems bemerkbar machen. Dies ist z. B. bei der sogenannten tetanoiden Form der vegetativen Dystonie der Fall, wo sehr häufig ein positives Chvosteksches und Erbsches Phänomen festzustellen ist. Auch eine Erhöhung der Sehnenreflexe wird gefunden. BIRKMAYER und WINKLER stellten diese bei der sympathischen Hypertonie fest, während sie EPPINGER und HESS der Vagotonie zuordnen.

4. Diagnostik

Aus der Anamnese und der Symptomatik, wie sie oben wiedergegeben wurde, wird der Arzt in der Regel befähigt sein, eine Verdachtsdiagnose auf das Vorhandensein neurovegetativer Dysregulationen zu stellen. Und nun fällt ihm die verantwortungsvolle Aufgabe zu, diesen Verdacht so weit als möglich zu untermauern. Es ist daher seine Aufgabe und Pflicht, den Nachweis zu erbringen, daß der erhobenen Anamnese und den gefundenen Symptomen *keine organischen Veränderungen* zugrunde liegen. Er wird also bei den geschilderten Beschwerden, z. B. von seiten des Kreislaufes eine genaue Herzuntersuchung durchführen müssen, die Beibringung eines EKG-Befundes veranlassen usw. Sind die Beschwerden mehr von seiten des Magen-Darm-Traktes, so werden Röntgendurchleuchtungen, Säurewertbestimmungen, Stuhluntersuchungen usw. notwendig sein, immer in dem Bestreben, zunächst organpathologische Veränderungen auszuschließen. Gleichzeitig muß sich der Arzt aber auch bemühen, die Verdachtsdiagnose einer neurovegetativen Funktionsstörung weiterhin zu festigen. Dazu stehen ihm außer der klinischen Untersuchung eine Reihe von Laboratoriumsmethoden zur Verfügung. Die Auswertung der erhobenen Laboratoriumsbefunde ist allerdings schwierig und muß auf Grund großer persönlicher Erfahrung erfolgen. Sie haben immer nur den Zweck, das Bild des klinischen Geschehens abzurunden und zu ergänzen. Im folgenden seien nun kurz die zu erhebenden Befunde im Rahmen der neurovegetativen Dysregulationen skizziert.

1. Allgemeine, psychische und geistige Störungen. a) *Allgemeinstörungen.* Ihr Auftreten wird anfänglich kaum bemerkt und erst mit dem Hineingleiten in einen dauernden sympathischen oder parasympathischen Überspannungszustand fallen die Beschwerden auf. Bei der sympathischen Hypertonie (Birkmayer und Winkler) macht sich häufig eine Schlaflosigkeit bemerkbar, die von einer Abgeschlagenheit am Morgen gefolgt ist, so daß eine halbwegs normale Leistungsfähigkeit erst gegen Abend erreicht wird. Infolge von geringen Temperaturschwankungen kommt es zu Frösteln oder Hitzegefühl, Wallungen und tatsächlichen leichten Temperatursteigerungen gegen Abend. Eine langsame Gewichtsabnahme ist zu verzeichnen, weshalb regelmäßige und exakte Kontrollen des Körpergewichtes unerläßlich sind. Besonders auffallend ist eine erhöhte Schmerz- und Lichtempfindlichkeit sowie eine solche gegen akustische Reize, Hitze, Sonnenbestrahlung und klimatische Veränderungen. Auf Genußmittel wie schwarzen Kaffee tritt eine erhöhte Erregbarkeit ein, auf Nikotin Schwindel und Kopfschmerzen. Alkohol in geringen Mengen wirkt eher günstig. Ziemlich gegensätzlich verhält sich der parasympathische Hypertoniker, der einen ruhigen und gesunden Schlaf hat, morgens jedoch eine längere Anlaufzeit benötigt, um seine volle Leistungsfähigkeit zu erreichen. Vagotoniker verrichten Dauerleistungen gut, ermüden jedoch schon am Nachmittag. Sie fühlen sich im Sommer besonders wohl und lieben die Sonnenbestrahlung. Körpertemperatur normal, Neigung zu Gewichtszunahme und Fettansatz. Die Schmerzempfindlichkeit ist eher herabgesetzt. Es besteht eine große Toleranz gegen Alkohol und Nikotin, Kaffeegenuß wird angenehm empfunden.

b) *Psychische Störungen.* Bei der sympathischen Hypertonie sind die Patienten leicht erregbar, launenhaft, es besteht eine innere Unrast bis zu Angstzuständen. Das Übertragen einer gereizten Stimmung auf andere Gebiete des alltäglichen Lebens wird von Birkmayer als psychische Irradiation und als besonders charakteristisch bezeichnet. Kopfschmerzen, namentlich gegen abends, und ganz verschieden lokalisiert auftretend, beeinflussen das psychische Verhalten. Im Rahmen der parasympathischen Hypertonie macht sich hingegen eine gewisse Gleichgültigkeit und eine mangelnde Initiative, besonders im Berufsleben, bemerkbar. Als Lebensweise wird der ruhige Genuß bevorzugt und lärmende Geselligkeiten vermieden. Kopfschmerzen fehlen.

c) *Geistige Störungen.* Bei der sympathischen Hypertonie kann eine gesteigerte Zerstreutheit und mangelnde Konzentrationsfähigkeit beobachtet werden, die bei einer Erschöpfung im sympathischen System in einen Gedächtnisschwund und die Unfähigkeit eines geregelten Denkens übergehen kann. Der Vagotoniker ist dagegen durch ein gutes Konzentrationsvermögen charakterisiert, wenn auch eine gewisse Ideenarmut zu verzeichnen ist. Er ist ein konsequenter geistiger Arbeiter.

2. Haut. Es wurden Hautkapillarbetriebsstörungen festgestellt und man versuchte diese diagnostisch für die vegetative Dystonie auszuwerten. Die Strömungsverhältnisse in den Kapillaren sind aber doch außer der Innervation stark von den Verhältnissen im Allgemeinkreislauf abhängig. Für die Sympathicuschirurgie hat Denk die *Kapillarmikroskopie* ausgewertet und das Verhalten der Kapillaren auf die intravenöse Injektion von Eupaverin studiert. Mark konnte nach Kurzwellendurchflutungen der sympathischen Ganglien eine Erhöhung der kapillaren Durchblutung feststellen. Ferner wurden die *Hautthermometrie* und die *Kapillarphotographie* zur Diagnostik herangezogen. Mit der Auswertung des *galvanischen Hautreflexes* für die Feststellung der Schweißabsonderung hat sich Mark beschäftigt, konnte jedoch keine Abgrenzung der sympathicotonen oder vagotonen Reaktionslage differenzieren. Weitere Versuche, eine abnorme Reaktionsweise der Haut bei der vegetativen Dystonie nachzuweisen, bestehen in der Anlegung eines Dermatogramms oder im *Histamin-Intracutan-Test.* Letzterer kann auch vom praktischen Arzt durch intracutane Injektion einer Histaminlösung (1 : 3000) und Messung des Reaktionshofes durchgeführt werden. Ein positiver Test kann nach Mark als weiterer diagnostischer Hinweis auf ein Bestehen einer vegetativen Dystonie gewertet werden.

3. Augen. Abgesehen vom Glanzauge bei verschiedenen Formen der neurovegetativen Dysregulationen konnte bezüglich der Pupillenweite von Mark kein Schluß auf die Tonuslage gezogen werden, wenngleich er sie als ein Mitsymptom in der Diagnostik wertet. Hingegen halten Birkmayer und Winkler daran fest, daß bei der sympathischen Hypertonie sich eine breite Lidspalte und weite Pupillen finden, während bei der parasympathischen Hypertonie keine besonderen Befunde erhoben werden können.

4. Herz und Kreislauf. Schon im Kapitel der Symptomatik wurde auf die besondere Wichtigkeit dieses Organsystems hingewiesen. Abgesehen von den bereits erwähnten accidentellen Herzgeräuschen werden für die neurovegetativen Dysregulationen ziemlich einheitlich — nach Ausschluß organischer Prozesse am Herzen — charakteristische Veränderungen im *Elektrokardiogramm* angegeben. Mark sieht in der hohen T-II-Zacke einen sicheren Ausdruck für eine Störung der vegetativen Tonuslage, auch BIRKMAYER und WINKLER betonen in ihrem Buch die hohe Spitze der T-Zacke bei der sympathischen Hypertonie sowie eine Sinustachykardie; letztere kommt allerdings auch beim vagotonen Zustandsbild vor sowie eine verlängerte P-Qu-Distanz und vor allem die respiratorische Arrhythmie. MARK spricht von einem parasympathischen Herzmuskeltonus, wenn vorhanden sind: Pulslabilität, Bradykardie, Hypotonie, respiratorische Arrhythmie und hohe T-Zacke im EKG. Bei der Durchleuchtung fand MARK bezüglich der Herzform 52% parasympathische, 32% sympathische und 16% mittlere Typen. Schließlich sei noch auf die Prüfung vegetativer Kreislaufreaktionen verwiesen, die auch vom praktischen Arzt leicht durchgeführt werden können. Es handelt sich um den Carotissinusdruckversuch, bei dem es zu einer Pulsverlangsamung und Blutdrucksenkung kommt, sowie um den Aschnerschen Bulbusdruckversuch, bei dem es zur gleichen vegetativen Reaktion kommt. Beide Versuche deuten bei positivem Ausfall auf eine Vagotonie, während das negative Ergebnis oder eine Umkehr des Reflexes für eine Sympathicotonie sprechen.

Was den Blutdruck betrifft, so fanden BIRKMAYER und WINKLER bei der sympathischen Hypertonie erhöhte Werte oder die obere Grenze der Norm, während bei der parasympathischen Hypertonie, aber auch bei Erschöpfungszuständen des sympathischen Systems (sympathische Hypotonie) der Blutdruck an der unteren Grenze des Normalen oder gar eine ausgesprochene Blutdrucksenkung nachzuweisen ist. Nach MARK sind diese Blutdruckwerte erst bei wiederholten Messungen zu verschiedenen Tageszeiten sowie im Stehen, Sitzen und Liegen maßgeblich, um eine vegetative Labilität anzunehmen.

Einen breiten Raum nehmen bei den vegetativ Labilen die Beschwerden durch schlechte periphere Gefäßregulation ein. Sie bestehen in „Schwarzwerden" und „Flimmern" vor den Augen, Schwindelzuständen bei Lagewechsel usw. Um diese Störungen zu erfassen, hat SCHELLONG eine dreiteilige Kreislaufregulationsprüfung aufgestellt, von welcher der erste Teil als „Stehfunktionsprobe" und der zweite als „Belastungsprobe" bezeichnet wird. Im Teil I des Tests tritt eine Pulsbeschleunigung, Blutdrucksenkung und eine Verkleinerung der Blutdruckamplitude ein, bei Teil II halten sich die Werte auf gleicher Höhe. MARK führte die *Stehfunktionsprobe nach Belastung* ein, die sich überall in der Praxis durchführen läßt und folgendermaßen verläuft: Ruhige Körperlage 10 bis 15 Minuten lang, dabei Messung des Blutdruckes und der Pulsfrequenz. Dann zweimal Laufen über eine Treppe mit 31 Stufen, möglichst schnell. Messen der Laufzeit, dann sofort Messen des Blutdruckes und des Pulses bei lockerem Stehen. Weitere Messungen jede Minute. Nach 5 Minuten Hinlegen und Messungen bis zum Erreichen des Ausgangswertes. Da es

Tagesschwankungen gibt, muß diese Probe zu verschiedenen Tageszeiten vorgenommen werden, sie ist aber auch von der Ausgangslage, vom Klima, von Fokalinfektionen usw. abhängig. Die Kurven verlaufen in verschiedenen Typen und die Zeit bis zur Rückkehr zur Norm läßt mit wenigen Ausnahmen, auf die hier nicht näher eingegangen werden soll, auf eine periphere vegetative Regulationsstörung schließen.

5. Magen-Darm-Trakt. Nach Mark lassen sich röntgenologisch zwei Typen unterscheiden, und zwar solche, die sich durch eine schwache Peristaltik bei straffem Magentonus auszeichnen, und andere, die eine intensive Magenperistaltik mit schlaffem Magentonus aufweisen. Nach Birkmayer und Winkler sind bei der sympathischen Hypertonie eine auffallende Schlaffheit der Magenmuskulatur und eine Herabsetzung der Säurewerte festzustellen, während bei der parasympathischen Hypertonie eine Krampfbereitschaft des Magens mit gleichzeitiger Hyperacidität besteht. Selbstverständlich müssen gerade hier organische Veränderungen besonders exakt ausgeschlossen werden können.

6. Funktionsstörungen der Nebenniere. Seit Langley 1901 Zusammenhänge zwischen Nebennierenfunktion und vegetativem Nervensystem festgestellt hat, konnte nachgewiesen werden, daß bei der vegetativen Dystonie auf eine Adrenalininjektion der Blutdruck rascher steigt als beim Gesunden. V. Frankl beschrieb Beziehungen zwischen psychischen Störungen und der arteriellen Hypotonie. Er stellte neben die echten Neurosen die sogenannten Pseudoneurosen, die somatisch durch Störungen des vegetativen Systems oder des Endokriniums bedingt seien und unterscheidet eine tetanoide, basedowoide und addisonoide Form. Es wurden auch verschiedene Nebennierenfunktionsproben, wie der Robinsonsche Wassertest, der Arbeitsinsulintest, die Arbeitsblutzuckerkurve und der Himsworth-Test sowie die Reaktionen auf intravenöse Adrenalingaben ausgearbeitet und von Mark und seinen Mitarbeitern auf ihre Verwertbarkeit bei der vegetativen Dystonie überprüft. Sie seien hier nur am Rande erwähnt. Die Resultate hinsichtlich der neurovegetativen Dysregulationen waren eher uneinheitlich und scheinen sehr von der vegetativen Ausgangslage abhängig zu sein. Birkmayer und Winkler geben für die parasympathische Hypertonie ein verlangsamtes Ansprechen auf Adrenalinbelastung an.

7. Störungen der Labyrinthfunktion. Diese wurden von Mark und seiner Schule durch aktive und passive Rotationsversuche verbunden mit genauen Messungen des Nystagmus und seiner Dauer festzustellen versucht. Das Ergebnis ist, daß bei Patienten mit vegetativer Dystonie, bei denen besonders Schwindelerscheinungen im Vordergrund stehen, doch in gehäufter Anzahl Störungen der Labyrinthfunktion nachzuweisen sind. Vielleicht besteht die Möglichkeit, auf Grund weiterer Untersuchungen den Begriff eines vegetativen Labyrinthsyndroms herauszuarbeiten.

8. Blutbildveränderungen. Es ist bekannt, daß bei Erkrankungen des

3. Ventrikels und seiner Wandungen, die wir ja als Sitz der vegetativen Zentren kennengelernt haben, es zu Störungen des weißen Blutbildes kommt; auch wurden schon von LUSCHKA für das Knochenmark und von SCHWEIGGER-SEIDEL für die Milz sympathische Nervenfasern nachgewiesen. Das neurovegetative System überwacht die Blutbildung und die Ausschwemmung in die Blutbahn. Schon 1913 hat FALTA bei Sympathicusreizung eine Leukocytose, Neutrophilie und ein Zurückgehen der eosinophilen Zellen feststellen können, während es bei Vaguserregung zu einer Lymphocytose und Eosinophilie kam. Während MARK bei der vegetativen Dystonie keine typischen Blutbildveränderungen für die Sympathico- oder Vagotonie gelten läßt, halten BIRKMAYER und WINKLER daran fest, daß es bei der sympathischen Hypertonie und Hypotonie zu einer Vermehrung der neutrophilen Leukocyten und zu einem Schwinden der Eosinophilen kommt, während bei der parasympathischen Hypertonie niedrige Leukocyten- und hohe Lymphocytenwerte sowie eine Eosinophilie gefunden werden. Sie fanden auch bei der ersteren eine beschleunigte, bei der letzteren eine normale Blutsenkungsgeschwindigkeit. MARK konnte bei der vegetativen Dystonie bei Männern eine gehäufte Verlangsamung, bei Frauen eine gehäufte Beschleunigung der Blutsenkung nachweisen. Auf seine interessanten Versuche über die Leukocytenbewegung unter dem Einfluß vegetativer Reize sei nur am Rande hingewiesen, da sie die Grundlage für neue theoretische Erkenntnisse zu bilden scheinen.

9. Stoffwechselveränderungen. Diese können sehr vielseitig sein und es ist daran zu erinnern, daß auch sie bei vielen organischen Erkrankungen ähnlich gelagert sind. In der folgenden Zusammenfassung halte ich mich vorwiegend an die Ausführungen von MARK und von BIRKMAYER und WINKLER. Sie äußern sich in

a) *Störungen der Wärmeregulation,* die schon LAUDA bei seiner Gruppe der „vegetativ Stigmatisierten“ als konstitutionelle Subfebrilität bezeichnet. BIRKMAYER und WINKLER fanden bei ihrer sympathischen Hypertonie abendliche Temperatursteigerungen, während die Temperaturen bei der parasympathischen Hypertonie normal sind. MARK konnte bei seinen Fällen von vegetativer Dystonie die erhöhte Temperatur meist durch Auffindung fokaler Infekte erklären.

b) *Grundumsatzveränderungen.* Wenngleich wir wissen, daß der Grundumsatz in hohem Maße von der Funktion der Schilddrüse abhängig ist, spielt er doch bei den vegetativen Dysregulationen eine Rolle. Vor allem sind schon die regelmäßigen Atemkurven eines Gesunden bei der vegetativen Dystonie unregelmäßig geworden. Nach neueren Forschungen hängt der Grundumsatz auch von psychischen Einflüssen ab. Ein erhöhter Tonus im sympathischen System bewirkt eine Steigerung des Grundumsatzes wie bei der sympathischen Hypertonie (BIRKMAYER und WINKLER), während er beim Vagotoniker an der unteren Grenze der Norm oder herabgesetzt ist. Nach den Angaben der Autoren sind auch die Jodwerte im Blut bei der sympathischen Hypertonie erhöht, bei der parasympathischen eher nieder.

c) *Veränderungen der Blutzuckerregulation.* Schon EPPINGER und HESS konnten zeigen, daß bei der Vagotonie eine erhöhte Kohlehydrattoleranz besteht. MARK fand diese überhaupt bei der vegetativen Dystonie und benützt den Traubenzuckertest für seine Untersuchungen. BIRKMAYER und WINKLER stellten sowohl bei der sympathischen Hypotonie als auch bei der parasympathischen Hypertonie die Blutzuckerwerte an der unteren Grenze der Norm fest. DEPISCH fand hingegen bei vegetativ Labilen nach Belastung Maximalwerte von 220 mg%.

d) *Mineralstoffwechselveränderungen.* Dem Mineralstoffwechsel kommt in letzter Zeit in der Gesamtmedizin, insbesondere aber auch bei den vegetativen Dysregulationen eine erhöhte Bedeutung zu. Während schon LOEB 1895 auf den Zusammenhang zwischen Elektrolythaushalt und vegetativem System hingewiesen hat, wurde von KRAUS und ZONDEK der Antagonismus zwischen Kalium und Calcium in der Klinik des vegetativen Systems herausgestellt. Es sind sich so ziemlich alle neueren Forscher darüber einig, daß bei erhöhtem sympathischem Tonus das Kalium absinkt, während sich das Calcium an der oberen Grenze der Norm hält, woraus ein Kalium-Calcium-Quotient von unter 2,0 entsteht. Beim Vagotoniker besteht hingegen ein Kaliumübergewicht, was einen Kalium-Calcium-Quotienten von über 2,0 zur Folge hat. Aus dem Verhalten dieses Quotienten läßt sich nach MARK fallweise ein Schluß auf die vegetative Reaktionslage ziehen.

Nach BIRKMAYER und WINKLER ist bei der sympathischen Hypertonie der Natriumwert im Serum erniedrigt, der Phosphorspiegel erhöht.

Den Forschungen HEILMEYERS sowie HEILMEYERS und PLÖTNERS verdanken wir tiefere Einblicke in den Eisenstoffwechsel. HEMMELER fand bei Vagotonikern morgens und abends hohe, bei Sympathicotonikern niedere Serumeisenwerte, eine Beobachtung, die allerdings von MARK nicht bestätigt werden konnte.

e) *Blutserumveränderungen.* Bei der sympathischen Hypertonie kommt es zu einem Absinken der Alkalireserve und daher zu einer Neigung zur Acidose, während bei der parasympathischen Hypertonie die Alkalireserve relativ hoch ist und der Vagotoniker daher zur Alkalose neigt. Bei ihm kommt es auch zu einer Verminderung der Serumchloride, die beim Sympathicotoniker erhöht sind. Der Albumin-Globulin-Quotient ist hier zugunsten der Globuline verschoben, während bei der parasympathischen Hypertonie die Albumine vermehrt sind. Das Weltmannsche Koagulationsband ist normal oder verlängert, bei der sympathischen Hypertonie eher verkürzt.

Nach dieser systematischen Zusammenstellung der Diagnostik in bezug auf Untersuchungen und Laboratoriumsbefunde muß bemerkt werden, daß selbstverständlich alle die angeführten Methoden zum Nachweis einer vegetativen Dysregulation nicht angewendet werden müssen. Das klinische Bild wird zunächst in jene Richtung weisen, in der Befunde erhoben werden müssen, zum anderen wird sich jeder Arzt aus der Fülle der gebotenen Möglichkeiten einzelne ihm auf Grund seiner Erfahrung besonders wertvoll erscheinende Untersuchungsmethoden herausgreifen und diese immer wieder durchführen lassen. Solche Laboratoriumsbefunde werden für ihn wertvoller sein als zahlreiche ihm weniger geläufige Untersuchungsergebnisse. Im Zentrum des Blickfeldes bei unserer Diagnostik bleibt der ganze Patient mit seinen gesamten klinischen Erscheinungen. Abschließend sei bemerkt, daß für unser klinisches Denken bei den vegetativen Dysregulationen besonders die vegetative Ausgangslage des Patienten zu erforschen ist und daß wir uns immer die fließenden Übergänge der verschiedenen neurovegetativen Funktionen am gesunden und kranken Menschen vor Augen halten müssen. Tab. 1 gibt also nur zur Erleichterung im Erfassen der verschiedenen Reaktionslagen Extreme wieder.

5. Therapie

a) Allgemeine Therapie

Da zahlreiche allgemeine Faktoren den Boden für neurovegetative Dysregulationen bereiten, wird es auch zunächst Aufgabe des Arztes sein, allgemeine Maßnahmen gegen diese Störungen zu ergreifen. Zu ihnen gehört in erster Linie eine Änderung der gewohnten Lebensweise. Wir wissen, daß gerade das erhöhte Lebenstempo und die Überanstrengung durch längere Zeit auslösend für Störungen im Schaltwerk des Lebens sein können und wir müssen daher durch Verordnung von *Ruhepausen* die Hetzjagd des Tagesablaufes unterbrechen. Dies ist besonders bei der sympathischen Hypertonie, noch mehr aber bei der sympathischen Hypotonie (BIRKMAYER und WINKLER) notwendig. Bei letzterer wird diese Maßnahme möglicherweise gar nicht genügen und es muß ein *Milieuwechsel* erzwungen werden. Oft gilt es, die Trennung des Patienten von gewissen Personen durchzuführen, oder bei beruflichen Schwierigkeiten durch eine Versetzung die erregenden Umstände zu beseitigen. Mit einem Milieuwechsel muß man allerdings sehr vorsichtig sein bzw. die geeignete Umgebung dem Patienten vorschlagen, wobei Föhngegenden für alle Formen der vegetativen Dystonie zu vermeiden sind. Wenn wir bei der Einteilung von BIRKMAYER und WINKLER bleiben, so wäre bei der sympathischen Hypertonie ein Höhenklima zu empfehlen, das von Vagotonikern und auch bei Erschöpfungszuständen des sympathischen Systems schlecht vertragen wird. Bei letzteren wäre Mittelgebirge anzuraten und das Meer zu vermeiden. Luftbäder, Liegekuren in waldiger

Tabelle 1

		Sympathicotonie	Parasympathicotonie (Vagotonie)
1	Alter und Geschlecht	mittlere Jahre, besonders Astheniker, vorwiegend Frauen	mittlere Jahre, Pykniker, Männer und Frauen
2	Schlaf	Schlaflosigkeit	tief und lang
3	Allgemeinbefinden	morgens abgeschlagen, gegen Abend lebhaft	vormittags gut, gegen Abend ermüdbar
4	Temperatur	gegen Abend erhöht, Frösteln, Kältegefühl	normal, Neigung zum Schwitzen
5	Körpergewicht	schlechter Appetit, Gewichtsabnahme	guter Appetit, Neigung zu Fettansatz
6	Empfindlichkeit	erhöhte Schmerz- und Hitzeempfindlichkeit	herabgesetzte Schmerzempfindlichkeit, Neigung zu Hautjucken
7	Genußmittel	Coffein- und Nikotinempfindlichkeit	gute Coffein-, Nikotin- und Alkoholverträglichkeit
8	Psychisches Verhalten	leicht erregbar, empfindlich, innere Unrast	gleichgültig, mangelnde Initiative, Lethargie
9	Geistiges Verhalten	Zerstreutheit, Konzentrationsschwäche	Ideenarmut, gutes Konzentrationsvermögen
10	Kopfschmerzen	häufig, besonders gegen Abend, verschieden lokalisiert	selten, dann besonders im Liegen
11	Schwindel	häufig, dann mit allgemeinem Unsicherheitsgefühl	selten, dann als Drehschwindel mit Erbrechen
12	Gesichtsausdruck	gespannt, ängstlich, +Chvostek, +Erb	ruhig, reduzierte Mimik
13	Augen	Lichtempfindlichkeit, Ermüdbarkeit, weite Pupillen und Lidspalte, Glanzaugen, Exophthalmus, Lidtremor	keine Lichtempfindlichkeit, Neigung zu Tränenfluß und Conjunctivitis
14	Nasen-Rachen-Raum	trockene Schleimhäute, Würgegefühl	vermehrter Speichelfluß, Rhinitis vasomotorica

15	Hals	vergrößerte weiche Schilddrüse, Carotispalpitationen	keine Schilddrüsenvergrößerung
16	Atmung	Lufthunger, Atemnot, Beengung der Brust, beschleunigte unregelmäßige Atmung, asthenischer Brustkorb	Atemnot, Erstickungsgefühl, Katarrhe, weiter Brustkorb, Neigung zu Asthma
17	Herz-Kreislauf	Herzstechen, Herzklopfen, rascher Puls, reichlich subjektive Beschwerden	Beklemmungen, langsamer, aussetzender Puls, respiratorische Arrhythmien, Extrasystolen
18	Blutdruck	erhöht oder obere Grenze der Norm	Hypotonie oder untere Grenze der Norm
19	Magen-Darm-Trakt	Völlegefühl, Plätschern, Obstipation, Magenatonie, Hypacidität	Brechreiz, Übelkeit, Krampfneigung, Durchfälle, erhöhter Tonus, Hyperacidität
20	Extremitäten	Kältegefühl, Absterben, Kraftlosigkeit, feinwelliger Tremor, Sehnenreflexe erhöht	Anschwellen und Schwere in den Beinen, Reflexe normal, eher herabgesetzt
21	Haut	blaß, feucht, kühl, mit roten Flecken	rosig bis rot, trocken, Turgor gesteigert
22	Dermographismus	weißer, aber auch roter	roter, mit Neigung zu Quaddelbildung
23	Muskulatur	Turgor und Tonus erhöht	guter Turgor, Tonus herabgesetzt
24	Blutbild	Leukocytose, Lymphopenie, Eosinophilopenie	Leukopenie, Lymphocytose, Eosinophilie
25	Blutsenkung	beschleunigt	normal
26	Grundumsatz	erhöht, ebenso Jodwerte im Serum	normal oder etwas herabgesetzt
27	Kalium-Calcium-Spiegel	K herabgesetzt, Ca normal, Quotient unter 2,0	K vermehrt, Quotient über 2,0
28	Natrium, Phosphor	erhöht	—
29	Eisenspiegel	morgens und abends niedere Serumeisenwerte	morgens und abends hohe Serumeisenwerte
30	Säure-Alkali-Spiegel	Neigung zur Acidose	Neigung zur Alkalose
31	Serumchloride	erhöht	vermindert
32	Serumeiweißkörper	Vermehrung der Serumglobuline	Vermehrung der Serumalbumine
33	Weltmann	Koagulationsband eher verkürzt	normal oder verlängert

Gegend werden angenehm empfunden. Bei der parasympathischen Hypertonie wird hingegen ein Reizklima, wie Meeresaufenthalt mit Sonnenbestrahlungen und Seebädern, Wassersport und erhöhte Geselligkeit gute Ergebnisse erzielen.

Da nach MARK auch ein *Focus* auslösend für eine vegetative Dystonie sein kann, wird es eine prinzipielle Aufgabe sein, nach einem solchen zu suchen und ihn zu *sanieren*.

Für die Behandlung der neurovegetativen Funktionsstörungen ist es ziemlich charakteristisch, daß wir mit *einer* Behandlungsart meist nicht eine Heilung herbeiführen können. Wir müssen alle Register der Therapie ziehen und sie gemeinsam oder abwechselnd in wohldurchdachter Form anzuwenden versuchen, wobei sich mancher Versuch als Fehlschlag erweisen wird. Neben der Allgemeinbehandlung stehen uns noch zahlreiche — in letzter Zeit Legion gewordene — Pharmaka zur Verfügung. Die physikalische, die Thermo- und Hydrotherapie spielt eine große Rolle, ebenso die Elektrotherapie. Die chirurgische Behandlung vegetativer Störungen beginnt sich einen Weg zu bahnen und schließlich nimmt einen großen Raum die Psychotherapie ein.

b) Medikamentöse Therapie

Über die Wirkung einzelner Pharmaka bzw. Medikamentengruppen auf das vegetative System wurde bereits im Kapitel D des ersten Teiles gesprochen. Wir haben über ihre anregenden oder lähmenden Eigenschaften auf Sympathicus und Parasympathicus sowie auf die zentralen Anteile des vegetativen Systems gehört und auch erwähnt, wo die verschiedenen Mittel ihre Angriffspunkte haben, ob diese an der Zelle selbst, an den Nervenendigungen, den peripheren Nerven oder an den vegetativen Zentren gegeben sind. Hier soll nun eine Zusammenstellung vom klinischen Gesichtspunkt aus erfolgen, so daß es mir möglich ist, im urologischen Teil dieser Arbeit nur mehr schlagwortartig auf die Therapie eingehen zu müssen.

a) Bei *sympathischen Reizzuständen* gilt es zunächst diese zu dämpfen, den Parasympathicus anzuregen und die vegetativen Zentren ebenfalls zu beruhigen. MARK betont besonders, daß als erste therapeutische Maßnahme auf dem medikamentösen Sektor die Beeinflussung der vegetativen Zentren im Hirnstamm zu stehen habe, wofür das Luminal besonders geeignet sei. Namentlich Frauen sprechen auf Luminaletten gut an, wobei auch keine Gewöhnungserscheinungen auftreten. Selbstverständlich wirken auch andere Sedativa. Bei allen Untersuchungen und Tests der vegetativen Dystonie hat MARK die Beeinflussung des Zustandes durch dreimal täglich eine Luminalette, die er als Stammhirnnarkose bezeichnet, genau studiert und überprüft und durch diese Medikation allein schon in vielen Fällen eine ausgiebige Besserung beobachten können. BIRKMAYER und WINKLER empfehlen das Prominal 0,1 bis 0,3, dreimal täglich, Hovaletten oder Tct. Valeriana dreimal täglich 10 bis 20 Tropfen. Bei besonders schweren Reizzuständen des sympathischen Systems muß gelegentlich auf Opium oder Scopolamin zurückgegriffen werden. Auf längere Sicht wirken auch geringe Bromgaben gut. Bei vegetativen Dysregulationen mit vorwiegend kardial betonten Symptomen bewährt sich das Chinin ausgezeichnet.

Zur Dämpfung des überreizten sympathischen Systems verwendet man besonders zweckmäßig die Secalepräparate, z. B. das Gynergen dreimal täglich 1 Dragée oder das Dihydroergotamin dreimal 3 Tropfen täglich, steigend bis dreimal 6 Tropfen. Da für die sympathischen Reizzustände eine Verschlechterung des Befindens im Laufe des Tages kennzeichnend ist, wobei der Höhepunkt des Mißbefindens in den Abendstunden liegt, hat es sich als zweckmäßig erwiesen, die Dosen der Medikamente im Tagesablauf zu steigern, z. B. Prominal morgens 0,1, mittags 0,2, abends 0,3 oder Dihydroergotamin morgens 3, mittags 6, abends 9 Tropfen.

Zur gleichzeitigen Anregung des Parasympathicus kann Calcium oder Calcibronat gegeben werden sowie Injektionen von Vitamin B_1. Sind Sympathicusreizerscheinungen mit hormonalen Dysfunktionen kombiniert, so wird man Follikel- oder Testikelhormon verabreichen und gleichzeitig Vitamin E. Bei der basedowoiden Form der vegetativen Dystonie werden sich Thyreostatica bewähren, z. B. das Methylthiourazil dreimal 1 bis dreimal 3 Tabletten täglich. BIRKMAYER und WINKLER geben an, daß sich bei der Behandlung ihrer sympathischen Hypertonie folgende Medikamentenkombination gut bewährt hat: Gynergen 0,01, Chinin. hydrochlor. 1,5, Dimapyrin 1,0, Luminal 0,3, Extr. Valerian. sicci qu. s. ut f. pillul. No. XXX, wobei morgens 1, mittags 2, abends 3 Pillen gegeben werden.

Diese allgemein gegen gesteigerten Sympathicotonus angewendete Therapie kann noch durch andere Medikamente, die sich gegen besonders unangenehme Lokalsymptome richten, unterstützt werden. Bei Trockenheitserscheinungen im Mund und Rachen kann man Pilocarpin geben, bei Herzbeschwerden Digitalis und Chinin, bei peripheren Zirkulationsstörungen Cholinpräparate, Hypotrit usw., bei Dyspepsien Salzsäure-Pepsin mit Vitamin B oder bei Atonien des Darmes Doryl. Im allgemeinen empfiehlt es sich bei sympathischen Reizzuständen morgens Sympathicolytica, abends Parasympathicomimetica zu geben.

b) *Erschöpfungszustände des sympathischen Systems* erfordern zunächst Ruhigstellung des Körpers und äußerste Schonung. Erst dann ist mit der medikamentösen Therapie zu beginnen. Hier müssen Sympathicomimetica, wie Sympatol, Ephedrin, Veritol usw., gegeben werden, besonders am Nachmittag, wo der Erschöpfungszustand immer deutlicher hervortritt.

Mit Weckaminen soll sparsam umgegangen werden und wenn man ausnahmsweise Benzedrin verordnet, so soll dieses schon am Morgen genommen werden. Dominierend in der Behandlung dieser Krankheitsbilder sind die Nebennierenpräparate, wie Cortiron, Percorten usw., am besten als Injektionen 2- bis 3mal wöchentlich 5 bis 10 mg. Auch Coffein, in Form von schwarzem Kaffee am Morgen gegeben, kann hier gut wirken, ebenso das Vitamin C. BIRKMAYER und WINKLER haben bei ihrer sympathischen Hypotonie beste Erfolge von der Hypophysenimplantation gesehen, was sie auf das eingebrachte ACTH zurückführen. Es könnte aber auch dieses in Injektionsform zumindest einen ähnlichen Effekt erzielen. Auch eine milde Reizkörpertherapie, wie Eigenblutinjektionen, kann sich bewähren. Haben sich die sympathischen Erschöpfungszustände gebessert, so wären Parasympathicomimetica anzuwenden, die einer allgemein roborierenden Therapie gleichkommen, vor allem Arsenkuren mit Liqu. arsenic. Fowleri dreimal täglich 5 bis 20 Tropfen, Phosphorpräparate und Eisen in zweiwertiger Form.

c) Bei *Reizzuständen des parasympathischen Systems*, die langsam und schleichend sich entwickeln, muß auch die Therapie vorsichtig begonnen werden und lange anhalten. Von den Medikamenten stehen hier Atropin, Papaverin und Belladonnapräparate im Vordergrund. Dazu kommen die Barbiturate. Von BIRKMAYER und WINKLER wird folgende Medikamentenkombination empfohlen: Extr. Belladonn. 0,3, Papav. hydrochlor. 0,6, Luminal 0,3. Mass. pillul. qu. s. ut f. pillul. No. XXX, täglich 3 bis 6 Pillen. Bei Reizzuständen des Parasympathicus empfiehlt sich als allgemeine Maßnahme das Ansäuern. Zur Anregung des Sympathicus können Ephedrin, Sympatol, ja sogar Weckamine gegeben werden. Schilddrüsenhormone, Vitamin C oder eine Reizkörpertherapie mit Omnadin sowie das Jodpräparat Mirion werden mit Erfolg angewendet.

d) Bei *Störungen im gesamten vegetativen System* ist das Bellergal das dominierende Mittel. Es stellt eine Kombination von Bellafolin, Gynergen und Barbitursäure dar. Seine Wirksamkeit kann durch Papaverin erhöht werden. Im übrigen müssen hier besonders die im Vordergrund stehenden Symptomengruppen therapeutisch beeinflußt werden. So empfehlen sich bei Schlaflosigkeit Schlafmittel, bei Angstzuständen Opiumderivate, bei Herzbeschwerden Chinin und Digitalis usw. Auch die intravenöse Applikation einer 0,5%igen Novocainlösung in einer Menge von 3 bis 5 ccm täglich soll sich gut bewähren. BIRKMAYER empfahl bei vollkommenen Erschöpfungszuständen des vegetativen Systems die Lumbalpunktion mit Einblasung von 5 bis 10 ccm Luft und bezeichnet diese Therapie als vegetativen Schock.

Zum Abschluß dieses Kapitels sei noch auf einige neuere Medikamente eingegangen, deren Wirkungsweise von Interesse bei der Behandlung neurovegetativer Dysregulationen ist. Ich verfüge zum Teil auch über persönliche Erfahrungen auf diesem Gebiet. Besonders viel angewandt wurde von mir das *Priscophen* (Ciba). Es stellt ein Kombinationspräparat aus drei Komponenten dar, die am Sympathicus, Parasympathicus und zentralen Nervensystem angreifen. Es enthält das Priscol, das sympathicolytisch, das Trasentin, das parasympathicolytisch wirkt, und die Phenyläthylbarbitursäure, die zentral angreift. Priscophen und ähnliche Kombinationspräparate nehmen in der modernen Behandlung der vegetativen Dystonie einen immer größeren Raum ein. Der Grund zur Anwendung derartiger Kombinationspräparate ist folgender: Um bei Verabreichung eines Sympathicolyticums das Auftreten der sogenannten Kippvorgänge, d. h. das Umschlagen in die gegenteilige Reaktionslage zu vermeiden, wird gleichzeitig ein Parasympathicolyticum gegeben. Eine zentral dämpfende Komponente ist in allen diesen Kombinationspräparaten vorhanden. Ferner verfüge ich über persönliche Erfahrungen mit dem *Largactil* (Megaphen), das chemisch ein Chloropromazin ist und beruhigend und entspannend auf die zentralen und peripheren Anteile des vegetativen Systems wirkt. Dreimal täglich eine halbe Tablette bei neurovegetativen Dysregulationen der Harnblase zeigt oft eine eindrucksvolle Wirkung. Ferner handelt es sich beim *Ergotropal* (Rösch und Handel) um ein Kombinationspräparat, bestehend aus dem Belladonna-Gesamtalkaloid, Ergotamintartrat und einem Barbiturat, wobei die Belladonna-Alkaloide parasympathicolytisch, das Ergotamintartrat sympathicolytisch und die Barbitursäure zentral dämpfend wirken. EHRLICH beschrieb bei verschiedenen Formen der vegetativen Dystonie gute Resultate mit dem Ergotropal. Als weiteres Kombinationspräparat wurden von BIRKMAYER, DANIELCZYK und NEUMAYER das *Nirvegil* (Erba) empfohlen, mit dem die Autoren bei verschiedenen neurovegetativen Funktionsstörungen nicht nur eine subjektive Besserung, sondern auch eine solche der objektiven Befunde erzielen konnten. Schließlich sei auf die aus der Klinik LAUDA von HÄUSLER, HUPKA und WENGER erschienene Arbeit über ein Kombinationspräparat hingewiesen, das unter der Bezeichnung „*Sedothyron-Komplex*“ (Kutiak) in Tablettenform neurovegetativ Stigmatisierten verabreicht wurde. Das Sedothyron entfaltet eine sedative und thyreostatische Wirkung, eine parasympathicolytische wurde mit dem Be-T-E, das 20mal stärker wirkt als gewöhnliches Atropin, erzielt. Als Sympathicolyticum ist das Benzylimidazolin beigefügt. Die Erfolge waren subjektiv ausgezeichnete, auch objektiv war in 90% der Fälle eine Besserung des Grundumsatzes, Schellong-Tests, Aschnerschen Bulbusdruckversuches, ja sogar das Zurückgehen des Dermographismus feststellbar. Auch KRAUCHER wandte dieses Mittel bei 238 Patienten mit vegetativen Funktionsstörungen an und konnte in 96 Fällen gute, bei 88 Patienten mäßige Erfolge erzielen, während bei 54 Fällen keine Besserung zu verzeichnen war.

Ein reines Parasympathicomimeticum stellt das *Mestinon* (Roche) dar, das auch bei Harnblasenatonien mit Erfolg angewendet wird. Ferner sei auf eine Beeinflussung der vegetativen Dysregulationen von seiten des Mineralstoffwechsels durch das Magnesium gluconicum „LH" (Lannacher Heilmittelgesellschaft) hingewiesen. Das Magnesium wirkt allgemein dämpfend auf Muskel- und Nervensystem. Sein Antidot ist das Calcium. Haus beschreibt damit außerordentlich gute Erfahrungen bei neurovegetativen Störungen und Schlaflosigkeit.

Es würde natürlich den Rahmen dieser Arbeit bei weitem überschreiten, wollte ich den Versuch unternehmen, weitere Medikamente, die für die Bekämpfung neurovegetativer Dysregulationen als gut befunden wurden, aufzuzählen. Ihre Zahl ist bereits so groß, daß ich sie persönlich gar nicht mehr überblicken kann. Es wurde auf diesem Sektor der Therapie noch über das Neovegeton (Waldheim) Gutes berichtet, ebenso sah Mark Erfolge mit dem Causat (Reiß), Sedestal (Cernea), Scopodystal (Fink) usw.

c) Physikotherapie

Wie schon angedeutet, sollen neurovegetative Dysregulationen möglichst von vielen Seiten her therapeutisch beeinflußt werden. Neben der allgemeinen und medikamentösen Behandlung nimmt die physikalische einen breiten Raum ein. Sie wird sich besonders lokal eingesetzt bewähren und bei urologischen neurovegetativen Funktionsstörungen nebst der örtlichen Behandlung von besonderer Wichtigkeit sein.

Es wären zunächst die zwei Arten von *Massage* zu nennen, wobei das zarte Streichen und Reiben einen Hautreiz ausübt, der den Parasympathicus erregt und damit eine beruhigende Wirkung erzielt. Es werden dadurch sympathische Reizzustände abgeschwächt. Die Massage durch Kneten und Schlagen führt hingegen zu einer sympathischen Reizung, befähigt die Muskulatur zu erhöhten Leistungen und ist daher vor sportlichen Einsätzen angezeigt.

Ferner können *Bewegungsübungen* mit gutem Erfolg bei nervösen Funktionsstörungen angewandt werden. Mit ihnen muß vorsichtig begonnen werden, und zwar zunächst passiv, was zu einer Steigerung der assimilatorischen Leistungen des Gesamtorganismus führt. Die Entspannungsgymnastik bringt die Patienten in die trophotrope Phase und es können damit sympathische Reizzustände gut beseitigt werden. Bei Vagotonikern wäre hingegen der Kampfsport zum Ausgleich zu empfehlen.

Von besonderer Wichtigkeit erscheint die *Balneotherapie*, die in Deutschland eine viel größere Bedeutung hat als bei uns. Gerade bei der vegetativen Dystonie kann durch sie sehr viel erreicht werden. Wir müssen sie nur richtig anwenden und uns dabei vor Augen halten, daß kurze kalte Reize sympathicomimetisch wirken, während bei langdauernden Kälteeinwirkungen eine parasympathische Gegenregulation eintritt. Warme Bäder führen zu einer Dilatation der Hautgefäße, zur Erschlaffung der Muskulatur und Herabsetzung der allgemeinen Erregbarkeit, sie sind also vagomimetisch. Bei langdauernder Einwirkung führen auch sie zu einer Gegenregulation im Sinne einer sympathischen Reizung. Warme und kalte Wechselbäder wirken bei nervösen Erschöpfungszuständen anregend. Die Sauna regt sowohl den sympathischen als auch den parasympathischen Reizgang kräftig an. Die Wirkung der Bäder kann durch gewisse Zusätze erhöht werden. So bewirkt z. B. der Kohlensäurezusatz reflektorisch auch eine erhöhte Durchblutung der inneren Organe, Schwefelbäder ergeben durch Inhalation von Schwefelwasserstoff eine Parasympathicusreizung, ebenso Schlammbäder. Dasselbe gilt für warme Fichtennadelbäder, während Eisen-, Jod- und Solebäder sympathicomimetisch sind. Wir werden also in der Beratung und Auswahl von Badekuren besonders kritisch vorgehen müssen.

Einen weiteren Teil der Physikotherapie stellt die *Licht- und Strahlenbehandlung* dar. Höhensonne, Blaulicht usw. wirken sympathicomimetisch und werden daher bei Reizzuständen des Sympathicus schlecht vertragen. Hier müssen wir also schattige Aufenthaltsorte und das Tragen von Sonnenbrillen verordnen, während bei der Vagotonie Höhensonne, Aufenthalt im Gebirge mit Schnee oder Meeresbäder zu empfehlen sind. Die künstliche Höhensonnenbestrahlung wirkt sympathicuserregend, beeinflußt aber auch durch Reizung der Schilddrüse und Nebennieren den Gesamtstoffwechsel. Neurovegetative Dysregulationen sind auch durch Röntgenganzbestrahlungen mit geringsten Dosen nach PAPE gut beeinflußbar, wobei sich ein dreiphasiger Reaktionsablauf bemerkbar macht. Es tritt zunächst eine parasympathische Reaktionslage auf, die etwa $1/2$ bis 1 Stunde anhält, nach etwa 3 Stunden beginnt die sympathische Phase, um schließlich nach einigen Stunden wieder in die parasympathische Schlußphase überzugehen. Es handelt sich also um eine Art vegetativen Trainings mit Überwiegen der parasympathischen, d. i. der trophotropen, mithin der Entspannungs- oder Erholungsphase. Selbstverständlich können die Röntgenstrahlen auch lokal am Zwischenhirn, an der Hypophyse, den Grenzsträngen oder verschiedenen Plexus als sympathicusdämpfend eingesetzt werden. Nach MARK wirken besonders die Ultrakurzwellen selektiv auf das vegetative Nervensystem. Derartige Bestrahlungen des Zwischenhirns gemeinsam mit Vitamin E sollen bei der vegetativen Dystonie sich gut bewähren. Aber auch die Kurzwellendurchflutungen peripherer Ganglien scheinen an Bedeutung zu gewinnen. Bei peripheren Durchblutungsstörungen können sie mit Gallensäurepräparaten, bei Pyloruskrämpfen mit Belladonna kombiniert werden. Eingeschliffene vegetative Bahnreflexe können durch Kurzwellen unterbrochen werden. Bei der Diathermie steht die Wärmewirkung auf das vegetative System im Vordergrund.

d) Psychotherapie

Es kommt wohl hier nicht in Frage, sich ausgedehnt mit der Psychotherapie auseinanderzusetzen, doch muß neuerlich darauf hingewiesen werden, daß neurovegetative Dysregulationen vom psychischen Sektor her weitgehend zu beeinflussen sind. Es wird daher unumgänglich notwendig sein, sich bei jedem Patienten über die psychischen Momente eingehend zu erkundigen. Dazu ist es nötig, daß der Hausarzt oder der beanspruchte Facharzt zunächst das Vertrauen des Kranken gewinnen muß. Schon die erste Ordination ist für die psychische Beeinflussung des Patienten entscheidend. Er muß sofort den Eindruck gewinnen, daß der Arzt die Absicht hat, sich mit seinem Krankheitsbild ernstlich zu befassen, daß er die vorgebrachten Beschwerden ernst nimmt und nicht bagatellisiert und daß der Arzt bereit ist, auch anscheinend nebensächlichen Dingen sein Augenmerk zuzuwenden. Es wird sich als zweckmäßig erweisen, durch Fragen den Patienten zu ermuntern, seinen Tagesablauf zu schildern und seine Meinung zu hören, was er für den Grund der Beschwerden hält. Aus diesen Schilderungen des Patienten kann bereits entnommen werden, wo eine unzweckmäßige Lebensweise vorliegt, wo Ruhepausen eingeschaltet werden können und welche psychischen Konfliktstoffe (Familie, Eheleben, Beruf, finanzielle Schwierigkeiten usw.) ihn belasten. Wir können nach einer solchen Aussprache bereits dem Patienten vorschlagen, sich gewisser Genußmittel zu enthalten oder sie zu einem geeigneten Zeitpunkt zu nehmen, z. B. den Kaffee am Morgen, den Alkohol am Abend, bei Magen- oder Verdauungsstörungen eine Diätregelung vorzunehmen usw. Weitere Vorschläge werden allerdings erst nach einer gründlichen Allgemeinuntersuchung gemacht werden können. Gewinnt der Arzt den Eindruck, daß die vegetativen Dysregulationen hauptsächlich vom psychischen Sektor her ausgelöst werden, so wird er einen Psychotherapeuten zu Rate ziehen müssen. Dessen Sache wird es dann sein, die psychischen Komplexe zu entwirren und ein geeignetes Heilverfahren, sei es im Sinne eines autogenen Trainings nach J. H. SCHULTZ oder die Verbaltherapie, schließlich die Suggestion oder die Hypnose oder den Pentothalkontakt anzuwenden. Dies wird allerdings nicht häufig notwendig sein und in der Regel wird schon die Vertrauensstellung des Hausarztes genügen, um den erforderlichen psychischen Einfluß auf den Patienten auszuüben.

e) Chirurgische Therapie

Der Ausbau der chirurgischen Behandlung der neurovegetativen Dysregulationen reicht kaum länger als ein Jahrzehnt zurück. Die Erfahrungen sind daher noch nicht so fundiert, als es wünschenswert wäre. Aufgabe der chirurgischen Therapie ist es, krankhafte Bahnungsreflexe zu unterbrechen, wobei man sich vor Augen halten muß, daß damit gleichzeitig physiologische Leitungsbahnen unterbrochen werden. Dies kann sich auch unangenehm auswirken. Überdies bleiben dadurch die humoralen Reize des Endokriniums auf das vegetative System unbeeinflußt. Krankhafte Bahnungsreflexe können vorübergehend oder dauernd unterbrochen werden. Eine vorübergehende Unterbrechung stellt die Novocainblockade dar, die besonders zur Ausschaltung des Schmerzes erfolgreich angewandt wird. Zur Dauerausschaltung verwendete z. B. FUCHSIG die gezielte Alkoholinjektion. Es wurde aber auch versucht, der Blockade durch Novocain und Coffein (Impletol) eine längere Wirkung zu verleihen. Da es bekannt ist, daß vegetative Schmerzen häufig in die entsprechenden Headschen Zonen ausstrahlen, wurden diese Schmerzen mit Erfolg infolge eines Reflexes von den gesetzten Ursicaquaddeln aus bekämpft.

Als Beispiel für direkte Eingriffe am vegetativen Nervensystem sei als erstes die *Lerichesche Operation* angeführt. Durch Sympathektomie der peripheren sympathischen Gefäßgeflechte gelingt es, die Durchblutung der entsprechenden Gefäßbezirke wesentlich zu verbessern, wenngleich dies nicht von Dauer ist. Dasselbe gilt für die *Dopplersche Operation.* SMITHWICK beeinflußte die Hypertonie durch ausgedehnte Resektion der Lumbalganglien, ein Eingriff, der jedoch als schwerwiegend zu bezeichnen ist und schonender durch die von KUX angegebene endoskopische transthorakale Sympathektomie erreicht werden kann. Bei der Behandlung von Durchblutungsstörungen der unteren Extremitäten durch lumbale Sympathektomie betont ROSENAUER, daß es darauf ankomme, die präganglionären Fasern zu unterbrechen, da die Sensibilisierung gegen die hormonalen Zwischenträger geringer ist als bei Zerstörung des Ganglions selbst bzw. der postganglionären Fasern. Der lumbale Grenzstrang soll zwischen 2. und 3. Lendenwirbel durchtrennt werden, während das oberste Lumbalganglion wegen möglicher postoperativer Potenzstörungen zu schonen ist. PÄSSLER hat durch Entfernung der entsprechenden Lendenganglien Entleerungsstörungen des Dickdarmes bei Megacolon oder bei solchen der Harnblase erfolgreich behandelt. Beim Geschwür des Magens wurde von DRAGSTEDT die Vagotomie durchgeführt, zum Teil mit guten Erfolgen, worauf auch F. MANDL hinwies. Dieser Eingriff am vegetativen System sei hier nur erwähnt, ohne auf seine Indikation in der Therapie des Ulcus ventriculi näher einzugehen. Auf die Operationen am vegetativen System des Urogenitaltraktes werden wir später zurückkommen.

Abschließend muß noch erwähnt werden, daß sich Eingriffe an den endokrinen Drüsen selbstverständlich auch auf das vegetative System auswirken müssen. Auf die Folgen von Schilddrüsen-, Hypophysen- oder Nebennierenoperationen sei in diesem Zusammenhang hingewiesen, ebenso auf diejenigen nach Eingriffen oder Entfernung der Keimdrüsen. Dadurch hervorgerufene Ausfallserscheinungen, die sich selbstverständlich auch im Ablauf des vegetativen Geschehens bemerkbar machen, können durch entsprechende Hormonbehandlung oder Drüsenimplantationen teilweise und temporär korrigiert werden. BIRKMAYER führt gerade bei seiner sympathischen Hypotonie mit besten Erfolgen einmalige oder wiederholte Implantationen von Kalbshypophysen durch.

Wie aus dem Gesagten ersichtlich, sind die therapeutischen Mittel bei vegetativen Dysregulationen ungeheuer groß und vielseitig. Es wird sich — wie schon angedeutet — als zweckmäßig erweisen, die vegetativen Funktionsstörungen möglichst von verschiedenen Seiten her zu bekämpfen, wenngleich das Hauptaugenmerk auf eine Veränderung der allgemeinen Lebensweise, einen Milieu- oder Klimawechsel zu richten ist. Leider ist dieser oft aus äußeren Gründen nicht durchführbar. Selbstverständlich muß dann die medikamentöse Behandlung kombiniert mit einer Physiko- oder Balneotherapie verordnet werden. Daß gleichzeitige psychische Beeinflussung von größtem Wert ist, wurde schon betont. Wie wir gesehen haben, läßt sich aber für die Behandlung der neurovegetativen Dysregulationen kein Schema aufstellen und es wird daher immer der Initiative bzw. dem Fingerspitzengefühl und der Erfahrung des behandelnden Arztes überlassen bleiben, welche Heilmittel und welche Kombination von therapeutischen Maßnahmen er einleitet, um den gewünschten Effekt zu erzielen. Daß die Behandlung individuell und jedem Einzelfall angepaßt sein muß, ist selbstverständlich.

III. Urologischer Teil

A. Allgemeines

Im ersten Teil der vorliegenden Arbeit haben wir getrachtet, eine Zusammenfassung der Anatomie, Physiologie, Histologie, Pharmakologie und Pathologie des vegetativen Nervensystems unter besonderer Berücksichtigung der Verhältnisse im Urogenitalapparat zu geben, damit bei unseren urologischen Ausführungen der Leser in die Lage versetzt ist, die derzeit gültigen Erkenntnisse zu überblicken oder nachzuschlagen. Der zweite Teil unserer Arbeit war der Klinik der vegetativen Funktionsstörungen und ihrer Therapie gewidmet, um die Aufmerksamkeit des Arztes oder Facharztes auf die Geschehnisse im Gesamtorganismus zu lenken. Es sei immer wieder betont, daß bei den vegetativen Dysregulationen wohl Krankheitserscheinungen eines Organsystems im Vordergrund stehen können, daß aber die „Ganzheitsbetrachtung" in der Medizin gerade hier besondere Bedeutung besitzt. Auch auf die innigen Beziehungen zwischen vegetativem System und Endokrinium sei nochmals hingewiesen sowie auf seine Abhängigkeit vom Großhirn und Psyche. Am besten werden meiner Meinung nach diese Wechselbeziehungen durch den Begriff der „Funktionskreise" nach F. HOFF veranschaulicht. Als Beispiel sei der Sexualfunktionskreis angeführt, der besagt, daß die Keimdrüsen durch die gonadotropen Hormone der Hypophyse angeregt werden. Das dadurch produzierte Keimdrüsenhormon wirkt auf das Zwischenhirn, von wo wieder nervöse Impulse zur Hypophyse gelangen, um die Produktion der gonadotropen Hormone zu steuern, womit der Funktionskreis geschlossen ist. Bei Störungen innerhalb eines Funktionskreises kann sich dieser aber selbst wieder der Norm angleichen, und zwar durch kompensatorische Mehrleistung eines seiner Teile. Dies ist z. B. bei der Entfernung einer Niere der Fall, wobei die Restniere das verlorene Organ durch Steigerung ihrer Leistung kompensiert.

Im dritten Teil der Arbeit wollen wir uns nun mit den nervösen Funktionsstörungen im Bereiche des Urogenitalsystems beschäftigen. Daß es solche gibt, steht außer Zweifel. Die einzelnen Organe dieses Systems sind ja ausschließlich sympathisch und parasympathisch innerviert, daher kann es jederzeit zu nervösen Dysregulationen kommen. Wir werden noch sehen, daß nach Ansicht verschiedener Autoren solche Störungen in der nervösen Steuerung auch zu organischen Krankheiten führen können, die sichtbare Veränderungen an den einzelnen Organen verursachen. Der Übersichtlichkeit halber wollen wir die nervösen Dysregulationen des Urogenitalsystems nach Organen geordnet besprechen.

B. Spezielle nervöse Dysregulationen des uropoetischen Systems

Jeder Krankheitsprozeß im Gesamtorganismus, im Urogenitaltrakt, in den einzelnen Organen, Geweben und Zellen geht mit einem *veränderten Erregungszustand* des vegetativen Systems einher. Es ist daher begreiflich, daß Krankheitserscheinungen ihrerseits vom vegetativen Nervensystem her beeinflußbar sind, was in therapeutischem Sinne ausgewertet werden kann. Es sind uns in neuerer Zeit Möglichkeiten und Mittel an die Hand gegeben, die uns früher vollkommen unbekannt waren. Als Beispiel seien die intravenöse Novocainbehandlung, die Infiltration nervöser Elemente mit Novocain oder die Periduralanästhesie sowie die Anwendung der Ganglienblocker genannt. Letztere verdrängen das Acetylcholin in den Synapsen und unterbrechen damit Reflexbögen, was zu Veränderungen der Innervation führt (z. B. an der glatten Muskulatur). Abgesehen von der medikamentösen Behandlung kann aber auch eine Veränderung oder Umstimmung der Innervation erkrankter Organe durch operative Eingriffe am Nervensystem selbst erreicht werden, wenngleich diese Operationen an den zarten, subtilen Nervenfasern und Ganglien als grobe und plumpe Eingriffe zu bezeichnen sind. Immerhin bringen sie Erfolge, meist jedoch keine Dauererfolge, denn es hat sich gezeigt, daß nach solchen Operationen die ursprüngliche Innervationslage nach ½ bis 1 Jahr sich wiederherstellt. Im Laufe dieser Zeit kann sich allerdings das Krankheitsgeschehen soweit normalisiert haben, daß die Operation einen dauernden Erfolg erzielt hat. Wir werden daher im folgenden immer wieder auf die medikamentöse und operative Therapie nervöser Dysregulationen im Urogenitaltrakt zurückkommen.

1. Nervöse Dysregulationen der Niere

Sympathische und parasympathische Nervenfasern erreichen die Niere als ein die A. renalis umspinnendes Nervengeflecht, während die Wand der V. renalis frei von Nervenfasern ist. Die *sympathischen Nerven* stammen vom Ganglion aorticorenale und mesentericum superius, die ihre Zuleitungen vom N. splanchnicus major und minor sowie aus dem lumbalen Grenzstrang beziehen. Die *parasympathischen Fasern* kommen gleichfalls aus dem Ganglion aorticorenale, mit dem der N. vagus in Verbindung steht. Wichtig ist, daß beide Nieren über die präaortalen Nervengeflechte untereinander in Verbindung stehen, wodurch die Möglichkeit einer gegenseitigen reflektorischen Beeinflussung gegeben ist.

a) Veränderungen der Harnmenge

Daß auf nervöse Impulse sich die Harnmenge vermehren oder vermindern kann, ist seit langem bekannt, ebenso daß die Niere die Harnabsonderung gelegentlich reflektorisch überhaupt einstellen kann. Die Frage, ob diese Verschiedenheit der Harnproduktion durch die vasomotorischen Nerven bedingt ist oder ob es vielleicht auch sekretorische Fasern gibt, ist noch nicht entschieden. Jedenfalls steht fest, daß bei der Niere die Innervationsverhältnisse und das Verhalten der Blutgefäße in innigstem Zusammenhang stehen. Das Problem, ob es durch rein nervöse Einwirkungen zu einer andauernden Hypertonie der Präarteriolen und damit zu einer Degeneration der kleinsten Gefäße der terminalen Strombahn kommen kann, steht noch weiterhin offen. Im Falle einer Bejahung würden sich für die Genese der Hypertonie neue neurogene Gesichtspunkte ergeben.

α) Die Polyurie

Bei der Besprechung erhöhter Harnausscheidung innerhalb von 24 Stunden bleibt die Polyurie beim Diabetes insipidus unberücksichtigt, wenngleich auch hier eine nervöse Mitbeeinflussung infolge der innigen Beziehungen zwischen Hypophyse und vegetativen Zentren im Hirnstamm nicht so abwegig erscheinen würde. Auch die vermehrten Tagesharnmengen bei beginnender Niereninsuffizienz und Präurämie sollen hier nicht besprochen werden, da ja die Zwangspolyurie als Kompensation für die Unfähigkeit des Nierenparenchyms gilt, harnfähige Substanzen in entsprechendem Ausmaße auszuscheiden.

Als klassisches Beispiel einer nervös bedingten *Polyurie* gilt die sogenannte *Urina spastica oder nervosa.* Durch psychische Reize (Aufregungen) hervorgerufen, kommt es dabei nicht nur zu einer gehäuften Harnentleerung, sondern auch zu einer beträchtlichen Vermehrung der Harnsekretion. Es wird reichlich diluierter Harn unter dem nervösen Impuls produziert und von der ebenfalls durch nervöse Reize aufgepeitschten Harnblase in häufigen Miktionen entleert. Die sogenannte „Prüfungspollakisurie" ist also mit einer echten Polyurie verquickt. Daß dieselben nervösen Impulse auf den Darmtrakt wirken und zu gesteigerter Stuhlentleerung, eventuell sogar zu Diarrhöen führen können, ist nur allzu bekannt und ein Beispiel für die Koppelung mehrerer Organsysteme auf den gleichen nervösen Reiz.

Es scheint festzustehen, daß es zu einer echten Polyurie durch Eingriffe am nervösen Apparat der Niere kommen kann, wenngleich auch hier gegenteilige Meinungsäußerungen nicht fehlen. Zunächst wurde diese Annahme im Tierversuch erhärtet. Schon 1937 haben SCHNEIDER und WILDBOLZ im Experiment nachgewiesen, daß durch Totalentnervung der Niere die Harnsekretion beträchtlich, ja bis zum Neunfachen steigen kann. Diese Untersuchungsergebnisse wurden von RHODE und ELLINGER bestätigt. Auch ECKHARD, KNOLL u. a. kamen zu ähnlichen Resultaten. Doch blieben diese nicht unwidersprochen und namentlich VERNEY behauptet auf Grund von Tierversuchen, daß nach Splanchnicusdurchtrennung keine Erhöhung der Nierensekretion festzustellen sei. Nach einer jüngst erschienenen Arbeit von DETTMAR werden VERNEYS Ansichten bestätigt. DETTMAR führte am Menschen bei zehn Fällen von sogenannter „kleiner, schmerzhafter Hydronephrose" die Splanchnicotomie durch und resezierte die lateralen Anteile des Ganglion semilunare und das Ganglion aorticorenale. Vorher und nachher durchgeführte Wasserversuche nach VOLHARD ergaben keine Erhöhung der Harnsekretion mit Herabsetzung der Konzentration. Bei demselben Krankheitsbilde führte schon 1921 PAPIN die Entnervung des Nierenstiels durch und konnte damit eine bessere Durchblutung des Organs und eine vermehrte Harnsekretion erzielen. Die klinischen Beobachtungen am urologischen Krankengut bestätigen im allgemeinen diese Erfahrungen und auch BOEMINGHAUS vertritt die Ansicht, daß durch die Entnervung der Niere eine bessere Durchblutung des Organs und eine erhöhte Harnproduktion zu erzielen sei.

In diesem Zusammenhang dürfte die rein internistische Frage von Interesse sein — und daher sei hier in Parenthese kurz darauf eingegangen —, ob durch nervöse Einflüsse an der Niere es zu einer Dauerhypertonie im Bereiche der Präarteriolen kommen könne. Dies würde dann zu einer Degeneration der kleinsten Gefäße der terminalen Strombahn und zu einer fixierten Hypertension führen. HARTMANN, ORSKOW und REIN kamen auf Grund von Experimenten zur Ansicht, daß eine parasympathische Einwirkung auf die Nierengefäße ohne deutlichen Einfluß bleibe und eine Vagusreizung die Blutdurchströmung der Nieren nicht verändere. SELZER und FRIEDMANN konnten durch Splanchnektomie bei Hypertonikern keine Beeinflussung der Blutdurchströmung der Nieren erzielen. VAN SLYKE, RHOADS, HILLER und ALVING sind der Ansicht, daß die Denervation der Niere keinen sicheren Effekt auf die Blutdurchströmung und die exkretorische Leistung der Nieren hervorrufe. Trotzdem glaubt NONNENBRUCH, daß die Hypertonie auf einer Störung im vegetativen System beruhe, die mit dem hormonalen Apparat in Wechselbeziehungen stehe. Wir sehen also, daß die Beziehungen zwischen vegetativem System und Hypertonie ebenso ungeklärt sind wie zwischen vegetativem System und Nierensekretion, wiewohl bei lezterer die klinischen Erfahrungen und die Praxis zeigen, daß durch die Denervation eine Steigerung der Nierensekretion zumindest bei krankhaften Prozessen der Niere selbst möglich ist.

Zurückkommend auf das Problem der Polyurie kann als feststehend gelten, daß ein inniger und gleichgerichteter Zusammenhang zwischen der Durchblutung der Niere und deren sekretorischer Tätigkeit bestehe. Bei besserer Durchblutung des Organs steigert sich seine sekretorische Leistung. Umgekehrt sinkt bei schlechter Durchblutung die produzierte Harnmenge und kann bei hochgradigen Zirkulationsstörungen versiegen. Wir werden bei der Besprechung der Anurie noch darauf zurückkommen.

Schließlich machen BIRKMAYER und WINKLER darauf aufmerksam, daß es bei ihrer sympathischen Hypertonie zu einer Polyurie komme, die allerdings durch vermehrtes Durstgefühl und erhöhte Flüssigkeitsaufnahme bedingt sein kann. Die vermehrte Flüssigkeitsausscheidung wird aber durch nervöse Einflüsse und psychische Erregungen gesteigert. Auch MARK widmet der Nierenfunktionsprüfung bei der vegetativen Dystonie ein Kapitel und kommt auf Grund eigener Untersuchungen zu der Annahme, daß sich eine sichere Aussage bezüglich des Wasserversuches nicht machen lasse. Nach den Angaben der Literatur würde eine überschießende Diurese auf einen parasympathischen, eine gehemmte Diurese auf einen sympathischen Reizzustand hinweisen.

Zum Schluß müssen wir uns noch der Frage zuwenden, was wir unter der Nierenentnervung verstehen und wie diese durchgeführt wird. Schon 1891 wurde als Denervation der Niere die Dekapsulation gemacht. Es handelt sich dabei selbstverständlich nur um eine teilweise Entnervung. 1921 versuchte PAPIN die Entnervung des Nierenstieles, um bei den kleinen Hydronephrosen die als Nephralgie bezeichneten starken Nierenschmerzen zu beheben. Nach BOEMINGHAUS führt dieser Eingriff zur Schmerzfreiheit und besseren Durchblutung, die nach SCHNEIDER und WILDBOLZ 60 bis 145% betragen kann, während die einfache Dekapsulation nur eine Durchblutungssteigerung um 20% hervorruft. Die Denervation der Niere wird in der Weise durchgeführt, daß man von einem Lumbalschnitt aus unter Resektion der 12. Rippe die Nn. spanchnici major und minor durchtrennt, die peripheren Enden derselben bis zum Ganglion semilunare verfolgt und dieses sowie das im Winkel zwischen Aorta und A. renalis gelegene Ganglion aorticorenale reseziert. Die Dekapsulation der Niere kann angeschlossen werden.

Wenn auch die jetzt besprochene Polyurie klinisch keine besondere Bedeutung hat, so wäre doch eine Hebung der Nierensekretion durch Beeinflussung des nervösen Apparates von unschätzbarem Werte, nämlich dann, wenn zu wenig oder gar kein Harn ausgeschieden wird. Damit kommen wir zur Besprechung der Oligurie und der Anurie.

β) *Die Oligurie*

Wie es physiologisch zu einer Polyurie bei reichlichem Flüssigkeitsangebot kommt, kann bei dauernder Trockenkost eine Oligurie auftreten. Dasselbe gilt bei starkem Verlust an Flüssigkeit durch Schweiß, andauernde Durchfälle, Blutverlust usw. Auf rein nervöser Basis kommt es zu einer Oligurie bei *angiospastischen Zuständen* der Nieren, wo sie einen rezidivierenden Charakter trägt. Bei solchen Fällen wird wohl vorwiegend eine medikamentöse Therapie am Platze sein und erst bei langdauernden Fällen und Versagen der entsprechenden Pharmaka wird eventuell ein Eingriff am nervösen Apparat der Niere in Betracht kommen.

Viel häufiger und gefährlicher erscheinen aber Oligurien, die durch organische Erkrankungen des Nierenparenchyms hervorgerufen sind. Sie sind ein alarmierendes Zeichen und kündigen oft ein vollkommenes Versagen der Nieren an. Als klassisches Beispiel für solche Fälle gilt die akute Nephritis, ferner kennzeichnet sich die subakute Nephritis mit Tendenz zum Übergang in das chronische hypertonische Stadium durch eine ausgesprochene Oligurie. SUTER hält bei derartigen Krankheitsbildern die totale Entnervung der Niere für angezeigt. Es wird also hier versucht, vom nervösen Apparat aus eine organische Erkrankung des Nierenparenchyms günstig zu beeinflussen.

Daß es reflektorisch zu einer Oligurie kommen kann, wird jeder Arzt, der sich mit Nierenchirurgie beschäftigt, bereits beobachtet haben. Wie wir hörten, stehen beide Nieren durch die präaortalen Geflechte untereinander in Verbindung. Nach Eingriffen an der einen Niere kommt es häufig zu einer Sekretionseinschränkung an der anderen Niere, selbst dann, wenn während und nach dem Eingriff die Flüssigkeitszufuhr durch Bluttransfusionen und Infusionen gleichmäßig aufrechterhalten wird. Es ist also nicht anzunehmen, daß durch das fehlende Trinken in den ersten Stunden nach der Operation die Harnausscheidung nachläßt, sondern daß durch einen Reflex von der operierten Niere her auf nervösem Wege die Sekretion der intakten Niere beeinflußt wird. Diese Art der Oligurie hört meist rasch auf und gibt sich nach den ersten 24 Stunden von selbst. Bei längerem Bestehen trachtet man sie medikamentös zu beeinflussen und verabreicht Infusionen mit dem gefäßbeeinflussenden Euphyllin oder dem am vegetativen System angreifenden Cofficain und anderen ähnlichen Mitteln. Ein operatives Vorgehen wird wohl kaum je notwendig sein.

γ) *Die Anurie*

Die Anurie stellt ein lebensgefährliches Krankheitsbild dar und führt, falls es nicht gelingt, sie rechtzeitig zu beheben, zur Urämie und zum Tode. Sie kann entweder reflektorisch oder durch schwere Erkrankungen des Nierengewebes hervorgerufen werden. Sie ist zu unterscheiden von der Retentio urinae, die mechanisch durch ein Abflußhindernis bedingt ist, so daß aus diesem Grunde kein Harn entleert werden kann. Die Retentio urinae steht hier nicht zur Diskussion, es ist selbstverständlich, daß sie durch Beseitigung des Abflußhindernisses behoben werden muß, was auch meist nach Durchführung der nötigen urologischen Untersuchungsmethoden gelingt. Es sei hier nur noch darauf hingewiesen, daß eine länger dauernde Retentio urinae auch zu einer echten Anurie durch hochgradige und irreversible Nierenschädigung führen kann.

1. *Die reflektorische Anurie* tritt auf Grund der nervösen Verbindungen beider Nieren untereinander gelegentlich nach operativen Eingriffen an der anderen Niere auf, sie kann aber auch — und dies ist sogar häufiger der Fall — im Anschluß an Operationen in anderen Organgebieten vorkommen und dürfte durch sogenannte viscero-viscerale Reflexe ausgelöst werden. So wenig man an dem Vorkommen der reflektorischen Anurie zweifeln kann, so unklar ist die Deutung ihrer Entstehung und es wären gerade auf diesem Gebiete noch weitere experimentelle Untersuchungen nötig. Wenngleich schon 1883 festgestellt werden konnte, daß es durch Reizung des N. ischiadicus zu einer Drosselung der Nierendurchblutung komme und man schließlich fand, daß jeder starke Schmerzreiz im Bereiche der Harnwege geeignet ist, eine reflektorische Anurie zu erzeugen, sind die Einzelheiten über ihr Zustandekommen noch immer nicht abgeklärt. Wir wissen, daß bei länger dauernden Nierenoperationen das ständige Zerren am Nierenstiel eine reflektorische Anurie hervorrufen kann, während bei der einfachen Nephrektomie dies nie der Fall ist. Weitere Ursachen können sein eine einseitige Uretersteineinklemmung, die rasche Entleerung einer überdehnten Harnblase, die Reizung des Grenzstranges oder der unteren Rückenmarksabschnitte, operative Eingriffe innerhalb der Bauchhöhle usw.

Wenn uns auch die Zusammenhänge über die Genese der reflektorischen Anurie noch nicht genauer bekannt sind, so wissen wir doch, daß durch die nervösen Einflüsse die Durchblutung der Niere gestört wird. Es kommt nämlich zu einer hochgradigen Herabsetzung der Durchblutung der Nierenrinde zugunsten der Markbezirke. Aus den Ergebnissen der Kreislaufforschung ist uns geläufig, daß die Harnsekretion bei einem Absinken des Blutdruckes auf 60 bis 70 mm Hg versiegt. Nun scheint bei der reflektorischen Anurie der vasculäre Druck innerhalb der Nierenrinde in dem genannten Ausmaße abzusinken, so daß der Filtrationsdruck im Glomerulussystem zu niedrig wird, während die Rückresorption der Flüssigkeit in den Tubuli ansteigt und damit kommt es zum Erlöschen einer Harnproduktion.

Auf die gleiche Art dürften auch die Anurien nach großen operativen Eingriffen und beim Schock zu erklären sein. Auch hier scheint es auf nervöser Grundlage zu den geschilderten Durchblutungsstörungen der Nierenrinde und damit zum Versiegen der Harnsekretion zu kommen.

Die Frage, warum eine reflektorische Anurie nur gelegentlich und nicht öfter auftritt, kann schwer beantwortet werden. Es ist doch auffällig, daß bei einem posttraumatischen Schock keine Anurie auftritt, während bei einem anderen Patienten mit mittelschwerem Schock eine solche sich einstellt. Bei diesen Problemen sind wir leider noch auf sehr vage Vermutungen angewiesen und wir müssen für das Auftreten einer reflektorischen Anurie eine gewisse erhöhte Reflexbereitschaft des Gefäßsystems verantwortlich machen. Ob diese Vermutung zutrifft, ist bisher nicht bewiesen. Es wäre sehr interessant, festzustellen, ob eine gewisse Gruppe von Personen zu erfassen ist, die bei größeren Traumata oder Schocks zur reflektorischen Anurie neigt. Mit anderen Worten, es wäre zu erforschen, ob man *auf Grund einer bestimmten vegetativen Ausgangs- oder Reaktionslage* die Möglichkeit hat, schon im voraus diejenigen Personen annähernd zu erfassen, die im Falle eines Schocks mit Anurie reagieren dürften. Es hätte dies sicher für prophylaktische und therapeutische Maßnahmen eine eminente Bedeutung.

Als Beispiel einer reflektorischen Anurie möge folgender Fall dienen:

Fall 1[1]. 67jähriger Mann, wegen Prostatahypertrophie aufgenommen. Außer einer Linkshypertrophie des Herzens, einer Hypertonie von 185/90 und Varizen keine Besonderheiten. RN 36,4 mg%. Wasserversuch (1500 ccm): Vierstundenmenge 1040 ccm, Konzentrationsbreite von 1005 bis 1028. Am 3. XI. 1955 transvesikale Prostatektomie (Weber), Entfernung der mandarinengroßen gutartigen Prostataadenome.

4. XI. Harnmenge 100 ccm, Katheter für Spülung gut durchgängig, Euphyllin-Osmon.

5. XI. Harnmenge 50 ccm, weiterhin Euphyllin-Osmon.

6. XI. Harnmenge null, Kochsalzinfusion, Nierendiathermie. Katheter bei Spülungen frei durchgängig. Auf Einlauf reichlich Stuhl. Rest-N 156 mg%. Wegen der anscheinend reflektorischen Anurie um 20 Uhr beiderseitige paravertebrale Anästhesie mit 1%iger Novocainlösung von D 12 bis L 3. Von 20.15 bis 24.00 Uhr 1000 ccm Harn.

[1] Diese und alle folgenden Krankengeschichten werden nur auszugsweise unter Berücksichtigung der jeweils besprochenen Probleme wiedergegeben.

7. XI. Patient ist benommen, große tiefe Atmung, motorische Unruhe, Operationsgebiet o. B. Harnmenge 1500 ccm.

8. XI. Besserung des Allgemeinbefindens, Harnmenge 3800 ccm, weiter Euphyllin-Osmon, Omnamycin.

10. XI. Allgemeinbefinden gut, Harnmenge 2800 ccm, afebril, RN 60,2 mg%.

16. XI. Weiter Harnmengen von 1400 bis 1800 ccm täglich, RN 33,7 mg%, ausgezeichnetes Allgemeinbefinden.

29. XI. Patient wird geheilt entlassen, weitere Kontrollen des Patienten ergaben keine abnormen Befunde.

Der geschilderte Fall gibt bereits einen Hinweis auf die *Therapie* der reflektorischen Anurie und zeigt, wie rasch sich ihr Folgezustand, nämlich die Urämie, entwickeln kann. Wir werden natürlich zunächst versuchen, mit konservativen Maßnahmen eine Harnflut zu erzeugen. Infusionen mit *Euphyllin* und *Cofficain* (Coffein und Novocain) intravenös werden den ersten Versuch darstellen. Bewährt haben sich ferner die Nierendiathermie oder die Röntgentiefenbestrahlungen. Sollte dies nicht bald zum Ziele führen, müssen wir trachten, bei der reflektorischen Anurie den Reflexbogen an irgendeiner Stelle zu unterbrechen. Dies kann z. B. an den vegetativen Synapsen erfolgen, weshalb sich nach BOEMINGHAUS die *Ganglienblocker*, z. B. das Pendiomid (Ciba) bewähren. Mir selbst fehlen in so gelagerten Fällen persönliche Erfahrungen über die Ganglienblocker. Ich habe bisher auch nicht gewagt, solche bei der reflektorischen Anurie anzuwenden, und zwar aus folgenden Überlegungen: Da bei diesen Zuständen die Anurie anscheinend durch den reflektorischen Druckabfall in den Gefäßen der Nierenrinde (s. S. 69) verursacht wird, so daß die Filtrationsvorgänge aufgehoben werden und die Ganglienblocker auch gleichzeitig den Blutdruck stark herabsetzen, könnte trotz Unterbrechung des Reflexbogens in den Synapsen ein weiterer Blutdruckabfall im Gesamtorganismus sich ungünstig auf die Kreislaufverhältnisse in der Nierenrinde auswirken. Die ausgezeichnete Wirkung der Ganglienblocker bei spastischen Zuständen im Urogenitalsystem bleibt jedoch unbestritten und wurde von mir vielfach erprobt und auch beschrieben. Eindeutig bewährt haben sich bei der reflektorischen Anurie die *peridurale* und die *paravertebrale Anästhesie* sowie die *intravenöse Injektion von Novocain.* Ich selbst bevorzuge nicht nur bei Steineinklemmungen im Harnleiter, sondern auch bei der reflektorischen Anurie die paravertebrale Anästhesie und konnte in den letzten Jahren bei fünf Fällen viermal eine Harnflut erzeugen. BOEMINGHAUS gibt der periduralen Anästhesie den Vorzug. RULAND berichtet über eine Schwangere mit schwerer Eklampsie und vollständiger Anurie, bei der es nach einmaliger Sympathicusblockade zu dauernder Heilung kam. Diese Methode soll jedoch nur einen Einfluß haben, wenn es sich um hypertonische oder spastische Zustände handelt. Als Beispiel für die Koppelung verschiedener Organsysteme auf nervöser Basis sei angeführt, daß sich durch die Sympathicusblockade auch postoperative Darmatonien gut bekämpfen lassen, wie PÄSSLER besonders hervorgehoben hat. Wir haben bei der nervösen Polyurie mit Neigung zu Durchfällen bereits ein ähnliches konformes Verhalten gesehen (s. S. 65). Die Behandlung der reflektorischen Anurie auf medikamentösem Wege dürfte noch eine große Zukunft haben. Besonders die Anwendung bereits vorhandener oder noch zu erzeugender Sympathicolytica erscheint aussichtsreich. So würde es sich meiner Ansicht nach lohnen, im Tierexperiment bei reflektorischer Anurie Versuche mit dem Regitin (Ciba) anzustellen sowie mit dem ähnlich wirkenden Dibenamin oder dem Hydergin. LINDNER hat auf die Anwendung dieser modernen Sympathicolytica bei den peripheren Durchblutungsstörungen hingewiesen.

2. Die *Anurie infolge organischer Veränderungen des Nierengewebes* selbst stellt ein eigenes Kapitel dar, doch ist auch sie ausgedehnt durch die Innervationsverhältnisse der Niere beeinflußbar und muß daher hier besprochen werden. Als erstes Krankheitsbild, in dessen Verlauf es zur Anurie kommen kann, wäre die *akute Glomerulonephritis* zu nennen. Wie bei allen Anurien infolge Parenchymschädigung der Nieren wirkt auch hier — abgesehen von der medikamentösen Therapie, die dem Internisten zusteht — gelegentlich die Dekapsulation bzw. die Entnervung des Nierenstieles lebensrettend. Voraussetzung für einen Erfolg ist die rechtzeitige Durchführung des Eingriffes. Nach Ansicht der meisten Chirurgen und Urologen soll die Dekapsulation innerhalb der ersten 48 Stunden des anurischen Zustandes ausgeführt werden. Bei späterer Intervention sinken die Erfolgschancen sprunghaft ab. Dies mag auch der Grund für die so verschiedenen Erfolgsangaben sein, die nach diversen Statistiken zwischen 0 und 50% schwanken. Die eigenen Beobachtungen bei der Anurie im Gefolge der akuten hämorrhagischen Glomerulonephritis über die Ergebnisse der Dekapsulation sind nicht sehr ermutigend, was wohl auch zum Teil mit der Art des Krankengutes zusammenhängen mag. Bei den zahlreichen Fällen aus der Provinz ergeben sich immer wieder Verzögerungen in der Spitalseinweisung, so daß häufig der günstigste Zeitpunkt für die Dekapsulation bereits vorübergegangen ist. Immerhin erscheint folgender Fall instruktiv:

Fall 2. 17jähriges Mädchen, das wiederholt an eitrigen Anginen gelitten hatte. Letzte Angina im Mai 1948. Anschließend Müdigkeit, Kopfschmerzen, erhöhte Temperaturen, zeitweise Inappetenz und Brechreiz. Am 12. VI. 1948 Auftreten von Schwellungen im Gesicht und blutiger Urin. Keine Miktionsbeschwerden, leichtes Druckgefühl in beiden Lendengegenden. Trotz der vom Arzt verordneten Medikamente rasche Verschlechterung des Allgemeinbefindens, auffallend geringe Harnmengen. Am 13. VI. völliges Versiegen des Harnes, starker Schwindel, rasende Kopfschmerzen, Schwellungen im Gesicht bei auffallender Blässe, völlige Inappetenz bei trockener, borkig belegter Zunge. Am 14. VI. Einlieferung an meine Abteilung.

Katheterung ergibt etwa 5 ccm hämorrhagischen Harnes. Im Sediment massenhaft Erythrocyten, hyaline und Erythrocytenzylinder, spärlich Leukocyten, spärlich granulierte Zylinder. Albumen stark positiv, RR 160/90. RN 85 mg%.

Etwas benommenes Sensorium, pastöses Gesicht, enge Pupillen, vertiefte Atmung, stark gespannter drahtiger Puls mit 90 Frequenz. Nierengegend leicht druck- und klopfempfindlich. Sonstige Organe: Kein nennenswerter Befund.

Diagnose: Akute hämorrhagische Glomerulonephritis mit Anurie von etwa 30 Stunden Dauer.

Operation am 14. VI. 1948 (Weber): Damals noch in Äthernarkose, beiderseitige Dekapsulation der Nieren von typischem Flankenschnitt aus. Die Nieren waren groß, prall gespannt, ihr Parenchym dunkelblaurot, sukkulent und brüchig. Histologisch aus einer kleinen Probeexzision: Akute Glomerulonephritis.

15. VI. Etwa 25 ccm hämorrhagischer Harn, Verschlechterung des Allgemeinbefindens, zeitweise Erbrechen grünlichen Schleimes, Verwirrtheit mit motorischer Unruhe. Kleine Infusionen mit Osmon und Euphyllin, Sedativa. Duodenalsonde. RN 121 mg%.

16. VI. Harnmenge 400 ccm, Allgemeinbefinden unverändert, Fortsetzung der bisherigen Therapie.

17. VI. Harnmenge 1000 ccm, spezifisches Gewicht 1010. Aufhören des Erbrechens, verträgt etwas Tee, Sensorium klarer.

18. VI. Harnmenge 1800 ccm, Allgemeinbefinden wesentlich gebessert. Von da an tägliche Harnmengen bis zu 2000 ccm, Besserung des Allgemeinbefindens, reaktionsloser Wundverlauf.

26. VI. RN 46 mg%, weshalb Patientin an die interne Abteilung verlegt wird. Kontrolle nach einem Jahr ergibt Albumen in Spuren, im Sediment vereinzelt Erythrocyten. Gutes Allgemeinbefinden.

Der beschriebene Fall zeigt einen guten Erfolg einer rechtzeitig durchgeführten Dekapsulation bei der akuten Nephritis. Bei späterer Durchführung der Dekapsulation kann ich an meinem Material nur über Mißerfolge berichten. Unser Fall 2 unterstreicht die immer wieder aufgestellte Forderung, bei der Anurie infolge von Nephritis die Dekapsulation möglichst frühzeitig durchzuführen, eine Forderung, die in jüngster Zeit auch wieder von Boeminghaus, Suter u. a. wiederholt wurde. Eppinger sah allerdings auch in späteren Stadien der Glomerulonephritis, die nicht mit einer vollständigen Anurie einhergingen, von der Dekapsulation noch gewisse Erfolge in bezug auf die Harnausscheidung und empfiehlt die Dekapsulation nach Ablauf von vier Wochen dann, wenn der Blutdruck noch stark erhöht ist.

Bei der Anurie infolge von *Sublimatvergiftung* gilt bezüglich der Dekapsulation dasselbe wie für die akute Nephritis. Inwiefern bei diesem Krankheitsbild durch die Entgiftung des Blutes mit Peritonealdialyse, Anwendung der künstlichen Niere usw. eine Verbesserung der Heilungsziffer herbeigeführt werden kann, steht hier nicht zur Debatte, doch erscheinen die Erfolgsaussichten günstiger als bisher. Auf die Durchführung der Dekapsulation bei der Sublimatniere wurde besonders von OEHLECKER hingewiesen.

Zu einer anderen Form der Anurie kann es nach schweren stumpfen *Traumata* kommen. Man spricht von der sogenannten Crush-Niere, bei der es zur Verstopfung der Tubuli kommt. Die Nieren erscheinen groß und blaß, während das Mark eine dunkelrote Farbe zeigt. BOEMINGHAUS empfiehlt als Sofortmaßnahme die peridurale, die beiderseitige paravertebrale Anästhesie oder intravenöse Novocaininfusionen.

Auf ähnliche Weise kommt es zur Anurie beim *Schockzustand*. Hier kommt es vor allem darauf an, die initiale Anoxämie des Nierenparenchyms zu beheben, die entweder durch eine hochgradige Vasokonstriktion im Glomerulusgebiet oder durch einen Kollaps der Vasomotoren auftritt, wodurch der nötige Filtrationsdruck für die Harnproduktion nicht erreicht werden kann. Neben den reflektorischen und toxischen Ursachen spielt scheinbar der Gefäßkollaps die Hauptrolle. Wenn bei allgemeinem Kollaps das Noradrenalin eine ausgezeichnete Wirkung entfaltet, so wirkt es doch auf die Niere bei der Anurie nicht günstig und sollte vermieden werden. Hingegen bewährt sich die Infusion von Plasma oder Periston. Auf Trinkstöße sollte man bei der Schockniere verzichten. Auch hier bewährte sich die peridurale oder paravertebrale Anästhesie sowie die Novocaininfusion.

Zu einem lebensbedrohlichen Zustand kann sich die Anurie nach *Verbrennungen* entwickeln, die ebenfalls in einer Verstopfung der Tubuli ihre Ursache hat. Durch einen ausgedehnten Gewebszerfall werden große Mengen von Hämoglobin und Myoglobin frei und es kommt zur Verstopfung der Nierenkanälchen. Im alkalischen Milieu sind diese Stoffe leichter löslich und ausscheidbar, weshalb Infusionen mit Natr. bicarbonicum angezeigt sind.

Dieselben Ursachen liegen bei der Anurie nach *Bluttransfusionen* vor, wobei sich histologisch ähnliche Bilder wie bei der interstitiellen Nephritis ergeben. Die beste Therapie sind sofortige weitere Transfusionen eines gruppengleichen, mittels der Kreuzprobe getesteten Blutes.

Bei der Anurie nach hohen *Sulfonamidgaben* handelt es sich ebenfalls um eine Verstopfung der Nierenkanälchen, doch ist diese in letzter Zeit sehr selten geworden, teils weil die Ärzte gleichzeitig größere Flüssigkeitsmengen verordnen, teils weil die neueren Sulfonamide eine wesentlich bessere Löslichkeit besitzen. Die früher angenommene toxische Wirkung der Sulfonamide auf die Zellen der Nierenkanälchen dürfte heute nicht mehr zu Recht bestehen.

Die zuletzt genannten Formen der Anurie (nach Trauma, Schock, Verbrennungen, Transfusionen, Sulfonamiden) kommen hauptsächlich durch eine Schädigung des tubulären Apparates zustande, weshalb sie im angloamerikanischen Schrifttum als „Lower nephron nephrosis“ bezeichnet werden.

Als Therapie sind neben den bereits angeführten Methoden auch Allgemeinmaßnahmen von größter Wichtigkeit, namentlich für die Zeit der schweren Schädigung der Tubuli. Für die Regeneration ihrer Epithelien ist ungefähr ein Zeitraum von 6 bis 9 Tagen nötig. In dieser Zeit soll wenig Kochsalz und Eiweiß gegeben werden, auch die Flüssigkeitszufuhr soll 800 bis 1000 ccm nicht übersteigen. Kaliumsalze und Obstsäfte sind zu verbieten. Der Reststickstoff und der Kaliumspiegel im Blute muß ständig überprüft werden, ebenso die Alkalireserve. Die Zufuhr von Vitamin B und C ist angezeigt, selbst im Coma uraemicum bewährt sich gelegentlich noch die sogenannte Pervitinschwitzkur. Neben der bereits mehrmals genannten periduralen oder paravertebralen Anästhesie sowie den Novocaininfusionen ist auch bei allen Schädigungen des tubulären Apparates die Dekapsulation der Nieren dann zu versuchen, wenn man vermutet, daß das Nierenparenchym unter Spannung steht.

Daß neben der medikamentösen Therapie der Anurie und den Eingriffen am Nervensystem der Niere die Maßnahmen zur Entgiftung des Organismus konsequent durchgeführt werden müssen, sei nur der Vollständigkeit halber erwähnt. Häufig kommt die intestinale Dialyse, die Peritonealdialyse und die Anwendung der künstlichen Niere in Frage. Die Erfolgsziffern haben sich dadurch entschieden verbessert.

b) Veränderungen der Harnbeschaffenheit

Während früher eine Veränderung der Harnbeschaffenheit als ein selbstverständliches Zeichen einer organischen Erkrankung insbesondere der Nieren aufgefaßt wurde, scheint nach den neueren Forschungen und Angaben auch die Möglichkeit zu bestehen, daß durch rein nervöse Einflüsse eine solche auftreten kann. Vor einer Verallgemeinerung dieser Anschauung muß jedoch gewarnt werden. Fedorowa und Skworzow führen z. B. die hohe Eiweißausscheidung bei der Nephrose auf eine diencephale Ursache zurück, eine Meinung, die von anderen Autoren strikte abgelehnt wird. Hingegen besteht die Möglichkeit, daß die orthostatische Albuminurie durch vegetative Dysregulationen hervorgerufen wird, während Boshamer die Bildung von Nierensteinen auf solche zurückführt. Zunächst jedoch noch einige Worte über die Phosphaturie.

α) Die Phosphaturie

Schon den alten Ärzten galt die Phosphaturie als Ausdruck einer nervösen oder neuropathischen Konstitution, eine Ansicht, die sicher auch heute noch zu Recht bestehen dürfte. Auch wir konnten sie in einem Großteil der Fälle von neurovegetativen Dysregulationen im Bereiche des Urogenitaltraktes feststellen, namentlich bei der Reizblase der Frauen und bei den Potenzstörungen der Männer.

Die Nieren bekommen den Phosphor vorwiegend in organischer Form zur Ausscheidung angeboten. Anorganische Phosphorsalze werden scheinbar erst in den Tubuli unter der Einwirkung des Fermentes Phosphatase freigesetzt. Es besteht jetzt aber doch auch die Meinung, daß ein Teil der anorganischen Phosphorsalze in den Glomeruli aus dem Serum abfiltriert wird. Die im Harn anwesenden Calcium- und Magnesiumphosphate werden durch die sogenannten Schutzkolloide normalerweise in Lösung gehalten. Fehlen diese oder sind sie quantitativ herabgesetzt, so kommt es zur Ausfällung der Phosphate, was meist im alkalischen Harn stattfindet.

Noeggerath und Eckstein nehmen als Grundursache eine konstitutionelle Genese bei neuropathischen Personen, besonders bei Kindern, an, da die Phosphaturie familiär auftritt. Begleiterscheinungen seien andere neuropathische Beschwerden, wie Müdigkeit, ein benommener Kopf, Pulsbeschleunigung, Blässe, Schweißausbrüche, urtikarielle Exantheme. Alle diese Beschwerden kommen, wie wir im klinischen Teil ausführlich berichten konnten, auch bei den verschiedenen Formen der vegetativen Dystonie vor. Die Phosphaturie kann auch von einer Reihe lokaler Erscheinungen begleitet sein, wie von Hyperacidität, Durchfällen, Colitis, Rückenschmerzen usw. Im Urogenitaltrakt werden das Gefühl der kalten Blase, vermehrter Harndrang bei Tag, aber auch bei Nacht, Brennen in der Harnröhre oder in der Spitze der Glans angegeben. Relativ häufig finden sich bei Kindern neben der Phosphaturie eine Enuresis nocturna oder eine orthostatische Albuminurie.

Bei der Phosphaturie wird entweder der Harn klar entleert, um sich sofort im Harnglas zu trüben oder er wird bereits trübe, manchmal milchig ausgeschieden und kann im Spitzglas einen mörteligen Bodensatz bekommen. In beiden Fällen ist die Harnreaktion alkalisch. Entsprechend der gesteigerten Phosphatausscheidung durch den Harn sinkt die durch den Darm ausgeschiedene Phosphormenge. Im Harnglas bildet sich an der Oberfläche des Harnes ein charakteristisches Häutchen. Im Harnsediment bestehen die Phosphate aus amorphen Massen. Die Trübung des Harnes klärt sich auf Zusatz von Säuren vollkommen auf.

Die *Genese der Phosphaturie* wurde bisher dermaßen gedeutet, daß es sich um eine Störung in einer Partialfunktion der Nieren handle, nämlich im Säure-Basen-Gleichgewicht. Nach neueren Anschauungen dürfte jedoch zusätzlich die Störung einer anderen Partialfunktion der Niere maßgebend sein, nämlich eine Dyskolloidurie. Während normalerweise die Harnkolloide die Aufgabe haben, kleinste Partikel anorganischer Salze zu umhüllen und dadurch in Schwebe zu halten, kommt es bei nervösen Reizzuständen des Vegetativums dazu, daß die Bildung der Schutzkolloide gestört wird. Bei der Dyskolloidurie handelt es sich nicht — wie bisher angenommen — um eine Nierenneurose, sondern um eine neurovegetative Dysregulation, deren Folge die Phosphaturie ist. Bei länger dauernder Phosphaturie kann es zu sekundären Infektionen der Harnwege und damit zur Steinbildung kommen (s. S. 79). Interessant auf diesem Gebiete ist eine Beobachtung SCHLAGINTWEITS, der bei einem einseitigen Ureterenkatheterismus das Auftreten einer beiderseitigen Phosphaturie oder eine Verstärkung derselben beobachten konnte. Er glaubt daher, daß jetzt kein Zweifel mehr darüber bestehen könne, daß primär nervöse Einflüsse die vermehrte Ausscheidung der Erdalkalien verursachen. Zusammenfassend können wir also heute sagen, daß für das Zustandekommen der Phosphaturie die alkalische Harnreaktion und die Dyskolloidurie maßgeblich sind.

Im Hinblick auf die Folgen der Phosphaturie (Harninfektion, Steinbildung) und auf die durch den ständigen trüben Harn hervorgerufene Beunruhigung der Patienten wird es häufig nicht genügen, die Kranken von der relativen Harmlosigkeit ihres Zustandes überzeugen zu wollen, sondern wir werden auch gelegentlich *therapeutische Maßnahmen* ergreifen müssen. Als solche kommen zunächst diätetische Verordnungen, wie das Verbot von Eiern und Milch, das Vermeiden von vielen Gemüsen und das Ansäuern durch reichlicheren Fleischgenuß in Frage. Auch Erholung oder Milieuwechsel werden zur Umstimmung der allgemein nervösen Reaktionslage empfohlen. TOBLER sah bei Erwachsenen von Atropinkuren gute Erfolge. Nun haben wir im pharmakologischen Abschnitt unseres ersten Teiles gehört, daß Atropin als klassisches Parasympathicolyticum gilt. Die erfolgreiche Bekämpfung der Phosphaturie mit Atropin würde dafür sprechen, daß es sich bei dieser um ein vagotones Zustandsbild handelt. Damit könnte die öfter gleichzeitig vorkommende Enuresis nocturna (s. S. 115) in Einklang gebracht werden. Ich selbst habe bei der Phosphaturie bisher immer nur ansäuernde Maßnahmen ergriffen, teils diätetisch, teils mit Gelamon. Auch Salicylate werden zu diesem Zweck empfohlen. Es würde sich aber meiner Meinung nach der Versuch lohnen, die Phosphaturie vom Gesichtspunkt eines erhöhten Vagotonus aus zu behandeln. Man müßte daher nachsehen, ob die Phosphaturie durch eines der modernen, auf das vegetative System wirkenden Pharmaka, wie Ergotropal, Priscophen, Nirvegil usw., beeinflußt werden kann.

β) *Die orthostatische Albuminurie*

Die Albuminurie bei organischen Nierenerkrankungen entspricht histologisch der trüben Schwellung und der hyalinen Tropfenbildung in den Zellen der Tubuli, wobei die Blut- und Harneiweißproteide identisch sind. Das Bluteiweiß wird durch die Membranen der Glomeruli abfiltriert und nicht aus den Tubuluskapillaren in das Kanälchenlumen abgegeben. Bei diesen schweren Parenchymschädigungen der Nieren sind die Glomeruli selbst geschädigt.

Alle diese Veränderungen lassen sich bei der orthostatischen Albuminurie nicht nachweisen; bei der zufälligen Autopsie von Fällen mit orthostatischer Albuminurie sind Glomeruli und Tubuli vollkommen normal. Das Auftreten einer Albuminurie infolge des Aufrichtens des Körpers scheint im Kindesalter und in der Adoleszenz ziemlich häufig zu sein (5 bis 12%) und überwiegt beim weiblichen Geschlecht (4 bis 5 : 1). Eine Heredität bzw. ein familiäres Auftreten ist zu beobachten.

Für die *Genese* der orthostatischen Albuminurie gibt es mehrere Theorien, deren älteste die *mechanische* ist. Sie sieht in der Lendenlordose das auslösende Moment, die eine Abknickung der V. cava inf. hervorrufe, was eine Stauung in den Nieren und damit eine Eiweißdurchlässigkeit des Filtersystems bedinge. Durch ähnliche Umstände wird auch die sogenannte Sport- und Marschalbuminurie bei völlig Gesunden hervorgerufen. Nun wird aber die orthostatische Albuminurie in zahlreichen Fällen beobachtet, bei denen keine Lordose besteht, andererseits tritt keine Albuminurie auf bei Kindern, bei denen in liegendem Zustand eine Lordose erzeugt wurde, worauf auch ERNST kürzlich wieder hingewiesen hat. Neuere Ansichten amerikanischer Autoren gehen dahin, daß weniger die Lordose oder das Aufrechtstehen als vielmehr die Dynamik des Sichaufrichtens für die Entstehung der orthostatischen Albuminurie maßgebend sei. KING und BALDWIN konnten jedenfalls dafür den Beweis erbringen, daß die starke Verringerung der Nierendurchblutung durch Abknickung der Venen nicht ursächlich für die orthostatische Albuminurie in Betracht komme. Ihre exakten Clearance-Untersuchungen und Vergleiche zwischen normalen Menschen und solchen mit orthostatischer Albuminurie ergaben keine Unterschiede der Clearance-Werte. So ist man heute der allgemeinen Ansicht, daß man mit der mechanischen Theorie der orthostatischen Albuminurie nicht auskomme, sondern daß eine angeborene Gefäß- und Nervenschwäche hinzukommen müsse.

Die *kardiovasculäre Theorie* der orthostatischen Albuminurie besagt, daß es sich neben allgemeinen Kreislaufstörungen um Zirkulationsstörungen in der Niere selbst handle. Es wurde bei der orthostatischen Albuminurie eine abnorme vasomotorische Erregbarkeit gefunden, so daß der Blutstrom in der Niere verlangsamt wird, was eine Durchlässigkeit für Eiweiß ermögliche. Interessant ist die Feststellung, daß durch Alkalisieren des Harnes die Albuminurie auf Stunden behoben werden kann, während sie im sauren Harn weiterbesteht.

Schließlich kam man auf Grund verschiedener Beobachtungen zur *konstitutionell-nervösen Theorie*. Man fand nämlich, daß sich die orthostatische Albuminurie bei Aufregungen, insbesondere vor ärztlichen Untersuchungen, deutlich verschlechtere. Diese Feststellung sowie die Behauptung einer angeborenen Gefäß- und Nervenschwäche führten dazu, die orthostatische Albuminurie unter dem Gesichtswinkel einer neurovegetativen Funktionsstörung zu betrachten. Schon EPPINGER und HESS glaubten in ihr den Ausdruck einer Sympathicotonie zu sehen, während BECKMANN und SCHLAYER sie in das vagotone Zustandsbild einordneten. NOEGGERATH und ECKSTEIN konnten bei der orthostatischen Albuminurie verschiedene vegetative Ausgangslagen feststellen, was jüngst von ERNST bestätigt wurde. Dieser fand wohl ein Überwiegen des Parasympathicus bei den asthenischen Kindern, während er bei den athletischen und adipösen Typen keine sichere Zuteilung bezüglich der vegetativen Reaktions- bzw. Ausgangslage treffen konnte. Er erhob jedoch anamnestisch vegetative Stigmata im Sinne von Kopfschmerz und Schwindelanfällen, Appetitlosigkeit und Brechreiz, Schweißausbrüchen und unbestimmten Bauchschmerzen, Ohnmachtszuständen, Atemnot und Herzklopfen usw. Die Diagnose einer kindlichen vegetativen Dystonie bei den orthostatischen Albuminurikern stützt er durch die positiven Ausfälle eines modifizierten Schellong-Tests, Feststellung eines positiven Dermographismus, Hyperhidrosis, positives Chvosteksches Phänomen, erhöhte Sehnenreflexe, respiratorische Arrhythmie usw.

Wir sehen also deutlich, daß nach neueren Ansichten neurovegetative Dysregulationen für die Ätiologie der orthostatischen Albuminurie eine Rolle zu spielen scheinen. Wenn die orthostatische Albuminurie auch nicht eindeutig in eine der Ausgangslagen der vegetativen Dystonie eingefügt werden kann, so erinnern doch zahlreiche Symptome und Befunde an die Erhöhung des Parasympathicotonus, so z. B. die respiratorische Arrhythmie, die Hyperhidrosis und die Magen-Darm-Erscheinungen. Wie wir später noch hören werden, kommt auch bei der Enuresis nocturna nicht allzu selten eine orthostatische Albuminurie vor. Phosphaturie und Enuresis nocturna scheinen demnach Ausdrucksformen einer vagotonen Ausgangslage oder eines erhöhten Vagotonus zu sein, dem man auch die orthostatische Albuminurie in einem größeren Teil der Fälle zuzählen kann. So wurde z. B. beobachtet, daß bei Rückfällen einer Enuresis nocturna auch die bereits geschwundene orthostatische Albuminurie wieder auftrat, eventuell sogar bei Bestehen einer gleichzeitigen Phosphaturie.

Was die *Therapie* anlangt, so werden in der Regel keine besonderen Maßnahmen zu ergreifen sein, da die orthostatische Albuminurie im Laufe der Zeit von selbst schwindet. Es wäre aber interessant und lehrreich, Beobachtungen darüber anzustellen, ob sie durch Heilmittel, die auf das vegetative Nervensystem einwirken, beeinflußbar ist. Nach den theoretischen Überlegungen müßte sie eigentlich auf Kombinationspräparate besonders gut ansprechen, doch verfügen wir auf diesem Gebiete über keine persönlichen Erfahrungen. ERNST erwähnt in seinem Vortrag, daß die Anwendung solcher Medikamente, wie z. B. das Neovegeton allein nicht genüge, um die orthostatische Albuminurie zum Schwinden zu bringen, doch gelingt es im Verein mit Roborantien, die vegetative Erregbarkeit zu bessern und damit die Eiweißausscheidung zu verhindern. Eine weitere Verfolgung dieses Problems wäre eine dankenswerte Aufgabe.

γ) *Die Nierensteinbildung*

Wie schon erwähnt, schreibt Boshamer einer Störung im vegetativen System bei der Nierensteinbildung eine wesentliche Bedeutung zu. Wenn wir auch über die Genese der Steinbildung noch nicht zur letzten Erkenntnis vorgedrungen sind, so brachten uns doch die Forschungen der vergangenen Jahre in dieser Beziehung ein Stück vorwärts. Es dürfte demnach der Steinbildung nicht eine einzige Ursache zugrunde liegen, sondern es scheinen eine Reihe von Faktoren zusammenwirken zu müssen, damit sich ein Konkrement in den Harnwegen bildet. Es soll im Rahmen dieser Arbeit natürlich nicht auf alle Faktoren eingegangen werden, die zur Konkrementbildung in den Harnwegen führen können, es sei vielmehr dieses Problem nur soweit beleuchtet, als neurovegetative Ursachen eine Rolle spielen dürften. Die Zunahme des Steinvorkommens führt Boshamer auf das gesteigerte Lebenstempo, das mit einer Übererregbarkeit des autonomen Nervensystems verbunden ist, zurück. Wie wir schon gehört haben, ist gerade die Steigerung des Lebenstempos die maßgebliche Ursache für das Zustandekommen der vegetativen Dystonie. Boshamer gibt als einen Hauptfaktor für die Steinbildung die Dyskolloidurie an, d. h. eine Störung der Kolloidausscheidung durch die Niere. Diese Partialfunktion der Niere wird vom autonomen Nervensystem gelenkt. Damit aber wirklich eine Steinbildung auftritt, sind nach Boshamer eine Reihe weiterer Reizfaktoren nötig, wie Fokalinfekte, die einerseits zu einer Mittelhirnstörung, andererseits zu Spasmen in den Arteriolen der Niere führen. Ganterberg glaubt, daß diese Gefäßveränderungen allergischer Natur sind. Auch Hillenbrand und Roesner sind der Ansicht, daß durch krisenhafte Durchblutungsstörungen der Niere eine Ausscheidung von Eiweißkolloiden in die Bowmansche Kapsel erfolgt. Diese werden so verändert, daß aus ihnen die Kolloidkörperchen entstehen (Koch), aus denen sich dann die Sphärolithen und schließlich die Mikrolithen entwickeln. Die auslösenden Gefäßkrisen entstünden durch sympathische Reizzustände.

Boshamer zieht aus seinen Erkenntnissen über die Nierensteinbildung auch für die Therapie die entsprechenden Konsequenzen. Neben der Forderung nach Entfernung der Fokalinfektion führt er bei seinen Nierensteinoperationen im Anschluß an die Steinentfernung die Dekapsulation der Niere durch. Sie soll 1. eine dämpfende Wirkung auf das autonome System ausüben, 2. eine bessere Durchblutung der Niere herbeiführen und 3. die Gefäßkrisen verhindern. Boeminghaus schreibt in seinem

Lehrbuch, daß der therapeutische Effekt der Nierendenervation durch ältere und neuere physiologische Arbeiten soweit sichergestellt sei, daß dieser Eingriff als prophylaktische Maßnahme bei der Nierensteinoperation empfohlen werden kann. Die Denervation erzeuge eine bessere Durchblutung der Niere und eine vermehrte Harnproduktion, die man als „innere Trinkkur" bezeichnen könne. Sie sei den Trinkstößen dadurch überlegen, daß sie kontinuierlich sei. Allerdings beschränkt sich dieser Effekt nur auf etwa ein Jahr, da sich nach Ablauf dieser Frist die ursprünglichen Innervationsverhältnisse wiederherstellen.

2. Nervöse Dysregulationen des Nierenbeckens und der Harnleiter

Das Nierenbecken und die oberen Harnleiterabschnitte erhalten wie die Niere ihre sympathischen Nervenfasern vom Ganglion aorticorenale und mesentericum superius, die ihrerseits wieder Zuleitungen von den Nn. splanchnicus major und minor bekommen. Die parasympathischen Nervenfasern stammen aus dem N. vagus. Die unteren Harnleiterabschnitte werden parasympathisch vom N. pelvicus beschickt, während die sympathische Versorgung über die Nn. hypogastrici erfolgt. Eine besondere Rolle für die sympathische Innervierung des unteren Harnleiterdrittels scheint das Ganglion vesicoureterale zu spielen. Da die normal ablaufende Peristaltik des Harnleiters eine geregelte Innervation zur Vorbedingung hat, müssen sich Störungen derselben weitgehend pathologisch auswirken. Dies ist nun auch tatsächlich der Fall, wie aus der Schilderung der folgenden Krankheitsbilder ersichtlich sein wird.

a) Störungen des Nierenbeckentonus

Die Aufgabe des Nierenbeckens ist es, dem aus den Sammelröhren entleerten Harn als Reservoir zu dienen und durch seine rhythmische Peristaltik und seine Kontraktionen den Harn in den Harnleiter zu befördern. Die Ureterperistaltik bringt diesen schließlich in die Harnblase. Für diese Tätigkeit ist ein normaler Tonus der Nierenbeckenmuskulatur nötig. Störungen desselben führen einerseits zu einer verzögerten Entleerung des Nierenbeckens oder andererseits zu vermehrten und schmerzhaften Harnaustreibungen. Ist das Nierenbecken schlaff und etwas dilatiert, so handelt es sich um einen hypotonen Zustand. Finden wir hingegen ein dickwandiges, stark kontrahiertes Nierenbecken mit erhöhter Motorik, so sprechen wir von einem hypertonen, meist spastisch kontrahierten Pyelon.

α) Das hypotone Nierenbecken

Die klinische Feststellung eines herabgesetzten Nierenbeckentonus ist erst seit der Einführung der intravenösen Urographie möglich geworden und ist durch das sogenannte Huttersche Psoasrandsymptom erkennbar.

Es besteht darin, daß die schlaffe Nierenbeckenwand an ihrer medialen Seite nicht den leicht gerundeten Kontur behält, sondern durch den Rand des M. psoas major linear abgeflacht wird. Durch die Pyeloskopie konnte weiter festgestellt werden, daß solche hypotone Nierenbecken eine herabgesetzte Peristaltik aufweisen und nicht imstande sind, das Kontrastmittel bei ihren Kontraktionen vollständig auszutreiben. Es verbleibt somit eine gewisse Restharnmenge im Pyelon. Wir dürfen aber von einer Hypotonie des Nierenbeckens nur dann sprechen, wenn kein nachweisbares Abflußhindernis am Ureterhals vorhanden ist.

Primär führt die Hypotonie des Nierenbeckens außer zu einem gelegentlichen Spannungs- oder Druckgefühl in der entsprechenden Nierengegend zu keinen Erscheinungen oder Krankheitssymptomen, sekundär kann es aber im Laufe der Zeit durch die im Nierenbecken ständig verbleibenden kleineren oder größeren Restharnmengen auch zu organischen Erkrankungen kommen. Der Weg zu diesen bahnt sich nach dem urologischen Grundsatz an: Wo ein Restharn, da eine Harninfektion, wo eine Harninfektion, dort eine Steinbildung.

Wie wir im ersten Teil, Kapitel E, bereits besprochen haben, hemmt der Sympathicus die Nierenbecken- und Ureterperistaltik, während eine Reizung des N. vagus eine erhöhte Austreibung und Motilität hervorruft. Die Hypotonie des Nierenbeckens wäre demnach als gesteigerte sympathische Reaktionslage aufzufassen. Dementsprechend könnte die Nierenbeckenhypotonie therapeutisch durch Sympathicolytica bzw. Parasympathicomimetica beeinflußt werden. Ich konnte im Schrifttum keine Angaben vorfinden, ob derartige Behandlungsversuche bereits unternommen wurden, auch fehlt mir eine persönliche Erfahrung darüber. Es wäre aber wohl vorstellbar, daß durch lang dauernde Gaben geringer Dosen von Secalepräparaten oder Priscol in Kombination mit Pilocarpin eine Nierenbeckenhypotonie günstig beeinflußt werden könnte. Bei atonischen Harnblasen konnte ich vom Pilocarpin oder Doryl gute Erfolge sehen. Derartige experimentelle Versuche wären daher zu begrüßen und könnten durch fortlaufende pyeloskopische Kontrolle in Wirkung und Erfolg gut beurteilt werden.

β) Das hypertone (spastische) Nierenbecken

Die Nierenbeckenhypertonie ist röntgenologisch dadurch gekennzeichnet, daß die Konturen des nicht erweiterten Nierenbeckens mehr oder weniger deutliche Einschnürungen zeigen, pyeloskopisch kann man eine erhöhte und beschleunigte Peristaltik nachweisen, wobei namentlich am Ureterhals ringförmige Kontraktionsfurchen längere Zeit bestehen bleiben, sich wie widerwillig lösen, um kurz darauf neuerlich spastischen Einschnürungen Platz zu machen. Während die Nierenbeckenhypotonie — wie oben erwähnt — klinisch kaum Erscheinungen hervorruft, können hypertone Nierenbecken infolge ihrer vermehrten Peristaltik und der Spasmen zu lebhaften Beschwerden Anlaß geben. Sie bestehen in plötzlich auftretenden Schmerzen in der Lendengegend, die sich rhythmisch wiederholen, krampfartigen Charakter aufweisen und bei größerer Intensität einer Nierenkolik gleichen. Da sich der hypertone Zustand selbstverständlich auch auf den Harnleiter fortsetzt, wird eine Ausstrahlung der Schmerzen in den Unterbauch, in die Blasengegend bzw. ins Genitale angegeben.

Die *Diagnose* einer spastischen Hypertonie des Nierenbeckens kann nur auf Grund einer eingehenden urologischen Untersuchung gestellt werden. Der Harnbefund ergibt kein Eiweiß und ist in der Regel negativ, wenngleich auch einzelne Erythrocyten im Sediment gefunden werden können. Bei der Chromocystoskopie sieht man eine vermehrte Ureterperistaltik mit häufigen Ostiumkontraktionen, neben normalen Harnentleerungen und Blaustößen finden sich immer wieder eingestreute Leerkontraktionen. Die bei der Röntgenuntersuchung oben geschilderten Bilder, besonders die pyeloskopischen Befunde sichern die Diagnose, nachdem andere organische Erkrankungen, namentlich nichtschattende Konkremente ausgeschlossen worden sind.

Das hypertone Nierenbecken entspricht einem parasympathischen Reizzustand und kann demgemäß mit den klassischen Parasympathicolytica, wie Atropin, Scopolamin, Trasentin usw., beeinflußt werden. Abgesehen von diesen Mitteln können wir bei solchen Zuständen auch Pharmaka verwenden, die direkt an der glatten Muskulatur angreifen und dadurch spasmolytisch wirken, wie z. B. die Alkaloide, vor allem aber das Papaverin. Schließlich steht uns in der modernen *Therapie* noch ein dritter Weg offen, um derartige hyperton-spastische Zustände zu bekämpfen, nämlich die Unterbrechung des Reflexbogens an den Synapsen. Es werden sich mit anderen Worten die sogenannten Ganglienblocker bewähren. Hierfür folgendes Beispiel:

Fall 8. 27jähriger Mann, eingeliefert mit der Diagnose beiderseitige Nierenkolik. Er gibt an, seit einem Jahr ziehende Schmerzen in beiden Lendengegenden zu spüren, die in den Unterbauch ausstrahlen. Sie waren anfangs geringfügig, nahmen aber in letzter Zeit an Intensität und Häufigkeit zu. Seit 14 Tagen fast täglich Beschwerden, weshalb er den Arzt aufsuchte. Da auf Nierentee und Urolucosil keine Besserung auftrat, wurde er mir überwiesen.

Allgemeinstatus o. B. Leichte Druck- und Klopfempfindlichkeit der Lendengegend, Harn o. B. Chromocystoskopie: Blasenkapazität normal, Blasenschleimhaut und Ureterenostien o. B., doch zeigten sich häufige und ausgiebige Kontraktionen der Ureterenostien mit und ohne Harnentleerungen. Leicht vermehrte Trabekelbildung der Harnblase. Blau: links nach 4 Minuten, rechts nach 4½ Minuten kräftig, dazwischen zahlreiche Leerkontraktionen. Röntgen: Kein Anhaltspunkt für einen Stein, bei der intravenösen Pyelographie kleine buckelig konturierte Nierenbecken, die Harnleiter in den unteren Anteilen etwas dilatiert, mit spastischen Kontraktionen. Wiederholte Harnkontrollen ergaben immer einen negativen Befund.

Therapie: 3mal täglich 20 Tropfen Pendiomid, daraufhin sofortige Beschwerdefreiheit. Nach einer Woche Absetzen des Pendiomids, worauf sich wieder ein leichtes Ziehen in beiden Lendengegenden einstellte. Nach 3mal täglich 10 Tropfen Pendiomid wieder vollständige Beschwerdefreiheit, diesmal für dauernd. Röntgenkontrollen nach sechs Monaten und einem Jahr ergaben glatt konturierte Nierenbecken und normale Harnleiterspindeln.

Nachdem wir früher die spastische Nierenbeckenhypertonie vorwiegend mit Papaverin bei wechselnden Erfolgen behandelten, sind wir jetzt bei diesem Krankheitsbild zu den Ganglienblockern übergegangen und konnten feststellen, daß unter dieser Therapie der gewünschte Effekt rascher und andauernder eintritt. Es kann daher diese Behandlungsmethode aus eigener Erfahrung bestens empfohlen werden. Ihr Erfolg spricht scheinbar dafür, daß bei diesen Zustandsbildern die neurovegetative Dysregulation in der Innervation des Nierenbeckens im Vordergrund steht.

γ) *Die dynamische Hydronephrose*

Die Urologie unterscheidet zwischen einer mechanischen und dynamischen Hydronephrose. Über erstere haben wir hier nicht zu sprechen, wenngleich namentlich im vorgeschrittenen Stadium die Unterscheidung der beiden Arten von Harnstauungsnieren oft schwierig oder gar unmöglich ist. Bei der dynamischen Hydronephrose handelt es sich darum, daß die glatte Muskulatur des Nierenbeckens nicht imstande ist, den Harn aus dem Nierenbecken vollständig auszutreiben. Manchmal stellt das oben geschilderte hypotone Nierenbecken das Anfangsstadium der dynamischen Hydronephrose dar. Es wird aber auch eine spastische Form der dynamischen Hydronephrose unterschieden, nämlich dann, wenn sich zur Nierenbeckenhypotonie krampfartige Zustände am Ureterhals oder in den unteren Harnleiterabschnitten hinzugesellen. Für das Zustandekommen einer dynamischen Hydronephrose wird der Tonusverlust der glatten Muskulatur des Nierenbeckens verantwortlich gemacht, der durch eine Innervationsstörung entstehen soll. Die neurovegetative Dysregulation besteht darin, daß eine erhöhte sympathische Reaktionslage hemmend auf den Tonus und die Peristaltik der Nierenbeckenmuskulatur wirkt. Eine Herabsetzung der parasympathischen Reaktionslage könnte selbstverständlich zu demselben Zustandsbild führen.

Das hypotone Nierenbecken kann sich also zu einer dynamischen Hydronephrose entwickeln. Diese Entwicklung schreitet in der Regel langsam fort, ohne klinische Erscheinungen hervorzurufen, und das Endstadium stellt eine sogenannte stumme Hydronephrose dar, durch die das Nierenparenchym zugrunde geht. Sie kann beschleunigt werden durch die Kombination mit spastischen Zuständen am Ureterhals, die allerdings krampfartige Schmerzen bzw. Koliken verursachen und dadurch früher bemerkt werden. Ferner kann die Ausbildung einer Hydronephrose rascher vonstatten gehen, wenn bei einer dynamischen Harnstauungsniere mechanische Momente hinzukommen. Diese können z. B. durch Entzündungen auftreten. Infolge der Harnstauung kommt es leicht zur Infektion und damit zu entzündlichen Prozessen, die sich vorwiegend am Nierenbeckenausgang abspielen und damit zu Ureteradhäsionen, entzündlichen Briden und Stenosen führen.

Nach BOEMINGHAUS sind folgende vier Punkte für die Entwicklung einer dynamischen Hydronephrose kennzeichnend: 1. Langsame Vergrößerung des atonischen Nierenbeckens ohne besondere Beschwerden und klinische Erscheinungen. 2. Die Vergrößerung der Niere bzw. des Nierenbeckens ist bei der dynamischen Hydronephrose infolge der Schlaffheit des Organs nicht tastbar, während die mechanische Harnstauungsniere als prall elastischer Tumor palpabel ist. 3. Infolge der langsamen Vergrößerung des atonischen Nierenbeckens ohne wesentlich erhöhten Innendruck werden die Kelche relativ geringfügig erweitert, während bei der mechanischen Hydronephrose die Verplumpung und Dilatation der Nierenkelche entsprechend fortschreitet. 4. Bei der dynamischen Hydronephrose mit ihrer langsamen Entwicklung erholt sich die Nierenfunktion noch nach längerer Zeit, während sie bei der mechanischen Wasserniere mit ihrem erhöhten Innendruck früher für dauernd erlischt.

Für jeden Urologen ist es selbstverständlich, sich zu bemühen, die Ätiologie einer Hydronephrose zu klären, weil davon die einzuschlagende *Therapie* abhängt. Bei der mechanischen Hydronephrose wird man versuchen, das Abflußhindernis zu beseitigen (z. B. durch eine Ureterhalsplastik) und den normalen Tonus des Nierenbeckens durch Resektion der Wand desselben wiederherzustellen. Bei der dynamischen Hydronephrose wird wegen der Innervationsstörung die Verkleinerung des Nierenbeckens nur einen vorübergehenden Erfolg bringen und die Muskelatonie infolge der nervösen Funktionsstörung weiter bestehen bleiben. Aus dieser Ursache fallen die dynamischen Harnstauungsnieren viel häufiger der Nephrektomie zum Opfer als die mechanischen. Da sich aber — wie oben angedeutet — bei längerem Bestehen einer dynamischen Hydronephrose immer wieder mechanische Momente hinzugesellen, kann doch versucht werden, wenigstens die mechanische Ursache einer Verschlechterung zu beseitigen. Über Erfolge durch operative Eingriffe am vegetativen Nervensystem bei der dynamischen Hydronephrose ist meinem Wissen nach nichts bekannt. Auch wird sie sich, einmal vorhanden, kaum durch auf das autonome System wirkende Pharmaka beeinflussen lassen.

Der dynamischen Hydronephrose entspricht ein ähnliches Krankheitsbild im Darmtrakt, nämlich das Megacolon, das allerdings durch Operationen am Grenzstrang günstig beeinflußt werden kann.

δ) *Die sogenannte „kleine, schmerzhafte Hydronephrose“*

Sie stellt ein Krankheitsbild dar, das allerdings nicht allzu häufig angetroffen wird. Das Nierenbecken ist meist nicht beträchtlich erweitert, hingegen tritt die spastische Komponente in den Vordergrund. Es stellen sich intensive kolikartige Schmerzanfälle ein, die durch die gewöhnlichen Spasmolytica nur schwer zu beeinflussen sind. Bei der Pyeloskopie ist das Nierenbecken von kugeliger Gestalt, und wiederholte Untersuchungen, die einen organischen Prozeß mit Sicherheit ausschließen sollen, ergeben eine erhöhte Motorik des Nierenbeckens mit spastischen Kontraktionen am Ureterhals. Bei derartig gelagerten Fällen hat PAPIN die Entnervung des Nierenstieles bereits 1921 mit ausgezeichnetem Erfolg durchgeführt. Wie oben erwähnt, hat DETTMAR jüngst bei zehn Fällen von kleiner, schmerzhafter Hydronephrose die Splanchnektomie vorgenommen. Er konnte zwar bezüglich einer Steigerung der Harnsekretion keinen Erfolg durch den Eingriff erzielen, doch wurden die Patienten von ihren Schmerzen befreit. Werden bei der Operation einer „kleinen, schmerzhaften Hydronephrose“ am spastisch kontrahierten Ureterhals bereits narbige Veränderungen festgestellt, so wären sie mit der Allemannschen Operation zu beheben. Diese besteht darin, daß die schwielig verdickte Muskulatur des Nierenbeckenausganges in der Längsrichtung extramukös gespalten wird. Denervation der Niere und Allemannsche Operation können also bei diesem Krankheitsbild gute Erfolge bringen. Meiner Meinung nach müßte aber vorher auch der Versuch unternommen werden, mit den modernen Kombinationspräparaten auf diese nervöse Dysregulation einzuwirken oder Ganglienblocker anzuwenden. Derartige Versuche stehen noch aus, wären aber voraussichtlich lohnend.

Auch bei den als Nephralgien bezeichneten heftigen Schmerzen in der Nierengegend ohne nachweisbare organische Unterlage wurde die Denervation der Niere mit Erfolg durchgeführt, dies allerdings zu einer Zeit, in der die Kombinationspräparate und Ganglienblocker noch nicht bekannt waren. Es wäre ebenso naheliegend, bei der Nephralgie durch Sympathico-, Parasympathicolytica und zentral dämpfende Mittel eine günstige Beeinflussung zu versuchen.

b) Störungen des Harnleitertonus

Beim Harnleiter können ebenso wie beim Nierenbecken dauernde Fehlleistungen des vegetativen Systems für das Zustandekommen von Erkrankungen eine Rolle spielen. Auch hier führen zunächst die neurovegetativen Dysregulationen zu Veränderungen des Harnleitertonus, worauf jüngst RULAND hingewiesen hat. Die Störungen spielen sich im peripheren Apparat der Nerven und Ganglien ab. Bei längerem Anhalten derselben kommt es dann zu organischen Veränderungen. Auch für den Ureter gilt wie für das Nierenbecken der tonushemmende Einfluß des

Sympathicus und der tonussteigernde des Parasympathicus. RULAND nimmt für Nierenbecken und Harnleiter ein einheitlich in sich geschlossenes vegetatives Nervensystem an und glaubt auf Grund der klinischen Erfahrungen den Schluß ziehen zu können, daß sowohl in den sympathischen als in den parasympathischen Nervenfasern auch Bahnen für die Schmerz-, Füllungs- und Entleerungsempfindung vorhanden seien. Beide Arten von Fasern liegen intramural und bilden ein gemeinsames Netzwerk. Für die Funktion des Nierenbeckenharnleiterabschnittes sind vor allem die Plexus renales, der Plexus vesicalis und das Ganglion ureterovesicale maßgebend. Ganglienzellen fand RULAND in der Adventitia des Harnleiters, im Bindegewebe des Nierenhilus und des Nierenbeckens.

α) *Die Hypotonie des Harnleiters*

Sowohl bei der Hydronephrose als auch beim Hydroureter fand RULAND schwere Veränderungen an den Ganglienzellen in Form von Zelltrümmern, entrundeten Kernen, Vermehrung der Kerne des Hüllplasmodiums usw. Aus diesen Veränderungen der Ganglienzellen schließt er auch auf Störungen der postganglionären Fasern, die die Dysfunktion verursachen. Durch diese dauernden Fehlleistungen des vegetativen Systems kommt es nach RULAND im Nierenbecken zur Ausbildung einer Hydronephrose, am Harnleiter zum Hydroureter und an der Blase zur Megacystis. Operative Erfolge könnten an diesen Organen noch erzielt werden, wenn die vegetativen Ausgleichsmöglichkeiten noch vorhanden seien, doch spielten auch hormonale Elemente sowie der Zustand des Kapillar- und Lymphsystems eine Rolle.

Therapeutisch wird vorgeschlagen, periodische Sympathicusblockaden mit Novocain durchzuführen, ferner die Denervierung der Niere und des Nierenstieles, die Splanchnicusdurchtrennung, die Exstirpation des Ganglion aorticorenale sowie die Durchtrennung des neuromuskulären Gewebes am pyeloureteralen Segment nach ALLEMANN. Daß mit Hilfe dieser Eingriffe Erfolge erzielt werden können, wurde mehrfach beschrieben, persönliche Erfahrungen auf diesem Gebiete liegen nicht vor.

Außer den Erweiterungen des gesamten Harnleiters gibt es auch solche einzelner Ureterabschnitte. Sie fallen nicht in den Rahmen unserer Besprechungen, insofern sie mechanisch bedingt sind. Es handelt sich um die segmentalen Ureteratonien, wie sie besonders für das untere Harnleiterdrittel charakteristisch sind. Sie werden röntgenologisch isoliert festgestellt, ohne daß Dilatationen des mittleren und oberen Harnleiterabschnittes oder des Nierenbeckens und der Kelche nachweisbar wären. Für die segmentale Ureteratonie wird eine Innervationsstörung des Harnleiters angenommen, möglicherweise spielt sich hier der pathologische Prozeß im Ganglion vesicoureterale und in den von ihm nach oben ziehenden Nervenfasern ab. Dafür, daß tatsächlich eine neurovegetative Dysregulation vorliegt, sprechen die Beobachtungen von BOEMINGHAUS, der nach Resektion des gleichseitigen N. hypogastricus eine Rückbildung der lokalisierten Ureterdilatation beobachten konnte. Der Autor vergleicht diesen Zustand am Ureter mit dem Megacolon.

β) *Der Megaloureter*

Dieses Krankheitsbild wurde bisher als kongenitale Mißbildung aufgefaßt. Nach neueren Ansichten handelt es sich aber beim Megaloureter um eine Innervationsstörung des Harnleiters. Nach LEWIS und CLETSEWAY darf beim Megaloureter anatomisch und klinisch keinerlei Striktur vorhanden sein, Harnblase und Ureterenostien müssen ein normales Bild bieten, Nierenbecken und -kelche dürfen nicht in gleicher Weise erweitert sein und es muß sich eine Peristaltik am dilatierten Ureter nachweisen lassen. Sind diese Vorbedingungen nicht gegeben, so handelt es sich um einen Hydroureter. Dieselbe Ansicht vertreten NESBIT und WITHYCOMBE. Über die Ätiologie des Megaloureters ist nichts bekannt, doch erwähnen IRVIN und KRAUS die Arbeiten von BRAZIL und ETZEL, die beim Studium von 626 Fällen von Megalo- und Hydroureter zu dem Ergebnis kamen, daß eine Degeneration des intramuralen autonomen Nervensystems für den größten Teil der Fälle ursächlich in Betracht käme, während nur für einen kleinen Teil chronisch entzündliche Veränderungen verantwortlich gemacht werden können. Immer wieder wird auf die Ähnlichkeit des Krankheitsgeschehens beim Megaloureter bzw. bei der Megacystis mit dem Megacolon hingewiesen. PÄSSLER faßt Megacolon und Megacystis als Hemmungsmißbildung auf, wobei eine Erkrankung des vegetativen Nervensystems vorliege und weist auf die Häufigkeit des gemeinsamen Vorkommens hin. SWENSON und FISHER untersuchten systematisch alle Fälle von Megacolon cystometrisch und fanden in 50% eine vermehrte Blasenkapazität, eine verminderte Aktivität des Detrusor vesicae und einen Megaloureter. Auf Grund ihrer letzten Untersuchungen an einem Material von 60 Fällen kommen sie zu der Ansicht, daß die Ursache für die Entwicklung eines Megaloureters in einem Defekt der parasympathischen Blaseninnervation zu suchen sei. Im Tierversuch ergab die Unterbrechung der parasympathischen Nerven im kleinen Becken die Ausbildung eines Megacolon und eines Megaloureters.

Eine *Therapie* des Megaloureters auf medikamentösem Wege ist wohl nicht gut vorstellbar. Da dieses Krankheitsbild aber bei langer Dauer zu einer Schädigung des Nierenparenchyms führen muß, wurde versucht, ihm auf operativem Wege beizukommen. SWENSON und FISHER sprechen sich zwar gegen eine Operation aus, weil sie meinen, daß durch diese weitere Zerstörungen des parasympathischen Nervensystems herbeigeführt würden. Sie empfehlen eine regelmäßige und bewußte Blasenentleerung, um einen erhöhten Innendruck der Harnblase zu vermeiden.

Es ist allerdings schwer vorstellbar, daß durch diese Maßnahmen die Ausbildung eines Megaloureters verhindert werden könne. In ihrer jüngsten Arbeit teilen SWENSON, FISHER und CENDRON mit, daß die konservativen Behandlungsversuche der Harninfektion beim Megaloureter scheiterten. Nach Tierversuchen führten sie auch an einigen Patienten folgende Operation durch: Eine Ileumschlinge wurde auf ein Drittel ihres Lumens durch Längsresektion der Darmwand verkleinert und in die Bauchdecken genäht. In einem zweiten Akt wurde sie mobilisiert, durch einen Peritonealschlitz gesteckt und ihre Enden an Stelle des resezierten Megaloureters mit dem Nierenbecken bzw. mit der Harnblase vereinigt. Da der Megaloureter sich in den Anfangsstadien zunächst in den pelvinen Anteilen des Harnleiters entwickelt, versuchte BOEMINGHAUS die Hypogastricusresektion und konnte daraufhin tatsächlich eine Rückbildung der Ureterdilatation feststellen. Auf Grund guter Ergebnisse empfehlen LEWIS und CLETSEWAY die Durchtrennung beider Ureteren im dilatierten Bereiche und ihre Neueinpflanzung in die Harnblase. Von den Autoren wird auch die von uns im allgemeinen Teil zitierte Arbeit PIEPERS über seine neurohistologischen Untersuchungen am Ureter erwähnt. Wir erinnern uns, daß PIEPER das Ganglion vesicoureterale beschrieb, das an den unteren Ureterabschnitt einen ziemlich dicken Nervenstrang abgibt. Als sympathisches Ganglion wirkt es hemmend auf die Ureterperistaltik und die Entleerung des Harnleiters. Bei der Durchtrennung der unteren Ureterabschnitte und ihrer Neueinpflanzung in die Blase nach LEWIS und CLETSEWAY würde auch der Nervenstrang vom Ganglion vesicoureterale durchschnitten und so der Einfluß des erhöhten Sympathicotonus aufgehoben. Dies könnte vielleicht die guten Operationsergebnisse der genannten Autoren zwanglos erklären. NESBIT und WITHYCOMBE verschmälerten den dilatierten Ureter durch Resektion von zwei Dritteln seines erweiterten Umfanges, so daß er wieder annähernd normale Form und Dicke bekam. Sie mußten in kurzer Zeit Rezidive erleben, was auf Grund unserer ätiologischen Auffassung dieses Leidens begreiflich erscheint, da sich durch diesen Eingriff an der Dysregulation der Harnleiterinnervation in keiner Weise etwas ändert. PÄSSLER gibt hingegen als Methode der Wahl zur Behebung des Megacolons, des Megaloureters und der Megacystis die ausgedehnte Resektion des lumbalen Grenzstranges eventuell mit Entfernung der Nn. splanchnici an. Gute Erfolge dieser Methode sind bekannt, sollten sie sich nicht einstellen, führt dies PÄSSLER auf eine zu geringe Radikalität des Eingriffes zurück. Die ebenfalls guten Ergebnisse bei der ausgedehnten Darmresektion des Megacolons erklärt der Autor mit der damit verbundenen Ausrottung der sympathischen Nervenelemente. Der Vollständigkeit halber soll noch die von CARLSON angegebene Operationsmethode des Megaloureters geschildert werden, die in zwei Fällen gute Erfolge brachte, obwohl sie meiner

Meinung nach an den Innervationsverhältnissen des Harnleiters nichts ändert. CARLSON legte extraperitoneal den erweiterten Harnleiter vom Nierenbecken bis zur Harnblase frei, löste die Adhäsionen und Schlängelungen und versenkte ihn in eine Längsrinne des M. psoas major, die er dann über dem Ureter in zwei Schichten vernähte.

Zusammenfassend möchte ich bei der operativen Behandlung des Megaloureters empfehlen, die Ergebnisse LEWIS und CLETSEWAYS aus dem Jahre 1956 zu überprüfen.

γ) *Die spastische Hypertonie des Harnleiters*

Spastisch-hypertonische Zustände am Harnleiter können entweder primär nervös hervorgerufen werden oder sie werden reflektorisch durch eine organische Erkrankung, die sich in der Wand oder in der Lichtung des Ureters abspielt, ausgelöst.

Als Beispiel einer primären Innervationsstörung des Harnleiters muß hier eines Krankheitsbildes gedacht werden, nämlich der sogenannten *Ureterospasmophilie*, die möglicherweise die Grundlage zur Entwicklung der „kleinen schmerzhaften Hydronephrose" darstellt. Nach BOEMINGHAUS ist sie durch zeitweilige krampfartige Schmerzen im Harnleiterbereich charakterisiert. Bei der Untersuchung ist die starke Empfindlichkeit beim Einführen eines Ureterkatheters typisch, wobei beim Auffüllen des Nierenbeckens mit nur geringen Kontrastmittelmengen schwere Krampfzustände aufzutreten pflegen.

Fall 4. 48jähriger Mann, der vor 11 Jahren angeblich Harnsand hatte. Vor 4 Jahren schwere Nierenkoliken links, damals kein Stein nachweisbar. Seit gestern kolikartige Schmerzen im rechten Unterbauch, in die rechte Lendengegend und Harnblase ausstrahlend. Aufnahme an meine Abteilung am 11. IV. 1957. Harn klar, Albumen negativ. Sediment: ganz vereinzelt Erythrocyten. Chromocystoskopie: Blasenkapazität normal, Blasenschleimhaut und Ureterenostien o. B. Blau rechts nach 4 Minuten kräftig, links nach 5 Minuten kräftig. Der Blaustrahl rechts teils kontinuierlich, teils in kurzen raschen Stößen. Leeraufnahme beider Nieren und Harnleiter o. B. Intravenöse Pyelographie: Nach 7 Minuten gute Ausscheidung links mit normal konfigurierten Nierenhohlräumen, rechts keine Ausscheidung. Nach 15 Minuten rechts der Nierenschatten kontrastmittelangereichert. Keine Füllung der Nierenhohlräume. Bei der retrograden Pyelographie die Einführung des Ureterenkatheters sehr schmerzhaft. Nach Auffüllung mit 2 ccm Kontrastmittel stärkste Beschwerden, so daß ein Alkaloid gegeben werden muß. Es lassen sich daraufhin 5 ccm Joduron in das kugelig geblähte Nierenbecken, dessen Kelche etwas verplumpt sind, einbringen. Der Ureterhals und der ganze Harnleiter nach Zurückziehen des Ureterkatheters nicht auffüllbar. Behebung der Krampfzustände und der Beschwerden durch tägliche Injektion von Buscopan comp. Nach 14tägiger Behandlung bisher vollkommen beschwerdefrei.

Bei solchen Fällen handelt es sich also um eine nervöse Dysregulation des Harnleiters. Auch sie sind wie die kleine schmerzhafte Hydronephrose durch die üblichen Spasmolytica schlecht zu beeinflussen, sprechen aber auf Ganglienblocker und kombinierte, das vegetative System dämpfende Mittel gut an. In unserem Falle hatte sich bereits eine kleine schmerzhafte Hydronephrose entwickelt, doch konnten wir uns vor einer länger dauernden konservativen Behandlung noch zu keinem Eingriff entschließen.

Auf anderer Grundlage beruhen die spastischen Zustände des Ureters, die reflektorisch hervorgerufen werden, wenn sich eine organische Erkrankung im Harnleiter selbst abspielt. Hier kommen entzündliche Veränderungen und vor allem die Uretersteine in Betracht. Gerade bei der Ureterolithiasis wird der kolikartige Schmerz weniger durch die mechanische Reizung der Harnleiterschleimhaut, als durch die Harnstauung infolge Überdehnung der oberhalb gelegenen Nierenhohlräume und vor allem durch die spastische Kontraktion des Ureters am Sitz des Steines hervorgerufen. Wie wir gehört haben, dürften sowohl in den sympathischen als in den parasympathischen Nervenfasern des Harnleiters auch solche für die Schmerz- und Füllungsempfindung vorhanden sein. Der Kolikschmerz beim Uretersteinanfall dürfte also auf eine besonders starke Reizung dieser Fasern zurückzuführen sein. Es ist allgemein bekannt, daß wir bei schweren Ureterkoliken mit den gewöhnlichen krampflösenden Mitteln (Atropin, Papaverin usw.) meist nicht das Auslangen finden, und daß wir in solchen Fällen immer wieder zu den Alkaloiden (Morphium, Pantopon, Dilaudid) greifen mußten. In einzelnen Fällen ist dies auch jetzt noch der Fall. In einer großen Anzahl von Steinkoliken kommen wir aber mit den sogenannten Ganglienblockern aus. Bei diesen Präparaten handelt es sich vorwiegend um quarternäre Ammoniumbasen, die spezifisch die synaptische Erregungsübertragung in den peripheren Ganglien des autonomen Nervensystems hemmen. Die Erregungsleitung wird sowohl im sympathischen als auch im parasympathischen System blockiert. Ich selbst sammelte meine diesbezüglichen Erfahrungen mit dem Pendiomid (Ciba), über dessen Wirkungen auf dem Gebiete der Urologie zunächst J. Schneider 1951 berichtete. 1952 und 1953 verfügte ich bereits über 54 urologische Fälle, bei denen unter Pendiomidwirkung schwierige Cysto- und Chromocystoskopien sowie Ureterensondierungen, Steinfänge und kleinere transurethrale Blasenoperationen durchgeführt worden waren. Ich komme auf mein eigenes Krankengut noch zurück. Weitere Ganglienblocker sind das Etambro (Stickstoffwerke Linz), Sympathektoman (Kutiak), das Buscopan bzw. das Buscopan compositum (Boehringer). Über letzteres berichteten jüngst Lutzeyer und mein Mitarbeiter Raindl. Wenngleich die chemische Zusammensetzung der Ganglienblocker recht verschieden ist, wirken sie doch im gleichen Sinne, nämlich in Form einer Unterbrechung der Erregungsleitung in den Synapsen des sympathischen und parasympathischen Systems.

Von besonderem Interesse dürfte die Anwendung der Ganglienblocker bei tiefsitzenden Uretersteinen zwecks Steinfanges sein. Ich verwendete bei solchen Fällen, bei denen ich den Ureterstein mit einem Ureterenkatheter oder der Zeißschen Schlinge nicht passieren konnte, das Pendiomid. Der Patient bekam 20 bis 30 Minuten vor dem Eingriff 100 mg Pendiomid i. m. unter ständiger Blutdruckkontrolle und dann wurde die Zeißsche Schlinge eingeführt. Es gelang in einem größeren Teil der Fälle, das vorher unpassierbare Hindernis zu überwinden und den Stein zu extrahieren. Bis 1953 wurde dies an 15 Fällen durchgeführt. 6mal konnte der Stein mit der Schlinge primär entfernt werden, 6mal ging er kurze Zeit später spontan ab. In 3 Fällen mußten wir operieren. Bis jetzt haben wir Pendiomid bei Steinen im unteren Harnleiterdrittel 31mal angewendet. Die sofortige Steinextraktion gelang 11mal, ein Spontanabgang kurze Zeit nach dieser Manipulation erfolgte 9mal. Ohne Erfolg blieb dieser Eingriff unter Pendiomidwirkung 11mal, wobei 8mal die Zeißsche Schlinge an dem Stein nicht vorbei geschoben werden konnte. Ein Beispiel für einen Steinfang unter Pendiomidwirkung:

Fall 5. 21jährige Frau, die mit Nierensteinkolik links eingeliefert wird. Röntgen: Reiskorngroßer kalkdichter Schatten im linken unteren Harnleiterabschnitt etwa in der Höhe der Spina ischiadica. Chromocystoskopie: Blasenschleimhaut o. B., rechtes Ostium zart, linkes etwas verquollen. Blau rechts nach $3^1/_2$ Minuten kräftig, links nach 10 Minuten trotz Massage 0. Bei Einführung einer Zeißschen Schlinge nach 5 cm unüberwindliches Hindernis. Tags darauf 100 mg Pendiomid i. m., die Zeißsche Schlinge passiert nach Überwindung eines leichten Hindernisses den Stein. Dieser wird mit der Schlinge extrahiert und entspricht dem röntgenologisch festgestellten Schatten in seinen Dimensionen. Chemisch: Calciumoxalatstein.

Zusammenfassend kann über die Wirkung der Ganglienblocker bei hypertonen und spastischen Zuständen des Harnleiters gesagt werden, daß sie therapeutisch eine wertvolle Ergänzung unserer bisher angewendeten Medikamente darstellen.

3. Nervöse Dysregulationen der Harnblase

Die sympathische Innervation der Harnblase stammt aus dem 1. bis 2. Lumbalsegment und hat ihre Verbindungen mit dem beiderseitigen Grenzstrang, von wo sie als Nn. hypogastrici den Plexus hypogastricus bilden und als Nn. vesicales an die Harnblase herantreten. Die parasympathische Innervation erfolgt durch die Nn. pelvici. Diese treten mit den ventralen Wurzeln der Sacralnerven (S III und IV) aus und vereinigen sich mit dem hinter der Blase gelegenen sympathischen Plexus hypogastricus bzw. vesicalis. Von da an ist eine anatomische Trennung zwischen sympathischen und parasympathischen Fasern nicht mehr möglich, doch scheint eine Anhäufung parasympathischer Nervenfasern am Blasenboden bzw. am Blasenausgang vorhanden zu sein. Beide Arten von Nervenfasern führen nach RULAND Bahnen für die Schmerz-, Füllungs- und Entleerungsempfindungen. Die parasympathischen Nerven werden in den extramuralen Ganglienzellen der Harnblase umgeschaltet. Innerhalb der Blasenwand bilden beide Arten der Nervenfasern den Intramuralplexus, wobei eine anatomische Differenzierung in sympathische und parasympathische Fasern — wie gesagt — nicht mehr möglich ist. Reizung der sympathischen Nerven führt zu einer Steigerung des Tonus und zu Kontraktionen im Bereiche des Trigonum und des Sphinkter internus bei gleichzeitiger Hemmung des Detrusor vesicae. Überdies kommt es zur Vasokonstriktion. Die parasympathische Reizung bewirkt eine Tonussteigerung und Kontraktion des M. detrusor bei gleichzeitiger Erschlaffung des Sphinkter internus. Ob diese Auffassung heute noch aufrechterhalten werden kann, ist nicht sicher (s. S. 19). Der quergestreifte M. sphinkter externus wird spinal durch den N. pudendus versorgt (S III bis V).

Unsere heutigen Vorstellungen über die Physiologie der Miktion lassen sich kurz folgendermaßen zusammenfassen: Die Blasenentleerung wird zentral gesteuert, und zwar von einem Zentrum in der Gegend des Lobus paracentralis. Von dort ziehen Bahnen zu den beiden spinalen Zentren. Werden diese Bahnen oberhalb der beiden lumbalen Zentren durchtrennt, so wird die Blase von den Willensimpulsen unabhängig und wir sprechen von einer reflektorischen Blase. Bei der normalen Blasenentleerung ist scheinbar das Primäre die Erschlaffung des Sphinkter internus, der die Kontraktion des Detrusors koordiniert ist. Nach BOEMINGHAUS kamen sowohl HINMAN als DENNIG auf Grund ihrer experimentellen Untersuchungen zu der Ansicht, daß für das Zustandekommen einer normalen Miktion die intakte parasympathische Innervation in Verbindung mit den intramuralen Nervenelementen der Harnblase genüge. Wird jedoch der N. pelvicus durchtrennt, kommt es zu einer vollständigen Atonie der Harnblase mit Ausfall der Sensibilität. Ist bei diesem Zustandsbild der Sympathicotonus gesteigert, so tritt eine Harnverhaltung, ist er herabgesetzt, eine Inkontinenz ein. Es muß jedoch erwähnt werden, daß die Forschungen über den Miktionsvorgang noch keineswegs als abgeschlossen zu betrachten sind.

Die im folgenden zu besprechenden neurovegetativen Dysregulationen der Harnblase lassen die Blasenstörungen, die bei Erkrankungen des Gehirns oder des Rückenmarkes auftreten, unberücksichtigt (multiple Sklerose, Tabes, Hirntumoren usw.), ebenso die Miktionsstörungen nach Traumata des Rückenmarkes. Wir werden uns also nur mit Entleerungsstörungen der Harnblase beschäftigen, die ihre Ursachen in einer Fehlsteuerung des vegetativen Nervensystems haben, ohne daß — zumindest zunächst — organische Veränderungen an der Harnblase selbst nachweisbar sind.

a) Störungen der Blasenkapazität

Unter dem Einfluß nervöser Fehlsteuerungen kann das Fassungsvermögen der Harnblase sich ändern. Die Blasenkapazität kann vermehrt oder vermindert sein. Diese Änderung der Kapazität äußert sich klinisch in einer selteneren Harnentleerung bei vermindertem Harndrang oder in gesteigerter Miktionsfrequenz bei häufigem Harndrang. Wie wir oben gehört haben, kann der Ablauf einer normalen Miktion auch bei Ausschaltung des Sympathicus aufrechterhalten werden, falls der Parasympathicus und der Ganglienapparat der Harnblase intakt sind. Ist der Tonus des Parasympathicus herabgesetzt, so kommt es zu einer Erschlaffung des Detrusors, was mit einer Atonie der Harnblase verbunden ist. Gesteigerter Parasympathicotonus führt hingegen zu einer Hypertonie des Detrusors und damit zu einer herabgesetzten Blasenkapazität. Wir sprechen in solchen Fällen von einem Hypertonus der Blasenwand, der auch cystoskopisch durch die vermehrte Trabekelbildung der Harnblase erkennbar ist. Nach SUTER dürfen wir erst dann von nervösen Blasenstörungen sprechen, wenn der Harn eine normale Beschaffenheit zeigt, die Harnblase ein normales cystokopisches Bild bietet und wenn das Übergreifen pathologischer Prozesse von der Nachbarschaft auf die Harnblase ausgeschlossen werden konnte. Die Differentialdiagnose gegenüber einer Cystitis colli mit geringsten Schleimhautveränderungen, einer chronischen Prostatitis oder Lageanomalie des Uterus kann oft schwierig sein.

Störungen der Blasenkapazität hängen — soweit keine organischen Veränderungen vorliegen — vom Tonus der Harnblase ab. Nach LOWSLEY und KIRWIN ist für den normalen Tonus der Blase das Gleichgewicht in der autonomen Innervation maßgeblich. Im deutschen Schrifttum haben sich in letzter Zeit mit der nerval gestörten Harnblase besonders BOEMINGHAUS, GÖTZEN und BOEMINGHAUS, RULAND, PIEPER, THIERMANN u. a. befaßt. Auf die ungeheure Wichtigkeit dieses Problems braucht nicht besonders hingewiesen werden, ich erinnere nur an die schweren Komplikationen von seiten des Urogenitaltraktes bei Traumata oder Tumoren des Gehirns, bei Erkrankungen oder Verletzungen des Rückenmarks und der peripheren Nerven. Die Innervationsstörung im Verein mit der unausbleiblichen Harninfektion beinhalten häufig das Todesurteil dieser Patienten. Wie oben angedeutet, beschäftigen wir uns in der vorliegenden Arbeit nicht mit dieser Art der Blasenlähmungen oder -inkontinenzen, sondern mit den neurovegetativen Dysregulationen der Harnblase.

α) Die Blasenatonie

Wir dürfen von einer Blasenatonie auf neurovegetativer Grundlage nur dann sprechen, wenn es uns gelingt, durch eine eingehende neurologische Untersuchung eine organische Erkrankung des zentralen und peripheren Nervensystems auszuschließen. Ihre Ursache liegt in einer Störung des Gleichgewichtes zwischen sympathischer und parasympathischer Innervation, und zwar im Sinne eines gesteigerten Sympathicotonus, der hemmend auf die Blasenentleerung wirkt, oder eines herabgesetzten Vagotonus, wodurch die Austreibungskraft des Detrusors vermindert ist. BOEMINGHAUS bezeichnet die hier zu besprechende Form der Blasenatonie als *myogene*, während er unter *neurogener* die Schädigung der afferenten Nervenbahnen, z. B. bei der Tabes dorsalis versteht. Bei Annahme einer myogenen Blasenatonie müssen selbstverständlich alle Möglichkeiten eines Abflußhindernisses ausgeschlossen werden, was wohl in den meisten Fällen durch eine eingehende urologische Untersuchung gelingt. Viel schwieriger ist es hingegen, über die Art der neurovegetativen Dysregulation eine Aussage zu machen, ob diese durch einen gesteigerten Sympathico- oder durch einen herabgesetzten Vagotonus bedingt ist. Hier können uns die Cystometrie und die Sphinkterometrie im Verein mit der Urethrocystoskopie bzw. Urethrocystographie gewisse Anhaltspunkte liefern (Schrammsches Phänomen). Nicht unerwähnt soll bleiben, daß sich zur neurovegetativen Blasenatonie auch gewisse organische Veränderungen im Sphinkterbereich wie eine Sphinktersklerose oder Prostatahypertrophie hinzugesellen können.

Klinisch ist die Blasenatonie dadurch gekennzeichnet, daß der Harndrang ständig abnimmt, die Entleerung der Blase ist zwar möglich, erfolgt aber selten und träge, ohne den normalen Druck. Sie gelingt auch nicht vollständig, so daß Restharn in steigender Menge nachweisbar wird. Mit dem Vorhandensein von Restharn kommt es mit der Zeit zur Harninfektion, entzündlichen Prozessen und zur Steinbildung (s. Nierenbecken). Die ursprünglich harmlose neurovegetative Dysregulation der Harnblase führt damit zu einem organischen Leiden mit allen seinen möglichen Komplikationen.

Es wird daher unsere Aufgabe sein, zu versuchen, die neurovegetativen Dysregulationen rechtzeitig therapeutisch zu beeinflussen. Um dies sinngemäß durchführen zu können, werden uns zunächst die oben genannten Untersuchungsmethoden Anhaltspunkte liefern müssen, ob die Blasenatonie durch einen Hypertonus des Sphinkters (Sympathicus) oder durch eine Schwäche des Detrusors (Parasympathicus) bedingt ist. Selbstverständlich können auch beide Komponenten gleichzeitig vorhanden sein. Sinngemäß müßte in ersterem Falle die *Therapie* in der Gabe von Sympathicolytica bestehen, wofür sich die Secalepräparate besonders eignen. Gleichzeitige Verabreichung von zentral dämpfenden Mitteln erhöht ihre Wirkung. Aber auch durch transurethrale Sphinkterkerbungen kann bei erhöhtem sympathischem Tonus der Abfluß des Harnes erleichtert und dadurch die Blasenatonie behoben werden. Voraussetzung für den Erfolg dieses Eingriffes ist, daß man sich vorher über die Austreibungskraft des

Detrusors orientiert hat. Sollte der Austreibungsdruck des Detrusors bei der Cystometrie unter 70 mm Hg abgesunken sein, ist die Sphinkterkerbung zwecklos. Handelt es sich jedoch um eine Austreibungsschwäche des Detrusors, so müßte man versuchen, den Parasympathicus zu stimulieren. BOEMINGHAUS meint, daß dies medikamentös nicht gut möglich sei, obwohl über Erfolge mit Pilocarpin berichtet werden. Wir selbst haben gesehen, daß eine Tonisierung des Detrusors mit kleinsten Dosen Pilocarpin möglich ist und daß Blasenatonien geringeren Grades dadurch günstig beeinflußt werden können. Es gibt z. B. Prostatiker, die nach der Prostatektomie nicht restharnfrei werden, obwohl sicherlich kein mechanisches Abflußhindernis mehr vorliegt. Bei solchen Patienten handelt es sich um eine Detrusorschwäche infolge eines herabgesetzten Parasympathicotonus, sofern nicht Veränderungen im Bereiche der glatten Muskulatur selbst vorhanden sind. Wir konnten in so gelagerten Fällen durch Pilocarpin (3mal täglich 0,005 per os) die Blasenentleerungen günstig beeinflussen und die Restharnmengen weitgehend herunterdrücken. Dafür folgendes Beispiel:

Fall 6. 74jähriger Mann, Prostatektomie wegen Hypertrophia prostatae. Restharn vor der Operation 540 ccm, nach der Operation dauernd Restharnmengen von 330 ccm, auch nach Abklingen der postoperativen Cystitis. Urologische Kontrollen ergaben kein mechanisches Abflußhindernis. Auf Pilocarpinpillen Abfallen der Restharnmenge auf 120 ccm, schließlich auf 45 ccm. Bei Kontrolle nach einem Vierteljahr Restharn 40 ccm.

K. BAUER sprach schon 1951 auf dem Deutschen Urologenkongreß in Düsseldorf über die pharmakologische Beeinflussung des Blasentonus auf Grund cystometrischer Untersuchungen. Während er von den Sympathicolytica keine besondere Tonussteigerung sehen konnte, trat eine solche bei verschiedenen Parasympathicomimetica ein, so beim Acetylcholin, Prostigmin, besonders aber bei der Kombination von Doryl und Esmodil, sowie beim Pilocarpin. Auch eine Kombination weiblicher und männlicher Hormone im Verhältnis 2 : 1 wirkt gut tonisierend auf die Blasenmuskulatur.

Bei hochgradiger Blasenatonie wird aber medikamentös kaum ein Erfolg erzielt werden können. In diesen Fällen hat sich die Rochetsche Operation bewährt, die darin besteht, daß aus den Mm. recti abdominis Streifen gebildet werden, die an die Blasenwand beiderseits seitlich aufgesteppt werden. Die Wirkung dieser Operationsmethode scheint nicht darauf zu beruhen, daß etwa Nervenfasern aus dem M. rectus in die Blase einsprossen und deren Innervationsverhältnisse verbessern, sondern sie scheint rein mechanisch zu sein. Die Blase wird vielmehr an die Bauchpresse angeschlossen und dadurch besser entleert. Daß diese Annahme richtig ist, geht aus der Modifikation dieser Operation durch BOEMINGHAUS hervor. Dieser extraperitonisiert die Blase und fixiert den Blasenscheitel hoch oben an der Bauchwand mit einem Fascienstreifen. Seine Erfolge bei der Blasenatonie sind noch besser als mit der Rochetschen Operation, was für eine rein mechanische Wirkung dieses Eingriffes spricht. Schließlich sei noch für die extremen Formen der Blasenatonie die Operation nach ORR (1937) erwähnt. Sie besteht in einer subtotalen Blasenresektion, wobei nur die untersten Anteile der Harnblase erhalten bleiben. Sie wirkt aber auf lange Sicht nur bei der myogenen Blasenatonie, wo die besser innervierten Anteile der Harnblase, nämlich das Collum vesicae, erhalten bleiben. Bei der neurogenen Atonie bringt dieser Eingriff nur ein vorübergehendes Zurückgehen der Restharnmengen, jedoch keine dauernden Erfolge, da die zerstörten Nervenbahnen (Tabes) nicht beeinflußt werden können.

β) *Die Megacystis*

Die Megacystis stellt ein seltenes Krankheitsbild dar und beruht auf einer Innervationsstörung der Harnblase, hervorgerufen durch eine Dysregulation im sympathisch-parasympathischen Gleichgewicht. Daß solchen nervösen Dysregulationen des vegetativen Systems der Harnblase auch pathologisch-anatomische Veränderungen zugrunde liegen, bewies RULAND, der in seiner zweiten Mitteilung fünf Fälle von Megacystis beschrieb. Seine neurohistologischen Untersuchungen ergaben Veränderungen an den Präterminalplexen und am Terminalreticulum selbst (s. I. Teil, Kapitel E). Er führt die Entstehung der Megacystis auf einen gesteigerten Reizzustand des Sympathicus zurück und glaubt, daß es durch Resektion des 2. und 3. Lumbalganglions gelingt, die Tonusverhältnisse der Harnblase zu ändern und den sympathischen Reizzustand zu beseitigen. Megacystis, Megaloureter und die dynamische Hydronephrose sind nach RULAND durch einen erhöhten Sympathicotonus bedingt. Auf die Beziehungen zwischen Megacystis und Megacolon wurde schon anläßlich der Besprechung des Megaloureters hingewiesen.

Bezüglich der *Therapie* bei Megacystis kann gesagt werden, daß eine medikamentöse Beeinflussung dieses Krankheitsbildes wohl kaum möglich ist. PÄSSLER empfiehlt wie beim Megacolon die radikale Resektion des lumbalen Grenzstranges, eventuell mit gleichzeitiger Exstirpation der Nn. splanchnici. Von einer ausgedehnten Resektion der Blase selbst sind scheinbar keine Dauererfolge zu erwarten, da dadurch die Störung im Innervationsgleichgewicht nicht wiederhergestellt werden kann.

γ) *Die Blasenhypertonie und die Schrumpfblase*

Zu einem Hypertonus der Harnblase kommt es meist im Gefolge von organischen Erkrankungen des zentralen Nervensystems und der peripheren Nerven, weniger durch eine Dysregulation im Gleichgewicht zwischen Sympathicus und Parasympathicus. Die Hypertonie der Harnblase ist cystoskopisch durch eine vermehrte Zeichnung der Trabekel und durch eine eher herabgesetzte Blasenkapazität gekennzeichnet. Klinisch besteht ein erhöhter Harndrang und eine häufige Miktion mit Entleerung geringer Harnmengen. Überdies ist eine Neigung zu Krämpfen in der Blasengegend vorhanden, die von mehr oder minder heftigen Schmerzen begleitet sein kann. Die Erscheinungen sind demnach ähnlich den Symptomen eines entzündlichen Prozesses der Harnblase. Demgemäß muß bei der Hypertonie der Harnblase der Harnbefund negativ sein, es darf kein Abflußhindernis bestehen und entzündliche Prozesse müssen mit Sicherheit ausgeschlossen werden können.

Therapeutisch bewähren sich Spasmolytica und Sedativa sowie Parasympathicolytica. Meiner Meinung nach müßte auch durch die Ganglienblocker eine gute Wirkung zu erzielen sein. Bei der hypertonischen Blasenlähmung empfiehlt BOEMINGHAUS die subarachnoideale Alkoholblockade sowie die Novocainblockade von S II bis IV.

Die *Schrumpfblase* gehört wohl ätiologisch nicht zu den neurovegetativen Dysregulationen der Harnblase, dennoch muß sie hier besprochen werden. Es ist zur Genüge bekannt, daß die Schrumpfblase durch chronisch entzündliche Prozesse entsteht. Die Entzündung, die zunächst auf die Schleimhaut beschränkt ist, greift — ob sie nun spezifisch oder unspezifisch ist — im Laufe der Zeit auf alle Schichten der Blasenwand über, wodurch die glatte Muskulatur geschädigt wird und schließlich durch ausgedehnte bindegewebige Umwandlung und Narbenbildung ihre Elastizität verliert. Das klinische Bild besteht in einer hochgradig herabgesetzten Blasenkapazität, häufiger Miktion, die den Patienten zur Ruhelosigkeit bei Tag und Nacht verurteilt, und fürchterlichen Schmerzen bei der Harnentleerung. Der Zustand der Patienten wird derart unerträglich, daß ihnen durch eine Operation geholfen werden muß, um so mehr, als die konservative Behandlung meist nur vorübergehende Erleichterung schafft. Wie wir gehört haben, enthalten sowohl die sympathischen als auch die parasympathischen Nervenfasern der Harnblase Bahnen, die den Schmerz vermitteln und die Empfindungen über den Füllungszustand und die Harnentleerung zentripetal weiterleiten.

Therapeutisch gibt es daher zwei Möglichkeiten, operativ die Schrumpfblase zu beeinflussen: 1. die geschrumpfte Harnblase als Reservoir für den Harn zu vergrößern, 2. die unerträglichen Schmerzen und die häufige Miktion durch einen Eingriff am vegetativen Nervensystem zu beheben.

Auf die raumvergrößernden Operationen der Harnblase (Scheelesche Dünndarmringplastik, Bildung einer Sigmoidblase usw.) braucht hier nicht näher eingegangen zu werden. Hingegen sind die Eingriffe am Nervenapparat der Harnblase kurz aufzuzählen. Sie sollen jedoch nur bei strengster Indikationsstellung und nach vorheriger gründlicher Untersuchung namentlich durch Cysto- und Sphinkterometrie sowie Cystourethrographie vorgenommen werden. Einer der ältesten neurochirurgischen Eingriffe bei der Schrumpfblase ist die Hypogastricusresektion (Cottesche Operation), von der gute Ergebnisse berichtet werden. Da der parasympathische N. pelvicus bei Erregung eine gesteigerte Motilität und vermehrte Kontraktionen des Detrusors zur Folge hat, kommt bei der Schrumpfblase die ein- oder beiderseitige Pelvicusdurchtrennung in Frage, die am besten nach der von THIERMANN angegebenen sacralen Methode durchgeführt wird. Ist gleichzeitig ein erhöhter Tonus des M. sphincter externus vorhanden, kann man nach vorheriger Sphinkterometrie auch beiderseits den N. pudendus resezieren bzw. eine dosierte Teildurchtrennung vornehmen. Über die Erfolgsaussichten derartiger Eingriffe wird sich der gewissenhafte Operateur durch vorherige Novocainblockaden der genannten Nerven orientieren. PATTON und SCHWARTZ berichten über gute Erfolge bei der spastischen Hypertonie der Harnblase durch die sacrale Neurotomie, ein Eingriff, der auch bei der Schrumpfblase Aussichten auf Erfolg bieten könnte. Die Autoren erklären die günstige Wirkung der sacralen Neurotomie durch die Unterbrechung afferenter Reizbahnen. Über die Ergebnisse derartiger Eingriffe kann derzeit noch kein abschließendes Urteil gefällt werden, da den verschiedenen Operateuren jeweils nur einzelne Beobachtungen zur Verfügung stehen.

δ) *Das Ulcus simplex vesicae (Hunner)*

Das Ulcus simplex vesicae ist keine häufige Erkrankung und wird daher oft lange Zeit nicht erkannt. Klinisch ist es dadurch ausgezeichnet, daß die Patienten — meist handelt es sich um Frauen — über Schmerzen in der Blasengegend, häufigen Harndrang und starke Miktionsbeschwerden klagen. Sie werden oft lange und vergeblich mit den verschiedensten Medikamenten unter der Diagnose einer Cystitis behandelt, ehe sie der Facharzt zu Gesicht bekommt. Die Diagnose ist cystoskopisch leicht zu stellen. Es wird meist am Blasenscheitel oder an den seitlichen Anteilen der Blasenhinterwand ein längliches Geschwür mit rotem Grund gefunden, der von zarten Fibrinauflagerungen bedeckt ist. Die übrige Blasenwand ist in den Anfangsstadien vollkommen unauffällig, später gesellt sich meist durch Infektion eine diffuse Cystitis hinzu. Die heftigen Beschwerden stehen zu dem scheinbar geringen Blasenbefund im Widerspruch. Pathologisch-anatomisch kann jedoch festgestellt werden, daß es sich nicht nur um eine Exulceration der Blasenschleimhaut handelt, sondern daß alle Schichten der Blasenwand entzündlich infiltriert sind. Gekennzeichnet ist dieses Geschwür durch die völlig mangelnde Heilungstendenz.

Ätiologisch ist das Ulcus simplex noch immer nicht geklärt. Es wird zum Teil als trophische Störung angesehen, BOSHAMER hält es für eine lokale Reaktion der Harnblase auf einen im Körper vorhandenen Focus und fordert dessen Beseitigung. Das fast ausschließliche Vorkommen bei

Frauen gab zu der Vermutung Anlaß, daß es sich um eine Störung im hormonellen Gleichgewicht handeln könnte. Schließlich dürfte aber auch eine nicht unmaßgebliche Rolle eine neurovegetative Dysregulation der Blaseninnervation im Sinne einer erhöhten sympathischen Reaktionslage spielen. Dafür spricht, daß in zahlreichen Fällen das Ulcus simplex nach Ausschaltung der sympathischen Blasennerven zur Abheilung gebracht werden kann. POWELL hingegen führt das Ulcus simplex auf Zirkulationsstörungen bzw. eine Stase in den Gefäßen der Blasenschleimhaut zurück, die durch entzündliche Prozesse im Genitale ausgelöst werden. Unter 76 von ihm zusammengestellten Fällen fand sich nur ein Mann.

Die *Diagnose* ist cystoskopisch in der Regel leicht zu stellen, differentialdiagnostisch ist vor allem eine Tuberkulose auszuschließen. Der Verlauf ist dadurch charakterisiert, daß es bei längerer Dauer unter entsetzlichen Schmerzen und Beschwerden zur Schrumpfblase kommt, die jeglicher Behandlung trotzt.

Die *Therapie* mit Harndesinficientien, Sulfonamiden und Antibiotika versagt meist. Besser spricht das Geschwür auf lokale Behandlung mit Ölinstillationen und leicht adstringierenden Mitteln an. Ferner wird die Röntgenbestrahlung mit kleinen Dosen empfohlen, von der wir aber nie wegen der Gefahr der Ausbildung einer Schrumpfblase Gebrauch gemacht haben. In einem Fall sahen wir nach mehrmaligen Elektrokoagulationen in längeren Zwischenräumen mit regelmäßiger Blasenpflege einen Erfolg.

Fall 7. 27jähriges Mädchen, das seit einem Jahr an Blasenbeschwerden litt. Im Dezember 1950 konnte ich ein langgestrecktes Ulcus hinter dem linken Ureterenostium bei normaler Blaufunktion feststellen. Ziehl-Neelson, Tierversuch wiederholt immer negativ. Lokale Behandlung mit Blasenspülungen, Ölinstillationen, Harndesinficientien, Neosalvarsan i. v. Im Mai 1951 Elektrokoagulation des Ulcus, anschließend weiter konservative Behandlung. Im Juli 1951 das Ulcus deutlich verkleinert. Weiterbestehen der Blasenbeschwerden. Im April 1953 neuerliche Elektrokoagulation, die im Oktober wiederholt wurde. Im Dezember 1953 nur mehr ein kleiner zarter Schorf an der Stelle des Ulcus. Anfangs 1954 plötzlich wieder starke Beschwerden, das Ulcus vergrößert, dritte Elektrokoagulation. Im April 1954 nur mehr zwei kleine rote Flecken an der Stelle des ehemaligen Ulcus erkennbar. Diese bleiben auch bei weiteren cystoskopischen Kontrollen bestehen. Seit Juli 1954 vollkommen beschwerdefrei und bis jetzt dauernd geheilt.

Ein zweiter Fall von Ulcus simplex konnte auf ähnliche Weise unter gleichzeitiger Anwendung von männlichen Hormonen zur Abheilung gebracht werden. Außer der Elektrokoagulation wurde 1951 von ROSE die Infiltration des Ulcus mit 1%iger Novocainlösung empfohlen. Diese Therapie nimmt nicht nur die starken Schmerzen und steigert die Blasenkapazität, sie soll nach Meinung des Autors auch die fibröse Induration der Blasenwand auflockern und die Fixierung der Schleimhaut von der Unterlage lösen. In mehrmaligen Sitzungen werden bis zu 50 Novocainpunktionen des Ulcus und nachherige Dehnung der Harnblase in Narkose,

Lumbal- oder Sacralanästhesie durchgeführt. Meiner Meinung nach wirken diese Novocaininfiltrationen auch entsprechend auf die sympathische und parasympathische Innervation der erkrankten Stelle ein. In neuerer Zeit wird auch die Injektion von Cortison in das Ulcus simplex empfohlen.

Seit langem wurde beim Ulcus simplex, das durch die geschilderten konservativen Maßnahmen nicht zur Abheilung zu bringen ist, die Durchtrennung der Nn. hypogastrici empfohlen (Boeminghaus, Boshamer u. a.). Auch wir haben sie in zwei Fällen mit gutem Erfolg durchgeführt.

Fall 8. 46jährige Frau mit Ulcus simplex, seit 1934 konservativ behandelt. Rechts am Blasenscheitel ein Ulcus simplex. Am 3. XI. 1936 Cottesche Operation (Weber) in Allgemeinnarkose. Schlagartige Besserung der fürchterlichen Tenesmen und Miktionsbeschwerden in den ersten postoperativen Tagen. Fortsetzung der lokalen Behandlung. Nach 2 Monaten das Ulcus nur mehr linear mit zarten Fibrinbelägen. Im Juni 1937 eine hyperämische Stelle im Gebiete des ehemaligen Ulcus. Letzte Kontrolle im September 1939. Patientin, abgesehen von etwas erhöhter Miktionsfrequenz, beschwerdefrei. An der Stelle des ehemaligen Ulcus simplex einige kleine Teleangiektasien.

Fall 9. 62jährige Frau, die im Jahre 1956 in meine Behandlung kam und angab, seit 14 Jahren an zunehmenden Blasenbeschwerden zu leiden. Sie hatte starke Schmerzen bei der Miktion, mußte oft urinieren, bei Nacht 5- bis 7mal. Bei der Cystoskopie betrug die Blasenkapazität nur mehr 50 ccm. Die Schleimhaut leicht hyperämisch, die Ostien zart. Hinter dem linken Ostium eine kammförmige 2 cm lange Erhabenheit, die mit Fibrin belegt ist. Die Umgebung stark gerötet, normale Blaufunktion, Harnkultur steril, Tierversuch negativ. Da die Patientin von auswärts ist, wird sie mit konservativem Behandlungsvorschlag entlassen. Neuerliche Aufnahme im Februar 1957. Deutliche Verbreiterung des Ulcus, das elektrokoaguliert wird. Anschließend Besserung der Beschwerden und Steigerung der Blasenkapazität auf 100 ccm. Schon im März 1957 neuerliche Verschlechterung, wahnsinnige Schmerzen beim Urinieren, nächtliche Miktion 20- bis 30mal. Das Geschwür an der linken Blasenhinterwand wieder etwas verbreitert, die umgebende Schleimhaut bullös-ödematös. Daraufhin am 7. V. 1957 Cottesche Operation (Weber) in Intubationsnarkose. 3 Tage Verweilkatheter und anschließend Besserung der Beschwerden. Nächtliche Miktion 5- bis 6mal. Über das endgültige Ergebnis des Eingriffes bei diesem Ulcus simplex wird erst zu einem späteren Zeitpunkt etwas ausgesagt werden können.

Daß ein Ulcus simplex zu großen, ja allergrößten Eingriffen zwingen kann, geht aus dem Schrifttum hervor. So mußte Junker bei dieser Krankheit wegen lebensgefährlicher Blutung eine Cystektomie durchführen. Frischeisen-Köhler berichtet über zwei Fälle, bei denen er wegen unerträglicher Blasenbeschwerden die Coffeysche Harnleiterimplantation in das Sigmoid und anschließend die Cystektomie vornahm, da in einem Fall das nach der Harnleitereinpflanzung zurückgegangene Ulcus neuerlich rezidivierte.

Wenngleich die Genese des Ulcus simplex bis heute noch nicht restlos geklärt ist, sehen wir, daß es durch Eingriffe am vegetativen Nervensystem beeinflußt und in gewissen Fällen zur Abheilung gebracht werden kann.

b) Die Entleerungsstörungen der Harnblase

Wie wir gesehen haben, ist die Aufrechterhaltung einer normalen Miktion weitgehend vom Tonus und von der Kapazität der Harnblase abhängig. Doch selbst bei physiologischem Tonus und normaler Blasenkapazität kann es zu Entleerungsstörungen der Harnblase im Sinne einer Retention oder Harninkontinenz kommen. Für diese müssen entweder Erkrankungen im cerebrospinalen System, in der Blasenmuskulatur selbst oder neurovegetative Dysregulationen der Blaseninnervation verantwortlich gemacht werden.

α) Die Harnretention

Die komplette oder teilweise Harnverhaltung kann durch die verschiedensten Umstände ausgelöst werden. Für unsere Betrachtungen scheiden alle mechanisch bedingten Harnretentionen, z. B. durch Prostatahypertrophie, Strikturen, Steine usw. aus. Ebenso haben wir uns hier nicht mit den Harnverhaltungen durch Erkrankungen des Gehirnes, des Rückenmarkes oder der peripheren Nerven zu beschäftigen (Tumor cerebri, Gehirntrauma, Tabes dorsalis, multiple Sklerose usw.). Außer den genannten Arten der Harnverhaltung gibt es auch Harnretentionen, die auf anderer Grundlage beruhen.

Es wäre zunächst eine Retention auf rein *psychischer Grundlage* zu erwähnen, deren geringster Grad namentlich bei Männern häufig zu beobachten ist. Diese können trotz voller Blase in Gegenwart anderer Personen den Miktionsakt nicht ausführen. Auf psychischem Wege kommt es scheinbar zu einem erhöhten Tonus des Sphinkter internus, dessen Eröffnung behindert und damit auch die Detrusorkontraktion gehemmt wird. Diese psychische Hemmung bedeutet an und für sich nichts Pathologisches und bedarf daher keiner Behandlung. Immerhin kann sie sich gelegentlich unangenehm auswirken. Dafür ein Beispiel:

Fall 10. 71jähriger Mann, der mir wegen Verdachtes auf Prostatahypertrophie überwiesen wird. Er gibt an, manchmal kaum den Harn entleeren zu können, zwischendurch meist fast unbehinderte Miktionen. Die Untersuchung ergab eine minimal vergrößerte Prostata bei 280 ccm Restharn. Bei genauerem Befragen gibt Patient an, daß er in dem neben dem Wartezimmer gelegenen Klosett nicht unbehindert urinieren könne, was daheim ohne weiteres möglich sei. Ohne urologische Therapie wurde die Restharnkontrolle vorgenommen, nachdem er 10 Minuten vorher daheim ausuriniert hatte. Sie ergab 30 ccm. Seit 2 Jahren bei wiederholten Kontrollen immer derselbe Befund.

Der geschilderte Fall zeigt, daß psychisch bedingte Harnverhaltungen zu Verwechslungen mit organischen Erkrankungen Anlaß geben können, z. B. mit einer Prostatahypertrophie, deren Operation auf Grund der richtigen Restharnmengen als absolut nicht indiziert erschien.

Auch auf *hysterischer Grundlage* kann es zur kompletten oder partiellen Harnverhaltung kommen, wie folgendes Beispiel zeigt:

Fall 11. 35jährige Frau, die wegen Hysterie und Depressionszuständen am 1. XII. 1956 an eine Nervenabteilung aufgenommen wurde. Ohne je vorher urologische Beschwerden gehabt zu haben, konnte sie plötzlich seit 24. XI. 1956 nicht mehr urinieren und mußte von ihrem Arzt täglich 2mal katheterisiert werden. Ein organneurologisches Leiden konnte auf Grund der durchgeführten Untersuchungen ausgeschlossen werden. Die urologische Untersuchung am 5. XII. ergab außer einer Phosphaturie keinen pathologischen Befund. Auf Dorylinjektionen war täglich eine geringe Spontanmiktion möglich, sie mußte aber immer wieder katheterisiert werden, was schließlich zu einer Cystitis führte (11. XII. 1956). Diese wurde mit Harndesinficientien und Blasenspülungen behandelt. Von neurologischer Seite wurde eine Elektroschockbehandlung durchgeführt. Am. 3. I. 1957 war der Blasenkatarrh abgeklungen und nun erst begann Patientin spontan zu urinieren. Bei ihrer Entlassung am 19. I. 1957 war sie restharnfrei und klagte über keine Miktionsbeschwerden mehr.

Ferner kann es zu *reflektorischen Harnverhaltungen* kommen, wie sie sehr häufig nach Operationen aufzutreten pflegen. Nach chirurgischen Eingriffen stellt sich oft eine sympathicotone Reaktionslage des Organismus ein, wie das SCARTOZZI und MARTINETTO mit Hilfe der Breitmannschen Probe nachweisen konnten. Der erhöhte Sympathicotonus ist auch mit einem gesteigerten Tonus des Sphinkter internus vesicae verbunden, was von einer erschwerten Miktion bis zur vollkommenen Harnverhaltung führen kann. Die reflektorische Retention tritt häufig bei Männern nach Operation einer gewöhnlichen Inguinalhernie auf, ferner bei Männern und Frauen nach Eingriffen im Unterbauch und Becken, so vor allem bei Mastdarmoperationen, aber auch schon nach Abtragung von Hämorrhoiden. SCHILDBACH beschäftigte sich besonders mit der postoperativen Harnverhaltung nach gynäkologischen Eingriffen, OEHLERT mit einer solchen nach Geburten. Beide Autoren kommen unabhängig voneinander zu der Ansicht, daß die postoperative und postpartale Retention bei Frauen durch eine Innervationsstörung der Blase zustande komme. SCHILDBACH bezeichnet sie als eine Störung in der Einheit „Blasenhals mit Detrusor und Verschlußapparat".

Therapeutisch machte man sich früher über die reflektorische Harnverhaltung keine Gedanken, sondern griff ganz einfach zum Katheter. Wir wissen jedoch, daß bei öfterem Katheterisieren eine Harninfektion nicht mit Sicherheit zu vermeiden ist, was Anlaß für sehr unangenehme Komplikationen geben kann. Um das Gleichgewicht in der Blaseninnervation wiederherzustellen, müßte man entweder *Parasympathicomimetica* geben, um durch einen erhöhten Detrusortonus den krampfartigen Kontraktionszustand des Sphinkters zu überwinden oder *Sympathicolytica*, die den erhöhten Sphinktertonus beheben sollen. Beide Wege wurden mit Erfolg beschritten und es ist eine schon lange bekannte Tatsache, daß wir bei einer reflektorischen Harnverhaltung durch Doryl eine kräftige Kontraktion des Detrusors und damit eine spontane Miktion erzeugen können. Die Wirkungsdauer des Doryls ist allerdings eine kurze, immerhin ist es in manchen Fällen möglich, durch einige Dorylinjektionen oder durch Prostigmin bzw. Pilocarpin das gestörte Innervationsgleichgewicht wiederherzustellen. Viel weniger bekannt ist die Verwendung von sympathicolytischen Mitteln, wie Dibenamin, Hydergin und Dihydroergotamin, welch letzteres sich gegenüber dem Ergotamin durch eine verstärkte sympathico-adrenalytische Wirkung auszeichnet. OEHLERT konnte bei 118 Fällen von postpartaler Harnverhaltung mit dem Dihydroergotamin in 94 Fällen eine Spontanmiktion erzwingen. SCHILDBACH erreichte mit demselben Präparat nach gynäkologischen Operationen an 49 Frauen in allen Fällen nach 1 bis 6 Tagen eine beschwerdefreie Blasenentleerung.

Mit den Entleerungsstörungen der Harnblase auf Grund von Veränderungen der Blasenmuskulatur selbst haben wir uns hier nicht zu beschäftigen. Es ist klar, daß bei einem Übergreifen entzündlicher Prozesse von der Blasenschleimhaut auf die Blasenmuskulatur diese beeinträchtigt und schließlich bindegewebig induriert werden kann, so daß ihre Kontraktilität leidet. Die Austreibungskräfte der Harnblasenmuskulatur und deren Dynamik sind weitgehend von ihrer Ausgangsfüllung abhängig, worauf bereits 1942 v. BRÜCKE und KNEBEL hingewiesen haben.

β) *Die Inkontinenz*

Ebenso wie bei der Harnverhaltung stehen auch bei der Incontinentia urinae die Entleerungsstörungen auf Grund cerebraler, spinaler und peripherer Schädigungen des Nervensystems hier nicht zur Debatte. Auch die Inkontinenz der Frauen auf Grund einer Cysto- bzw. Cystorectocele bei Descensus mit Erschlaffung oder narbigen Veränderungen am Sphinkter sollen hier nicht abgehandelt werden. Trotzdem gibt es Fälle von neurogener Inkontinenz, die durch eine Dysregulation in den Tonusverhältnissen des Sphinkters und Detrusors gelegen sind. Sie werden besonders bei Frauen beobachtet.

Wie bei der Harnverhaltung *psychische Momente* eine Rolle spielen können, so auch beim unwillkürlichen Harnabgang. Es ist bekannt, daß bei Schreckeinwirkung, bei Kollaps- und Schockzuständen usw. es zu einer unkontrollierten Harnentleerung infolge Nachlassens des Sphinktertonus kommen kann. Auch eine Inkontinenz auf *hysterischer* Basis ist möglich.

Über die Incontinentia urinae auf Grund neurovegetativer Dysregulationen ist noch nicht viel bekannt. Es sei in diesem Zusammenhang auf eine Arbeit von EUFINGER verwiesen, der sich experimentell mit diesem Gebiet beschäftigte. Schon 1940 vertrat BARNES die Ansicht, daß die Inkontinenz der Frauen in solchen Fällen, bei denen keine organischen Veränderungen am Blasenhals und am Verschlußmechanismus des Blasenausganges zu finden seien, durch ein Überwiegen des Detrusortonus verursacht werden. Dieser kann auf vegetativ-nervaler Grundlage, aus entzündlich-spastischen (SCHULTHEIS) und aus hormonell-dysfunktionellen Gründen (STEINKAMM, HOFFMANN) zustande kommen.

Der erhöhte Detrusortonus wäre klassisch durch das parasympathicolytische Atropin zu bekämpfen, dessen Nebenwirkungen allerdings sich auf längere Sicht recht unangenehm bemerkbar machen, obwohl es auch auf diesem Sektor neuere gut verträgliche Präparate gibt. Ebenso könnte das direkt an der glatten Muskulatur angreifende Papaverin verwendet werden. EUFINGER hat nun im Tierversuch das Buscopan (Hyoscin-n-butylbromid) verwendet und feststellen können, daß nach Erhöhung des Blasentonus durch Doryl oder Stilbene dieser auf Buscopan wieder absinkt, während das Buscopan auf den normalen Blasentonus kaum einen Einfluß hat. Ein anderer Ganglienblocker, das Pendiomid, zeigt hingegen auf den Tonus der Harnblase eine geringe Einwirkung. Der Angriffspunkt der Ganglienblocker liegt in den vagalen intramuralen Ganglien der Hohlorgane, wo die Reizübertragung gelähmt wird. Als praktische Erfolge seiner tierexperimentellen Arbeit sah EUFINGER in einigen Fällen bei Frauen ohne Veränderungen am Blasenausgang eine gute Beeinflussung ihrer Inkontinenz durch das Buscopan. Es stehen uns nun schon zahlreiche Ganglienblocker zur Verfügung und es wäre sicher dankenswert, sich mit ihnen im Hinblick auf die nervale dysregulatorische Inkontinenz zu beschäftigen. Auch über die Kombinationspräparate (sympathico-, parasympathicolytische und zentral dämpfende Mittel) liegen auf diesem Gebiete keine Beobachtungen vor.

In diesem Zusammenhang wäre noch das *Nachträufeln* der Männer zu besprechen. Es handelt sich darum, daß kurze Zeit nach Beendigung der Miktion einige Tropfen Urin abgehen, was einerseits unangenehm empfunden wird, und andererseits Flecken in der Wäsche verursacht. Betroffen werden meist allgemein nervöse Patienten, die jedoch keine urologischen Beschwerden äußern. Auch fördert die urologische Untersuchung keine pathologischen Befunde zutage. Die Genese dieses Nachträufelns dürfte zum Teil rein psychogener Natur sein, könnte aber auch durch eine Herabsetzung des Tonus des M. sphinkter externus bedingt sein. *Therapeutisch* wäre der Tonus dieses Muskels durch ein Parasympathicomimeticum zu heben. Es käme daher Pilocarpin, Prostigmin usw. in Frage. Auch das auf die quergestreifte Muskulatur einwirkende Strychnin kann sich bewähren.

Wir selbst verfügen über acht derartige Fälle von Nachträufeln. Es handelt sich um Männer im Alter von 19 bis 38 Jahren, die keinerlei Miktionsbeschwerden aufwiesen. Anamnestisch bestand das Nachträufeln zwei Monate bis ein Jahr. Die urologischen Befunde einschließlich Cystoskopie und Harnuntersuchung waren negativ. Neurologisch konnte keinerlei Abwegigkeit festgestellt werden.

Die von uns angewendete Therapie war einfach und brachte vollkommenen Erfolg. Zur Hebung des Tonus des Schließmuskels verordneten wir Strychnotonin 3mal täglich 1 Pille, überdies wiesen wir die Patienten an, sich gleich nach dem Miktionsakt die Harnröhre vom Perineum her auszustreifen. Nachuntersuchungen ergaben ein Schwinden des Nachträufelns im Laufe einiger Wochen. Versuche mit Parasympathicomimeticis wurden von uns nicht gemacht, wären aber noch nachzutragen.

c) Die Reizblase

Die Reizblase stellt ein Krankheitsbild dar, das vor dem zweiten Weltkrieg kaum bekannt war. Erst in der Nachkriegszeit konnte sie immer häufiger beobachtet werden. Sie ist im angloamerikanischen Schrifttum unter der Bezeichnung „Irritable Bladder" bekannt. Sie ist dadurch gekennzeichnet, daß eine Pollakisurie mit mehr oder weniger ausgeprägten Blasenbeschwerden vorhanden ist, ohne daß cystoskopische Befunde einer Entzündung erhoben werden können. Diese Diskrepanz zwischen subjektiven Beschwerden und objektiven Befunden ist für die Reizblase charakteristisch. Sie legen den Verdacht nahe, daß es sich bei der Reizblase um eine nervöse Störung im Sinne einer neurovegetativen Dysregulation handeln könnte.

Klinisch klagen die Patienten — in der überwiegenden Mehrzahl der Fälle handelt es sich um Frauen — über einen vermehrten Harndrang, wobei die Blase öfter als normal entleert werden muß. Die Miktionsfrequenz kann sich im Laufe der Zeit bis ins Unerträgliche steigern, die Blasenentleerungen bringen keine Befreiung von dem Harndrang. Es ist selbstverständlich, daß mit einer derartigen Miktionsfrequenz auch Schmerzen in der Blasengegend, Brennen bei der Harnentleerung und in der Harnröhre einhergehen. In schweren Fällen wird der ganze Unterleib als schmerzhaft angegeben oder es strahlen die Beschwerden von der Blase in die Nierengegenden aus. Kennzeichnend ist, daß die Beschwerden bei Tag bestehen, in der Nacht jedoch schwinden, daß überhaupt die gleichmäßige Bettwärme angenehm empfunden wird. Ferner hört man häufig, daß sich das Leiden — mit oder ohne Behandlung — während der Sommermonate weitgehend bessert oder schwindet, um in der kühlen und feuchten Jahreszeit neuerlich aufzutreten.

Objektiv ist trotz der heftigen oder lang dauernden Beschwerden kaum ein pathologischer Befund zu erheben. Der Harn ist klar, Eiweiß fehlt und im Sediment dürfen keine zelligen Elemente, namentlich keine Leukocyten, gefunden werden. Sind letztere vorhanden, so kann es sich nicht um eine Reizblase handeln, sondern es muß ein entzündlicher Prozeß vorliegen. Bei der Cystoskopie ist die Kapazität der Harnblase normal oder etwas herabgesetzt, der Harndrang äußert sich schon bei geringerer Blasenfüllung als gewöhnlich. Die Blasenschleimhaut zeigt ihre normale wachsgelbe Farbe, doch fällt eine gewisse pralle Blutfüllung der kleinen Gefäße auf. Es handelt sich nicht um eine eigentliche Hyperämie, sondern um eine vermehrte Gefäßzeichnung, ein Befund, den ich schon früher als charakteristisch für die Reizblase bezeichnet habe. Ferner wies WEGHAUPT auf eine geringgradige Vermehrung der Trabekelbildung, besonders an der Blasenhinterwand gegen den Blasenscheitel zu, hin. Damit sind bereits die bei der Reizblase zu erhebenden objektiven cystoskopischen Befunde erschöpft. Besonders wichtig erscheint jedoch die Feststellung SCHULTHEIS', daß die Cystometrie einen Hypertonus der Blasenmuskulatur ergibt. Allerdings müssen diese Messungen mehrmals vorgenommen werden. Sie objektivieren aber nach der Meinung von SCHULTHEIS die Diagnose einer Reizblase.

Die *Differentialdiagnose* hat sich selbstverständlich vorwiegend damit zu befassen, andere Prozesse der Harnblase, die eine Pollakisurie hervorrufen können, auszuschließen. Hier kommen vor allem Entzündungen der Harnblase selbst in Frage. Eine Klärung wird durch den Harnbefund und die Cystoskopie meist leicht möglich sein. Trotzdem kann eine leichte chronische Entzündung des Blasenhalses gelegentlich schwer von einer Reizblase abzugrenzen sein. Es kommen aber auch entzündliche Prozesse in der Umgebung der Harnblase, bei Frauen also vorwiegend am Genitale, in Frage, die zu Verwechslungen Anlaß geben können, ferner Harnröhrenmißbildungen, kleine Tumoren der Blasenschleimhaut, Hämorrhoiden, Proktitis usw. Alle diese genannten Nebenerscheinungen müssen vorher erkannt und behandelt werden, bevor man von einer echten Reizblase sprechen kann.

Die Reizblase ist jetzt als selbständiges Krankheitsbild anerkannt. Ihre *Ätiologie* scheint nicht einheitlicher Natur zu sein, doch dürften die einzelnen ätiologischen Momente untereinander in innigem Zusammenhang stehen. Psychische, hormonale und neurovegetative Faktoren stehen im Vordergrund.

1. *Psychische Momente.* Wie eine Harnverhaltung oder eine Inkontinenz psychisch hervorgerufen werden kann, so auch eine Pollakisurie mit Blasenbeschwerden. Psychische Traumata, ein Kältestress, sexuelle Exzesse, Coitus interruptus können Blasenreaktionen hervorrufen, die das Bild der Reizblase bieten. Bei Männern besteht eine Wechselwirkung zwischen Potenzstörungen und den Erscheinungen einer Reizblase (SUTER). Auch bei neurasthenischen Zustandsbildern können Blasenbeschwerden ähnlich der Reizblase auftreten. Es kommt hierbei zu einer Vermehrung des Harndranges, Überempfindlichkeit der Harnblase gegenüber Dehnung, Sphinkterkrämpfen, Nachträufeln, Jucken, Stechen und Ziehen in der Blasengegend und in der Harnröhre. Die *Therapie* derartiger

Formen der Reizblase hat entsprechend individuell zu erfolgen, z. B. Abstellen des Coitus interruptus, Vermeidung psychischer Traumata oder bei der Neurasthenie in Form einer neurologischen Behandlung.

2. *Störungen des hormonalen Gleichgewichtes* können das Zustandsbild der Reizblase hervorrufen, worauf schon seinerzeit CHWALLA hingewiesen hat. Er fand die Reizblase vorwiegend bei Frauen, die gleichzeitig über ein ständiges Kältegefühl in den Füßen klagen und konnte beides durch Testikelhormon günstig beeinflussen und zum Schwinden bringen. Daß die weiblichen und männlichen Hormone einen wesentlichen Einfluß auf die Tonuslage der Blasenmuskulatur haben, ist bekannt und wurde seinerzeit durch STEINKAMM und HOFFMANN (s. S. 104) hervorgehoben. Wir haben schon gehört, daß durch die Geschlechtshormone der Blasentonus gebessert wird, so daß bei atonischer Harnblase die Restharnmengen zurückgehen. Bei der Reizblase, bei der es sich um einen Hypertonus der Blasenwand handelt (s. cystometrische Messungen von SCHULTHEIS), wäre also die gute Wirkung der männlichen Hormone nicht so ohne weiteres einzusehen. Trotzdem wurden die guten Behandlungsergebnisse CHWALLAS von anderer Seite, auch durch eigene Erfahrungen und in letzter Zeit wieder von WEGHAUPT bestätigt. MENZEL sah bei Frauen im Prämenstruum die Erscheinungen einer Reizblase auftreten und führt sie auf eine Hyperfollikulinie zurück. Er konnte die Beschwerden durch Corpus-luteum- und androgene Hormone beseitigen. An unserem Material wurde die Reizblase durch Testikelhormon in einem Teil der Fälle behoben, namentlich bei solchen Frauen, die über ständig kalte Füße klagten. Aus dem Gesagten scheint hervorzugehen, daß die gute Beeinflussung der Reizblase durch androgene Hormone weniger durch deren Wirkung auf den Blasentonus als vielmehr auf einer Wiederherstellung des hormonalen Gleichgewichtes im Organismus zu beruhen scheint. Bei Besprechung unseres Krankengutes kommen wir noch darauf zurück.

3. Die *neurovegetativen Dysregulationen* scheinen nunmehr in der Ätiologie der Reizblase — zumindest was unser Material betrifft — weitgehend im Vordergrund zu stehen. Es dürfte sich bei der Reizblase um eine Störung im Zusammenspiel des sympathischen und parasympathischen Nervensystems handeln, und zwar um eine periphere Störung innerhalb der intramuralen Nervenformationen. Wie weit es sich um eine erhöhte Reaktionslage des Sympathicus oder des Parasympathicus handelt, ist schwer zu entscheiden, doch spricht der Hypertonus der Blasenwand eher für eine Sympathicusreizung. BIRKMAYER und WINKLER verzeichnen bei der sympathischen Hypertonie einen vermehrten Harndrang, der sich bis zur Urina spastica steigern kann und auch MENZEL führt die Reizblase auf eine Übererregbarkeit des sympathischen Anteiles der Blaseninnervation zurück. Dafür spricht auch, daß sich durch eine Novocainumspritzung der sympathischen Nn. praesacrales die Beschwerden der Reizblase

schlagartig beheben lassen und daß wiederholte Infiltrationen sogar zu einem Schwinden der Reizblase führen können. Derselbe Effekt kann übrigens auch durch eine peridurale Anästhesie (L 1 und 2) erzielt werden.

Schon anfangs 1955 konnte ich darauf hinweisen, daß es wegen der geringfügigen diagnostischen Möglichkeiten für die Feststellung einer Reizblase von Wichtigkeit wäre, auch in anderen Organsystemen nach neurovegetativen Dysregulationen zu suchen. Als besonders geeignetes Organ bezeichnete ich damals die *Haut*, die einerseits dem Auge leicht zugänglich ist, andererseits Erscheinungen einer neurovegetativen Gefäßlabilität besonders gut zum Ausdruck bringt. Es wurde damals das Verhalten des *Dermographismus* überprüft und ich konnte in 64 Fällen von Reizblase 40mal einen hochgradigen, 12mal einen deutlichen, 9mal einen leichten und nur in 3 Fällen keinen Dermographismus nachweisen. In Verfolgung dieses Problems konnte ich am Symposion über das neurovegetative System der Haut des Menschen 1957 in Wien über Hauterscheinungen bei vegetativen Störungen des Urogenitalsystems berichten. Als Paradigma nahm ich wiederum die Reizblase und fand unter 437 Fällen in 64% einen hochgradigen, in 18% einen deutlichen Dermographismus, während er in 13% nur leicht ausgeprägt war und in nur 5% fehlte. Auf die Bedeutung des Dermographismus wurde bereits im II. Teil dieser Arbeit, Kapitel C, 3, 1, a, hingewiesen. Als weitere Hauterscheinungen bei der Reizblase konnte ich häufig die fleckförmigen flüchtigen Hautrötungen bei Frauen am Hals und den oberen Brustabschnitten beobachten, ferner die Cutis marmorata bzw. die Akrocyanose als Ausdruck einer vegetativen Dysregulation der Hautkapillaren. Schließlich wurde auch oft eine Hyperhidrosis festgestellt. Die Angaben über kalte Füße dürften wohl als Ausdruck einer hormonalen Gleichgewichtsstörung aufzufassen sein (s. Punkt 2), weniger als Innervationsstörung der peripheren Gefäße der unteren Extremitäten.

Schon in einer unserer früheren Arbeiten konnten wir das häufige Zusammentreffen von Reizblase und *niederem Blutdruck* feststellen. Wir fanden mit Ausnahme einiger Hypertonien herabgesetzte Blutdruckwerte um 110 bis 120 mm Hg bzw. 70 bis 75 mm Hg. Diese Hypotonie, die namentlich in der Nachkriegszeit oft angetroffen wird, stellt meiner Meinung nach ebenfalls den Ausdruck einer neurovegetativen Gefäßlabilität dar und kann als unterstützendes Moment bei der Diagnostik der Reizblase gewertet werden. Nach BIRKMAYER und WINKLER, die die Pollakisurie dem Symptomenkreis ihrer sympathischen Hypertonie zuordnen, müßte allerdings in solchen Fällen der Blutdruck normal sein oder an der oberen Grenze der Norm liegen. Möglicherweise stellen aber die Reizblasen, zumindest die länger dauernden, schon einen Übergang zur sympathischen Hypotonie dar, in welches Zustandsbild die niederen Blutdruckwerte ohne weiteres passen würden.

Sehr häufig findet man auch bei der Reizblase als Ausdruck einer erhöhten sympathischen Reaktionslage das *Glanzauge*, eine erhöhte Lichtempfindlichkeit, eine vergrößerte weiche Schilddrüse mit Carotispalpitationen und eine Phosphaturie. Letztere konnte in unserem Material in rund 20% der Fälle beobachtet werden.

Bevor wir uns der Therapie zuwenden, können wir also zusammenfassend feststellen, daß wir die Diagnose einer Reizblase aus den klinischen Symptomen, dem negativen Harnbefund, dem cystoskopischen und cystometrischen Befund und für die neurovegetativen Formen der Reizblase auf Grund der zusätzlich vorhandenen vegetativen Dysregulationen in anderen Organsystemen stellen werden.

Die *Therapie* der Reizblase stellt für den praktischen Arzt und für den Facharzt eine dankenswerte Aufgabe dar, da das Leiden äußerst unangenehm empfunden wird und in schweren Fällen die Patienten zur Verzweiflung treibt. Infolge unserer heutigen Kenntnis über die Ätiologie der Reizblase gestaltet sie sich meist nicht allzu schwierig, doch muß sich der Arzt zunächst sorgfältig mit der Psyche, mit dem Hormonhaushalt und mit der neurovegetativen Reaktionslage seiner Patienten befassen. Nach Erkenntnis derselben wird er imstande sein, das geeignete Medikament auszuwählen, das Milieu des Patienten zu regeln und durch das Zusammenwirken verschiedener Heilmethoden trachten, möglichst rasch zu einem durchschlagenden Erfolg zu kommen.

Für die Behandlung der durch psychische Momente ausgelösten Reizblase haben wir die Beseitigung derselben schon erwähnt. Die Therapie wird also individuell auf den einzelnen Fall abgestimmt sein müssen. Auf die Behandlung der Reizblasen, die durch Störungen des Hormongleichgewichtes oder durch neurovegetative Dysregulationen bedingt sind, gehen wir nun am besten durch die Betrachtung unseres eigenen Krankengutes ein.

In den Jahren 1952 bis 1957 konnte ich 485 Fälle von Reizblase beobachten, d. h. Fälle, bei denen entzündliche Prozesse in den Harnwegen nicht vorhanden waren. Sie alle wurden cystoskopiert, Cystometrien hingegen nicht durchgeführt. Harn- und Sedimentbefund waren negativ. Eine Phosphaturie wurde in 98 Fällen, d. i. etwa in 20% festgestellt.

Tabelle 2

Lebensalter, Jahre	Frauen	Männer
bis 20	24	4
21—30	110	16
31—40	96	24
41—50	74	21
51—60	68	15
über 60	29	4
Zusammen	401	84

Unter den 485 Reizblasen befanden sich 401 Frauen und 84 Männer. Tab. 2 gibt eine Übersicht über die Verteilung der Geschlechter auf die verschiedenen Lebensalter. Es ist zunächst ersichtlich, daß rund fünfmal soviel Frauen an einer Reizblase leiden wie Männer. Diese hohe Beteiligung der Frauen an der Reizblase ist für den Urologen nichts Ungewöhnliches, es fällt aber doch auf, daß die Frauen im Gesamtbild der vegetativen Dysregulationen bei weitem keinen so hohen Prozentsatz erreichen. Ferner springt in die Augen, daß sich bei den Männern die Anzahl der Reizblasen in meinem Material vom 20. bis zum 60. Lebensjahr auf ungefähr der gleichen Höhe halten, während sie bei den Frauen im zweiten und dritten Dezennium einen steilen Gipfel erreicht, um mit dem zunehmenden Alter langsam abzusinken. Es stimmt dies mit den Feststellungen verschiedener Autoren überein, daß sich die Reizblase bei den Frauen besonders in der Zeit der Gestationsperiode entwickelt.

Es erscheint zweckmäßig, unser Material in zwei Gruppen einzuteilen. und zwar enthält die Gruppe I jene Fälle, die in der ersten Zeit mit den damals üblichen Medikamenten behandelt wurden, während in der Gruppe II die Patienten aufscheinen, die auf das Neurovegetativum wirkende Medikamente bzw. Hormone erhielten.

Gruppe I. 162 Fälle, davon 37 Männer und 125 Frauen. Die Behandlung erfolgte damals folgendermaßen: Zunächst wurde eine indifferente, reizlose Kost und das Vermeiden kohlensäurehaltiger Getränke verordnet. Ferner empfahlen wir eine entsprechende Nachtruhe, womöglich auch untertags eine kleine Ruhepause. Um irgendeinen okkulten Infektionsherd zu beeinflussen, verschrieben wir einen Sulfonamidstoß mit gleichzeitigem Alkalisieren des Harnes sowie Calcium und schließlich Sedativa, meist in Form von Luminaletten. Bei hartnäckigen Fällen und bei Klagen über kalte Füße wurde auch Testoviron oder Perandren injiziert. Wenn wir die damalige Behandlung heute einer Kritik unterziehen, so können wir über das Calcium sagen, daß wir es auf Grund des cystoskopischen Befundes einer vermehrten Gefäßzeichnung zur Gefäßabdichtung verordneten. Über die Wirkung befragt, gab ein Großteil der Patienten an. daß sie es angenehm und beruhigend empfanden. Das Alkalisieren des Harnes wurde auf Grund der Erfahrungstatsache vorgeschrieben, daß ein alkalischer Harn eine empfindliche Blasenschleimhaut weniger reizt als ein sauer reagierender. Unter dem heutigen Gesichtspunkt der neurovegetativen Dysregulation erweist sich nun das Alkalisieren ebenfalls als zweckmäßig, wissen wir doch, daß bei einer Sympathicotonie, zu der die Reizblase zählt, eine Neigung zur Acidose besteht. Auch die bisher angewandten Sedativa, insbesondere das Luminal und seine verwandten Präparate, finden sich als zentral vegetativ dämpfende Mittel in den meisten modernen Kombinationspräparaten. Wir sehen also, daß wir schon früher wenigstens zum Teil und ich möchte sagen nicht so gezielt Medikamente zur Behandlung der Reizblase anwandten, deren Brauchbarkeit, wenn auch in anderer Kombination, heute noch zu Recht besteht.

An den 162 so behandelten Fällen der Gruppe I konnten wir nur in einem geringen Teil Nachuntersuchungen durchführen, um uns über die Dauerwirkung der Behandlung zu informieren. Es liegt dies sicher zu einem Großteil daran, daß wir dem Problem der Reizblase damals noch nicht so intensiv unsere Aufmerksamkeit zuwandten, wie das in den letzten vier Jahren der Fall war. Die Ergebnisse unserer Nachuntersuchungen sind der Tab. 3 zu entnehmen.

Tabelle 3

Geschlecht	geheilt	wesentlich gebessert	gering gebessert	ungeheilt
40 Frauen	14 (35%)[1]	11 (27,5%)	11 (27,5%)	4 (10%)
12 Männer	5 (41,7%)	3 (25%)	3 (25%)	1 (8,3%)
52 Patienten	19 (38,2%)	14 (26,3%)	14 (26,3%)	5 (9,2%)

[1] Die Prozentzahlen sind nur der Übersichtlichkeit halber in Klammern gesetzt, um die Vergleichsmöglichkeiten der Tab. 3 und 4 zu verbessern. Wir sind uns selbstverständlich bewußt, daß bei so kleinen Beobachtungszahlen Prozentsätze größere Fehlerquellen enthalten.

Ergänzend muß zu den Behandlungsergebnissen der Gruppe I noch darauf hingewiesen werden, daß wir in vielen Fällen von hartnäckiger Reizblase auch eine lokale Behandlung durchführten. Neben der medikamentösen Therapie wurden zweimal wöchentlich Blasenspülungen mit 3%iger Borsäurelösung, noch häufiger mit 1‰iger Lapislösung wegen ihrer adstringierenden Wirkung vorgenommen, anschließend 2%iges Anästhesinöl, Agoleum oder Metem in die Blase instilliert.

Gruppe II. 323 Fälle, darunter 47 Männer und 276 Frauen. Es fällt sofort auf, daß an unserem Material die Frauen in den letzteren Jahren einen noch überwiegenderen Anteil an den Reizblasen haben, als dies früher der Fall war. Während sich bei den Reizblasen der Gruppe I etwa 77% Frauen fanden, ist das weibliche Geschlecht in der Gruppe II in über 85% betroffen. Dieses Ansteigen der Reizblasen unter den Frauen mag wohl mit der steigenden Belastung im Beruf und ihren anderen alltäglichen Obliegenheiten in Zusammenhang gebracht werden.

Die Behandlung der Reizblase wurde bei diesen 323 Fällen in folgender Weise durchgeführt: Neben der Regelung der Diät und Lebensweise wurde nun das *Priscophen* verordnet, und zwar mußten die Patienten 3mal täglich 1 Tablette nehmen. Sie wurden nach einer Woche zur Kontrolle bestellt. Gaben sie eine Besserung der Beschwerden an, so wurde die Priscophenbehandlung fortgesetzt, und zwar mindestens drei Wochen lang. In vielen Fällen konnte damit ein dauerndes Schwinden der Beschwerden erreicht werden, in zahlreichen Fällen eine weitgehende Besserung, die nach Wiederholung der Priscophenkur in eine Dauerheilung überging. Als Beispiel folgender Fall.

Fall 12. 48jährige Frau, die angibt, seit 1933 immer wieder Blasenbeschwerden zu haben. Sie muß oft urinieren, bei Nacht nicht. Der Harndrang ist im Frühjahr und Herbst stärker als im Sommer und Winter. Im März 1954 suchte sie mich deswegen auf. Diagnose: Reizblase. Dermographismus stark positiv. RR 125/75. Therapie: 3mal täglich 1 Priscophentablette. Patientin erscheint nicht wieder. Im September 1954 einberufen, gibt sie an, seither keine Blasenbeschwerden mehr zu haben. Im August 1956 kommt sie wegen ziehender Schmerzen in beiden Lendengegenden neuerlich zur Untersuchung. Blasenbeschwerden bestanden seit der Behandlung mit Priscophen im März 1954 nicht mehr.

Wenngleich derartige Erfolge mit einem Kombinationspräparat bei den Reizblasen ziemlich häufig zu beobachten sind, werden wir in vielen Fällen damit nicht das Auslangen finden. Es empfiehlt sich dann, die neurovegetative Dysregulation von einem anderen Gesichtspunkt aus zusätzlich zu behandeln, und zwar lokal. Abgesehen von der adstringierenden Wirkung einer Blasenspülung, von der Reizlinderung einer Ölinstillation, ist auch die psychische Wirkung, der anläßlich der Behandlung vorhandene Zuspruch und der ständige Kontakt mit dem Patienten nicht zu unterschätzen. Im Laufe der urologischen Dauerbehandlung wird es auch leichter möglich sein, ungesunde Lebensgewohnheiten der Patienten zu erfahren oder auf eine Anamnese des Sexuallebens näher einzugehen.

Fall 13. 50jährige Frau, die angibt, seit 1953 ein Druckgefühl in der Blase zu haben. Sie muß auch bei Tag sehr oft urinieren, zeitweise besteht ein Brennen in der Harnröhre, unabhängig von der Miktion. Seit 10 Monaten auch Hitzegefühl in der Vulva und Brennen in der Scheide nach dem Verkehr. Die urologische Untersuchung am 9. II. 1956 ergab eine Reizblase, die zunächst mit Priscophen behandelt wurde. Da keine wesentliche Besserung eintrat, lokale Behandlung mit Lapisspülungen und Ölinstillationen, schließlich wegen des Brennens in der Harnröhre auch 10%ige Novocain-Urethralstyli. Im Mai 1956 erzählte Patientin, daß sie von ihrem Mann sexuell übermäßig beansprucht wird, was in ihr nicht nur Unlust-, sondern auch Schmerzgefühle erwecke. Nach dem Verbot eines Verkehres, an das sich der Mann hält, klangen die Reizblasenerscheinungen in wenigen Wochen ab. Später ließ sich Patientin von ihrem Mann scheiden und hat bis jetzt keine Blasenbeschwerden mehr gehabt.

Man sieht, daß die Sexualsphäre bei der Reizblase eine große Rolle spielt, daß daher die Anamnese entsprechend aufzunehmen ist, was allerdings erst in vielen Fällen bei näherem Kontakt mit den Patienten möglich ist.

In einem Großteil der Reizblasen führt die Priscophenmedikation, mit der lokalen Behandlung kombiniert, im Laufe einiger Wochen zur Heilung. Die meisten Fälle nehmen etwa folgenden Verlauf:

Fall 14. Eine 24jährige Frau suchte mich am 14. I. 1954 erstmalig auf und gab an, seit einigen Jahren Brennen in der Blasengegend zu haben. Sie muß oft urinieren und hat nach der Miktion noch immer Harndrang. Bei Nacht

1- bis 2mal Blasenentleerungen. Harn: o. B. Cystoskopie: Reizblase. Dermographismus stark positiv, RR 115/70. Therapie: Zunächst Priscophen, nach einer Woche nur mäßige Besserung. Daher die übliche lokale Behandlung, worauf sich die Beschwerden bis 6. III. 1954 vollkommen geben. 3 Monate später Kontrolle, Patientin beschwerdefrei, 2 Jahre später bemerkt die Patientin einen trüben Harn, weshalb sie sich wieder untersuchen ließ, obwohl sie vollständig beschwerdefrei war. Es handelte sich um eine Phosphaturie.

Wenn der eben geschilderte Fall sozusagen den Haupttyp der Reizblasenbehandlung darstellt, fehlt es auch nicht an Patienten, die nach längerer oder kürzerer Beschwerdefreiheit mit neuerlichen Erscheinungen einer Reizblase wiederkommen. Es hat sich nun gezeigt, daß mit einer Wiederholung der Behandlung die Patienten geheilt werden können, eine dritte Behandlungsperiode war in meinem ziemlich großen Material nur in zwei Fällen nötig.

Fall 15. 42jährige Frau, die am 2. XI. 1955 meine Ordination aufsuchte. Seit einer Geburt vor 2½ Jahren ständig Blasenbeschwerden, die krampfartig und mit starkem Harndrang verbunden sind. Es besteht auch ein Brennen beim Urinieren, sie muß oft Wasser lassen, auch bei Nacht 2- bis 3mal. Harn: o. B. Cystoskopie: Reizblase. Dermographismus stark positiv. RR 125/80. Glanzauge, feinschlägiger Tremor der Finger, leichte weiche Schwellung der Schilddrüse. Zunächst Priscophen, dann 4 Wochen lang gleichzeitig lokale Behandlung, worauf die Beschwerden vollkommen schwinden. Am 2. IV. 1956 neuerlich dieselben Krankheitserscheinungen. Auf Wiederholung der Behandlung bis 14. V. 1956 vollkommene Beschwerdefreiheit. Im November 1956 neuerlich dieselben Beschwerden, diesmal nur geringer Natur. Auf Behandlung mit Sedothyronkomplex ohne lokale Maßnahmen Heilung in 14 Tagen, seither beschwerdefrei.

Und nun noch ein Beispiel von besonders hartnäckiger Reizblase, die ich auch jetzt noch nicht als geheilt bezeichnen möchte.

Fall 16. 22jähriges Mädchen, die mich im Februar 1954 aufsuchte. Seit Sommer 1953 besteht starker Harndrang, keine Beschwerden beim Urinieren. Der Harndrang ist so stark, daß sie zeitweise ihrem Beruf als Verkäuferin nicht nachgehen kann. Bei Nacht keinerlei Beschwerden, sie leidet jedoch Sommer und Winter an kalten Füßen. Harn trüb (Phosphate), Albumen negativ, Sediment o. B. Cystoskopie: Reizblase. Dermographismus stark positiv, RR 125/75. Therapeutisch zunächst Priscophen, nach einer Woche lokale Behandlung, 3 Wochen später beschwerdefrei. Bereits im Juni 1954 wieder seit 4 Wochen dieselben Beschwerden und Wiederholung der Behandlung. Im Oktober 1954 dritte Kur, die 6 Wochen lang dauert. Von Mai bis Juni 1955 bekommt Patientin wegen neuerlicher Beschwerden 6 Testovironinjektionen à 10 mg i. m., worauf sie tatsächlich 1½ Jahre beschwerdefrei bleibt. Anfangs September 1956 neuerlich sehr starke Blasenbeschwerden, so daß sie sich krank melden muß. Abermals 4 Testovironinjektionen, worauf sie bis jetzt keiner Blasenbehandlung mehr bedurfte.

Ganz anders verhielten sich hingegen die Männer. Sie waren im allgemeinen einer Behandlung mit Kombinationspräparaten viel leichter zugänglich als die Frauen. Eine Priscophenkur in der Dauer von 3 Wochen genügte meist, um sie endgültig beschwerdefrei zu machen. Eine lokale Behandlung mit Blasenspülungen und Instillationen mußte fast nie angewendet werden.

Fall 17. 25jähriger Mann, seit Dezember 1955 häufiger Harndrang, er muß oft urinieren, dabei jedoch keine Beschwerden. Er wurde von Weihnachten 1955 bis April 1956 zuerst vom praktischen Arzt, dann vom Facharzt wegen Cystitis und Prostatitis behandelt. Er suchte mich Mitte April 1956 auf. Harn o. B., Prostata o. B., Cystoskopie: Reizblase. Dermographismus schwach positiv, RR 140/80. Priscophenkur. Nach 3 Wochen wesentliche Besserung, Fortsetzung des Priscophens. Am. 17. V. 1956 vollkommen beschwerdefrei, Kontrolle im Mai 1957: niemals mehr Beschwerden.

Ich glaube an Hand der geschilderten Fälle die Varianten der Reizblase und ihre Behandlung in großen Zügen dargelegt zu haben. Eine individuelle Anpassung wird immer nötig sein. Es braucht nicht betont zu werden, daß nicht nur das Priscophen bei der Reizblase als Kombinationspräparat sich bewährt, wenngleich ich es vorwiegend verwendet habe. Nur durch die Anwendung in großen Serien können wir uns über die Wirkung eines Medikamentes ein halbwegs vollständiges Bild machen. In einer Reihe hartnäckiger Fälle verordnete ich bei Reizblasen auch das Largactil (Megaphen), das von H. Hoff als Parasympathico- und vor allem als Sympathicolyticum mit vegetativ dämpfender Wirkung bezeichnet wird. Der Autor weist darauf hin, daß es indirekt über die Hypophyse auch auf das endokrine System wirkt und zu einer vegetativen Harmonisierung führt. Meine Erfahrungen mit dem Largactil bei der Reizblase sind als gut zu bezeichnen, wenngleich eine vorsichtige Dosierung nötig erscheint. Ferner weist Werner darauf hin, daß bei entzündlichen oder neurogenen Reizblasen mit dem Emtebe 51 wesentliche Besserungen erzielt werden können. Ähnliche Wirkungen sind meiner Meinung nach auch mit dem Ergotropal oder Nirvegil zu erzielen. Zum Abschluß dieses Kapitels seien die Ergebnisse unserer Behandlungsmethoden der Reizblase in Tab. 4 wiedergegeben. Von den 323 Fällen der Gruppe II konnten 160 Patienten nachuntersucht werden, davon 23 Männer und 137 Frauen.

Tabelle 4

Geschlecht	geheilt	wesentlich gebessert	gering gebessert	ungeheilt
137 Frauen	82 (59,9%)	38 (27,7%)	11 (8%)	6 (4,4%)
23 Männer	18 (78,3%)	3 (13%)	1 (4,35%)	1 (4,35%
160 Patienten	100 (62,5%)	41 (25,6%)	12 (7,5%)	7 (4,4%)

Wenn wir die Behandlungsergebnisse der Reizblase nach den alten üblichen Methoden der Gruppe I mit denen der Gruppe II vergleichen, so ergibt sich doch ein wesentlicher Fortschritt in den Erfolgen. Er tritt namentlich bei den Dauerheilungen in den Vordergrund. Es ist jedoch zu erwarten, daß weitere Pharmaka, die das vegetative Nervensystem beeinflussen, die Ergebnisse noch verbessern werden.

d) Die Enuresis nocturna

Unter Enuresis nocturna verstehen wir einen unwillkürlichen Harnabgang während der Nacht, so daß das Bett eingenäßt wird. Es handelt sich um ein Krankheitsbild, das vorwiegend in der Kindheit auftritt und in den meisten Fällen während der Pubertät — mit und ohne Behandlung — wieder schwindet. Trotzdem bildet die Enuresis nocturna einen ernst zu nehmenden Zustand, da sie, abgesehen von den äußeren Unannehmlichkeiten, auch zu familiären Schwierigkeiten führt. Die Eltern sind über die Erkrankung ihres Kindes verzweifelt, weil sie sehen, wie ihr Kind langsam aus der Gemeinschaft der Altersgenossen ausscheidet (Schulausflüge, Ferienheime usw.). Die Kinder ihrerseits sind verängstigt und verschüchtert, teils infolge der erhaltenen Strafen, teils wegen ihres eigenen Versagens. So stellt die Enuresis nocturna ein schwieriges Problem für einen Teil unserer Jugend dar, das vom behandelnden Arzt entsprechend ernst genommen werden muß.

Normalerweise erlangt das normal entwickelte Kind die Kontrolle über seine Blasenentleerung mit Ende des zweiten Lebensjahres, zunächst bei Tag, dann auch während der Nacht. Mit anderen Worten heißt dies, daß gegen Ende des zweiten Lebensjahres der Miktionsreiz während der Nacht bereits so stark wahrgenommen werden soll, daß die automatische Harnblasenentleerung unterbleibt. Setzt sich jedoch das Bettnässen bis in die späteren Lebensjahre fort, so sprechen wir von einer Enuresis congenita. Beginnt es jedoch erst später — also nachdem das Kind vom zweiten Lebensjahr an bereits bei Nacht trocken geblieben war — so wird dies als Enuresis nocturna recidivans bezeichnet.

Die Ansichten über die *Genese* der Enuresis nocturna haben sich in den letzten Jahren wesentlich geändert. Sie wurde früher als Blasenneurose aufgefaßt, die bei neuropathischen Kindern aufzutreten pflegt, ohne daß ein organpathologischer Befund nachweisbar sei. Die neueren Forschungen ergaben jedoch zahlreiche Hinweise für die Annahme, daß es sich bei der Enuresis nocturna um eine neurovegetative Funktionsstörung handeln dürfte. Wohl zu unterscheiden von der eigentlichen Ätiologie dieses Krankheitsbildes sind zahlreiche auslösende Momente, die schon längst bekannt sind und zunächst besprochen werden sollen.

Als auslösende Momente wurden z. B. Anämien, Adenoide, Phimosen sowie die Balanitis bezeichnet und es wurde darauf hingewiesen, daß die Enuresis nocturna nach Beseitigung derselben zum Schwinden gebracht werden könne. Dies ist jedoch kein Beweis dafür, daß diese Nebenerkrankungen die Ursache des Leidens darstellen. Es ist eine bekannte

Tatsache, daß kleine Eingriffe bei Kindern, wie z. B. eine Phimoseoperation derart suggestiv wirken können, daß mit dem Verschwinden des auslösenden Momentes auch das Grundleiden zur Heilung gebracht werden kann. Besondere Bedeutung für das Auftreten einer Enuresis nocturna wurde von jeher der Spina bifida occulta beigemessen und SIENKIEWICZ glaubt, daß eine segmentale Minderwertigkeit des Lumbosacralmarkes vorliege. Hingegen meinen BOEMINGHAUS, SUTER u. a., daß das häufige Vorkommen der Spina bifida occulta bei der Enuresis nocturna in keinem kausalen Zusammenhang stehe und auch wir konnten in unserem Kindermaterial zahlreiche Kinder mit offenem Sacralkanal beobachten, die nie eine Enuresis nocturna hatten.

Verschiedene Autoren vertreten die Ansicht, daß *organische Veränderungen* für die Genese der Enuresis nocturna ätiologisch von Bedeutung seien. Ich verweise auf die Arbeit von GOHRBANDT, der an 114 Fällen von Bettnässern Veränderungen an der Wirbelsäule nachwies und diese nach vergeblicher konservativer Behandlung operierte. Er fand Verziehungen und „Fesselungen" der Dura mater, die gelöst wurden und die durch fibrös entartete Lipome im Epiduralraum zustande gekommen waren. Die operativen Erfolge an 109 nachuntersuchten Fällen verteilen sich auf 31% schlagartige und 15,6% wesentliche Besserungen, während neben geringen Besserungen 35% vollkommen unbeeinflußt blieben, Ergebnisse, die von PAETZEL an 18 Fällen in ähnlichem Ausmaße erreicht wurden. Ich vertrat bereits an anderer Stelle die Meinung, daß derartige Eingriffe wohl bei totalen Inkontinenzen mit angeborenen Wirbelsäulenveränderungen gerechtfertigt erscheinen, daß aber ihre Ergebnisse bei der gewöhnlichen Enuresis nocturna durch die heutigen konservativen Behandlungsmethoden übertroffen werden können.

Andere Autoren glauben die Genese der Enuresis nocturna mit organischen Veränderungen erklären zu können, die sie im Urogenitaltrakt selbst aufgefunden haben. SIENKIEWICZ stellte bei seinen Enuretikern Trabekelblasen, Rötungen des Trigonums, Verlagerungen der Harnblase, Klaffen des Sphinkters, Asymmetrien der Harnblase oder des Ureterwulstes fest, ähnliche Befunde wurden von russischen Autoren erhoben. BOSHAMER nimmt eine segmentale physiologische Minderwertigkeit der Prostata und in geringerem Ausmaße auch der Hoden an. Ferner stellten DAMM, FISHER und FORSYTHE auf Grund von Cysto-Urethrographien röntgenologisch bei etwa 40% der Enuresis pathologische Veränderungen am Blasenhals und in der hinteren Harnröhre fest, bei Knaben in Form von Klappenbildungen, bei Mädchen als Strikturen.

Ferner muß auf die Ansicht zahlreicher Pädiater, Neurologen und Psychologen verwiesen werden, daß es sich bei der Enuresis nocturna um ein rein *psychisches* bzw. um ein Erziehungsproblem handle. Namentlich KRENEK, LOWSLEY, KIRWIN u. a. erinnern daran, daß durch erzieherische Maßnahmen eine Willensschulung erreicht werden könne, die dem Kinde das Vertrauen auf die eigene Kraft und die richtige Einstellung zu seinem Leiden gebe, wodurch eine Heilung erzielt werde. Es bleibt allerdings die Frage offen, wer auf das Kind diesen suggestiv-erzieherischen Einfluß ausüben solle, da meiner Meinung nach vielen Eltern dafür die Eigenschaften, unseren Ärzten aber dazu die Zeit fehlt. Daß sich die Kinder untereinander in schlechtem Sinne beeinflussen, unterliegt keinem Zweifel, dafür spricht das häufigere Auftreten der Enuresis nocturna in Instituten und Internaten gegenüber dem Elternhaus. Gill bezeichnet sogar das Bettnässen als schlechte Gewohnheit, wobei die Kinder gewissermaßen einander anstecken. Daß Mitscherlich, Hild u. a. die Enuresis nocturna als rein psychogenes Leiden im Sinne Freuds sogar als eine Art Autoerotik bezeichnen, sei hier nur am Rande erwähnt.

Weiter muß auf die Ansicht verschiedener Autoren hingewiesen werden, die als Ursache für die Enuresis nocturna Störungen im Hormonhaushalt bzw. im Vitaminstoffwechsel ansehen. Diese Störungen scheinen tatsächlich in gewissen Fällen ein wichtiges auslösendes Moment darzustellen und Goldman und Malavazos berichten über günstige Behandlungserfolge mit dem Prolan B, Boshamer über solche mit Hypophysenvorderlappenpräparaten und Sexualhormonen, Schaefer bei Knaben mit Testikel- und bei Mädchen mit Follikelhormon. Vaona berichtet über 80% Heilungen der Enuresis nocturna mit dem Vitamin E und führt das Leiden auf einen Vitamin-E-Mangel zurück.

Als weiteres ätiologisches Moment für das Zustandekommen einer Enuresis nocturna wird die *abnorme Schlaftiefe* angeführt, die für die wiederauftretenden automatischen Blasenentleerungen verantwortlich sei. Koster konnte diese abnorme Schlaftiefe in 96% seiner Fälle durch Hypnose beeinflussen und damit eine Heilung erzielen. Roland bekämpft sie durch Weckamine, eine Therapie, die mir bei kleinen Kindern nicht harmlos erscheint. Mit dieser Schlaftiefe ist häufig die Rückenlage verbunden und schon die alten Ärzte suchten sie durch den Handtuchknoten am Rücken zu verhindern und dadurch die Kinder zu Seitenschläfern umzuerziehen. Klingler konstruierte hierfür einen eigenen Apparat.

Nach den neueren Ansichten zahlreicher Autoren wäre jedoch die Enuresis nocturna als eine *neurovegetative Funktionsstörung* aufzufassen. Schon 1935 bezeichnet sie Gulácsy als den Ausdruck einer Vagotonie, da er bei Vagusreizung eine gesteigerte Erregbarkeit der Harnblase fand. Damit stimmen die in jüngster Zeit von Birkmayer gemachten Beobachtungen überein, daß die Enuresis besonders bei Kindern mit parasympathischer Reaktionslage aufzutreten pflege. Dietl meinte hingegen, daß sie durch einen herabgesetzten Tonus des Sphinkter externus zustande komme. Jancu faßt sie ebenfalls als eine Störung im neurovegetativen System auf. 1944 behauptete Boshamer, daß spasmenartige

Detrusorkontraktionen die Enuresis nocturna verursachten. Sie kommen durch ein Mißverhältnis in der Innervation des Sphinkters und Detrusor vesicae zustande. BOSHAMER macht also sowohl hormonale als auch neurovegetative Momente ätiologisch für die Enuresis nocturna verantwortlich. Wie sehr diese beiden Faktoren zusammenwirken, haben wir schon im I. Teil unserer Arbeit, Kapitel C, gesehen und insbesondere im vorigen Abschnitt anläßlich der Besprechung der Reizblase neuerdings bestätigen können. STAEHLER beschäftigte sich 1949 mit der Enuresis nocturna und hält sie für eine funktionelle Störung des vegetativen Nervensystems der Harnblase. Er präzisiert sie als eine nächtliche Pollakisurie bei Hypertonus des parasympathischen Systems mit gleichzeitiger großer Schlaftiefe. In Parenthese möchte ich darauf hinweisen, daß in Punkt 2 unserer Tab. 1 der lange und tiefe Schlaf als Kennzeichen der parasympathischen Reaktionslage aufscheint und daß von KOSTER, ROLAND, KLINGLER u. a. diese Schlaftiefe als ätiologisches Moment und zum Bilde der Vagotonie gehörig angeführt wird. Um zu STAEHLER zurückzukehren, fand dieser bei der Enuresis nocturna cystoskopisch niemals ein Schrammsches Phänomen, hingegen eine starke Kontraktion des M. urethro-trigonalis mit Abhebung desselben vom Instrument rectalwärts, was er als „Enuresis-Phänomen" bezeichnet. Ich selbst habe mich in den letzten Jahren eingehend mit dem Enuresisproblem beschäftigt und versucht — ähnlich wie bei der Reizblase — an meinen Patienten Hinweise auf neurovegetative Dysregulationen in anderen Organsystemen zu finden, da ich immer wieder die Ansicht vertrete, den Kranken nicht nur vom urologischen Standpunkt aus zu betrachten, sondern als „Ganzheit".

Bei den Enuretikern fallen zunächst die periodischen Schwankungen ihres Leidens auf, die wahrscheinlich mit dem jeweiligen Zustand ihrer vegetativen Reaktionslage in Zusammenhang stehen. Bei erhöhtem Parasympathicotonus verschlechtert sich die Enuresis nocturna, bei ausgeglichenerer Reaktionslage treten oft wochen- oder monatelange Remissionen ein. Wie bei der Reizblase erwies sich auch hier die *Haut* als besonders geeignet für die Beobachtung einer neurovegetativen Labilität. Auch die Enuresiskinder zeigten häufig einen positiven Dermographismus, wenn auch nicht so oft wie bei der Reizblase, ebenso waren die flüchtigen Hautrötungen am Hals zu beobachten. Anamnestisch konnte in 85% der Fälle eine erhöhte Schlaftiefe erhoben werden, ein hervorstechendes Zeichen des erhöhten Parasympathicotonus und in 75% ein Pulsus respiratione irregularis (s. Tab. 1, Punkt 17). Auf Blutdruckmessungen verzichteten wir bei Kindern, doch wäre es interessant, festzustellen, ob an Kinderabteilungen bei Enuretikern Hypotonien als Ausdruck der parasympathischen Reaktionslage in größerer Anzahl aufscheinen. Ich konnte also an meinem Material bei der Enuresis nocturna in vielen Fällen und zum Teil in einem hohen Prozentsatz parasympathicotone Stigmata in anderen Organsystemen (Haut, Kreislauf, Herz) nachweisen, was mir dafür zu sprechen scheint, daß dieses Leiden entsprechend den neueren Ansichten auf Grund neurovegetativer Funktionsstörungen sich entwickelt. Nach diesen Gesichtspunkten mußte ich nunmehr auch meine therapeutischen Maßnahmen einrichten.

Für die *Therapie* der Enuresis nocturna ist zunächst die Erhebung einer genauen Anamnese bei den Eltern nötig. Es ist festzustellen, ob das Kind seit dem 2. Lebensjahr Trockenperioden während der Nacht hatte, ob es ein Tiefschläfer, d. h. schwer zu erwecken ist, ob es sich um einen Rückenschläfer handelt und ob es vor oder nach Mitternacht ein oder mehrmals einnäßt. Dann verordnen wir folgende allgemeine Maßnahmen: 1. Flüssigkeitsentzug in den späten Nachmittags- und Abendstunden; 2. reichlich Bewegung in frischer Luft; 3. einstündigen Mittagsschlaf, um womöglich die Schlaftiefe bei Nacht herabzusetzen; 4. Verhinderung einer geistigen Überlastung; 5. psychische Beeinflussung der Kinder durch die Eltern in der Form, daß die Kinder von den Eltern erinnert werden, sich vor dem Einschlafen fest vorzunehmen, aufzuwachen und nicht einzunässen; 6. ein- bis zweimaliges Wecken, namentlich zur Zeit der gewohnheitsmäßigen Blasenentleerung in das Bett; 7. wurde den Kindern in der Ordination eingeschärft, daß die verordneten Medikamente sie in dem Vorsatz, rechtzeitig vor dem Einnässen aufzuwachen, bestens unterstützen werden; 8. wurde den Kindern in Aussicht gestellt, daß im Falle eines Versagens der verordneten Behandlung das unangenehme Faradisieren durchgeführt werden müsse; und 9. wurden die Eltern angewiesen, Rückenschläfer in Seitenschläfer umzuerziehen, sei es durch ein Kartoffelsäckchen auf dem Rücken oder einen entsprechenden Apparat.

Die medikamentöse Therapie bestand bei einer eher indifferenten Anamnese in der Verordnung von Tinct. Rhois arom., bei aufgeregten nervösen und lebhaften Kindern in Camphora monobromata oder sehr häufig in Luminaletten. Näßten die Kinder vor Mitternacht ein, gaben wir abends kleine Dosen von Coffein, um die Schlaftiefe herabzusetzen, wovon wir eine ganz gute Wirkung sahen. Älteren Knaben knapp vor der Pubertät verordneten wir kleine Mengen von Testikelhormon, den Mädchen jedoch kein Follikelhormon, um die Menarche nicht zu beeinflussen. Ferner verschrieben wir Vitamin B oder kleine Dosen von Strychnin. Bei negativen Erfolgen wechselten wir die Medikamente oder kombinierten sie, z. B. Perandren mit Coffein, oder Tct. Rhois aromat. mit Luminaletten usw. Die Erfolge dieser früheren Therapie waren sehr wechselnd.

Fall 18. 11jähriges Mädchen, seit Jahren immer wieder Enuresis, besonders nach Schulbeginn über den Winter anhaltend. Ausgesprochene Tiefschläferin, jedoch keine konstante Rückenlage. Normal entwickeltes Kind, gute Schülerin, Einnässen jede Nacht 1- bis 2mal. Therapie: Coffein und Tct. Rhois aromat., darauf schwindet die Enuresis innerhalb von 6 Wochen. 1 Jahr später neuerliche Enuresis, auf Strychnin keine Besserung, sofortiges Ansprechen auf abermalige Coffeintherapie. Im 3. Jahr neuerliches Rezidiv mit derselben Behandlung. Inzwischen Eintreten der Pubertät, seither keine Enuresis nocturna mehr.

Der geschilderte Fall ist wohl kein Beweis für die gute Wirkung unserer Therapie, da es immer wieder zu Rückfällen kam, trotzdem konnte die Enuresis nocturna jedesmal auf eine gewisse Zeit beseitigt werden. Der Eintritt der Pubertät setzte allerdings dem Leiden ein Ende.

Fall 19. 8jähriger Knabe, seit frühester Kindheit Bettnässer, schon bei verschiedenen Ärzten in Behandlung gewesen. Die Remissionen dauerten höchstens ½ Jahr. Wird von den Eltern als nervöses Kind geschildert, das zwar gut lernt, aber in der Schule sehr unaufmerksam ist. Das Kind ist gut entwickelt, sehr unruhig. Nach Verordnung der allgemeinen Vorschriften (s. S. 119) wird täglich abends 1 Luminalette verschrieben. Daraufhin nur mehr selten Einnässen. Kontrolle nach 1 Monat und Fortsetzung der Therapie. Das Bettnässen schwindet vollständig. Nach 2 Jahren wieder einberufen, keine Enuresis mehr.

Solche Fälle zeigen, daß die Heilung der Enuresis nocturna auch mit einfachen Mitteln gelingt, sie sind aber nicht allzu häufig. Es stehen ihnen Patienten gegenüber, wo sämtliche Medikamente versagen und auch heilpädagogische Maßnahmen in Kinderkliniken, Faradisationen, ja selbst Elektroschock usw. nicht zum Ziele führen. In den Jahren 1947 bis 1953 wurden 62 Kinder in der geschilderten Art behandelt. Es waren zufällig 31 Knaben und 31 Mädchen. Von diesen konnten 38 nachuntersucht werden, die Behandlungsergebnisse scheinen in Tab. 5 auf. Sie zeigen, daß nicht einmal ein Drittel der Fälle geheilt werden konnte, während über ein Fünftel der Therapie trotzte. Die Behandlung der Enuresis nocturna in den bisherigen Bahnen ist als unbefriedigend zu bezeichnen, auch geht aus Vergleichen mit anderen Arbeiten hervor, daß trotz unseres Bemühens, die Behandlung möglichst zu individualisieren, in den letzten 20 Jahren kein therapeutischer Fortschritt festzustellen ist.

Tabelle 5

Patienten	geheilt	gebessert	ungeheilt
21 Knaben	8 (38,1%)	9 (42,9%)	4 (19%)
17 Mädchen	6 (35,3%)	8 (47,1%)	3 (17,6%)
38 Patienten	14 (36,8%)	17 (44,8%)	7 (18,4%)

Wir versuchten nun auf Grund unserer Erkenntnis, daß die Enuresis nocturna in vielen Fällen auf einer neurovegetativen Dysregulation zu beruhen scheint, sie therapeutisch mit dem Kombinationspräparat Priscophen zu beeinflussen, und zwar verordneten wir bei Kindern bis zum 5. Lebensjahr 1 Priscophentablette am Abend, bei Kindern zwischen

5 und 9 Jahren je 1 Priscophentablette morgens und abends und bei älteren Kindern 3mal täglich 1 Priscophen. Außer den allgemeinen Verordnungen (s. S. 119), wurde auf jegliche andere medikamentöse Therapie verzichtet, um die reine Priscophenwirkung besser beurteilen zu können. Nur in ganz vereinzelten Fällen von besonders abnormer Schlaftiefe haben wir abends zusätzlich 0,1 Coffein verordnet. Die Wirkung des Priscophens bei der Enuresis nocturna als vagotonem Krankheitsbild schien uns deswegen besonders verheißungsvoll, weil es ein Parasympathicolyticum und ein zentral dämpfendes Barbiturat entsprechend unserer früheren Behandlung mit den Luminaletten enthält. Eigentlich müßte der dritte Bestandteil zur Bekämpfung der Enuresis nocturna ein Sympathicomimeticum sein, doch werden die meisten Kombinationspräparate mit einem Para- und Sympathico*lyticum* versehen, um eine allzu große Wirkungssteigerung und damit neurovegetative Kippvorgänge in die gegenteilige vegetative Reaktionslage zu vermeiden. Es sei ausdrücklich darauf hingewiesen, daß das Priscophen von der Erzeugerfirma keineswegs als ein Mittel gegen die Enuresis nocturna deklariert wurde, sondern einzig und allein als ein auf das vegetative Nervensystem wirkendes Medikament. Es wurde von uns ausschließlich auf Grund der oben geschilderten Erwägungen angewendet. Gegen die Enuresis nocturna wird jetzt vielmehr das Noxenur empfohlen, das aus den Extraktionsprodukten aus Atropa Belladonna, Ephedra vulgaris, Vitamin B_1 und Natr. glycerinophosphor. besteht. LOHMÜLLER hat sich damit beschäftigt und führt die Enuresis nocturna auf eine Störung im vegetativen Nervensystem zurück, wobei die abnorme Schlaftiefe der Ausdruck eines erhöhten Parasympathicotonus sei. Das Noxenur enthält nun als klassisches Parasympathicolyticum Atropa Belladonna, es wird im Gegensatz zu den anderen Kombinationspräparaten durch das Sympathicomimeticum Ephedrin ergänzt, wobei es zu den gefürchteten Kippvorgängen nicht zu kommen scheint. Zumindest sprechen die Erfahrungen LOHMÜLLERS dafür, der in über 200 Fällen von Enuresis nocturna — auch solchen, die mit anderen Mitteln anbehandelt waren — beste Erfolge erzielte. Bei ausgeprägter Schlaftiefe wird von ihm das Noxenur mit kleinen Dosen Pervitin kombiniert, ähnlich wie wir unabhängig davon bei diesen Zuständen das Priscophen mit Coffein verordneten.

Wir haben nun in den Jahren 1954 bis 1957 die Priscophenbehandlung der Enuresis nocturna unter Beibehaltung der oben angegebenen Richtlinien durchgeführt und konnten sie bei 42 Kindern, von denen 36 nachuntersucht wurden, anwenden. Bei den zuletzt behandelten Fällen können wir allerdings über Dauerergebnisse nichts aussagen und müssen uns mit der Wiedergabe der vorläufigen Ergebnisse begnügen.

Fall 20. 6jähriges Mädchen, seit einem Jahr periodisch Enuresis nocturna. Im Februar 1956 wurde das Kind in meiner Ordination untersucht und festgestellt, daß es gut entwickelt war. Zwischen den Zeiten eines täglichen Einnässens bestanden wieder monatelange Remissionen. Positiver Dermographismus, keine abnorme Schlaftiefe. 2mal täglich Priscophen durch 30 Tage, dann Kontrolle. Die Mutter gibt an, daß nach einer Woche ein vollständiges Aussetzen des Bettnässens eingetreten sei. Weitere 30 Tage 1 Priscophentablette am Abend. Die ferneren Kontrollen, zuletzt im Mai 1957, ergaben eine dauernde Beschwerdefreiheit.

Ein ähnlicher Verlauf war bei anderen mit Priscophen behandelten Kindern relativ häufig anzutreffen, so daß wir zunächst über die gute Wirkung erstaunt waren. Immerhin kam es aber in einem Teil der Fälle nach dem Absetzen des Priscophens zu einem Rückfall, wie folgendes Beispiel zeigt:

Fall 21. 9jähriger Knabe, der seit dem 5. Lebensjahr an einer Enuresis nocturna leidet und mehrfach mit wechselndem Erfolg behandelt wurde. Im Oktober 1954 erstmalig in meiner Ordination. Phosphaturie, positiver Dermographismus, Pulsus respiratione irregularis. Guter Allgemeinzustand, sehr aufgeregtes und nervöses Kind. 2mal täglich 1 Priscophen. Zurückgehen der Enuresis von täglichem auf 1- bis 2mal wöchentlichem Einnässen. Gegen Ende der 30tägigen Kur sprunghafte Verschlechterung. Daraufhin 3mal täglich 1 Priscophen. Die Enuresis sistierte. Fortsetzung der Behandlung 1 Monat lang mit 1mal täglich 1 Priscophen. Rückfall im September 1955 nach Schulbeginn. Auf neuerliche Priscophenkur beschwerdefrei bis jetzt.

Die Behandlungserfolge mit dem Priscophen bei der Enuresis nocturna gehen aus Tab. 6 hervor.

Tabelle 6

Patienten	geheilt	gebessert	ungeheilt
23 Knaben	15 (65,2%)	6 (26,1%)	2 (8,7%)
19 Mädchen	10 (52,6%)	7 (36,9%)	2 (10,5%)
42 Patienten	25 (59,5%)	13 (31%)	4 (9,5%)

Ein Vergleich der Tab. 5 und 6 ergibt wohl eine wesentliche Besserung der Erfolgsziffern, wobei wieder betont werden muß, daß die angegebenen Prozente an dem kleinen Material nur zu Vergleichszwecken dienen und keineswegs Allgemeingültigkeit haben. Bezüglich der vier ungeheilten Kinder wäre zu sagen, daß zum Teil der Eindruck besteht, daß die medikamentöse Therapie von den Eltern nicht genügend überwacht wurde. Bei einem Fall besteht allerdings keine Erklärung für das Versagen der angewandten Therapie.

Es muß nun noch über die Enuresis nocturna der Erwachsenen gesprochen werden, die ein fürchterliches Krankheitsbild darstellt und die Betroffenen bis zur Berufsunfähigkeit bringen kann. Leider sind die Behandlungsergebnisse bei den Erwachsenen sehr unbefriedigend im Gegensatz zu den Kindern, bei denen mit Eintritt der Pubertät es meist zu einer Spontanheilung kommt. In den Jahren 1947 bis 1953 wurden von mir 22 erwachsene Enuretiker behandelt, darunter 15 Männer und 7 Frauen. Einer der Männer hatte eine orthostatische Albuminurie, ein Symptom, das, wie wir bereits gehört haben, auch zu den neurovegetativen Dysregulationen gerechnet wird. Bei einer Frau wurde wegen der Enuresis die Cottesche Operation anderwärts ohne Erfolg durchgeführt. Von den 22 Patienten konnten 11 kontrolliert werden. 3 Männer waren durch Testikelhormon geheilt worden, 6 Patienten wiesen eine leichte Besserung auf, wurden aber immer wieder rückfällig, 2 blieben völlig unbeeinflußt, darunter auch die Frau mit der Cotteschen Operation. Die Behandlungsergebnisse sind also als äußerst dürftig zu bezeichnen. Altersmäßig verteilten sich die Patienten folgendermaßen: 10 Patienten — also fast die Hälfte — waren zwischen 15 und 20 Jahren, 9 Patienten waren 20 bis 30 Jahre alt, 2 Patienten standen zwischen dem 50. und 60. und 1 Patient zwischen dem 60. und 70. Lebensjahr. In den Jahren 1954 bis 1957 kamen nur 4 erwachsene Enuretiker zur Beobachtung, die mit Priscophen behandelt wurden, und zwar 3 Männer und 1 Frau. Letztere war 52 Jahre alt und näßte im Abstand von 3 Wochen ein.

Fall 22. 52jährige Frau, bei der seit 5 Jahren in wochenlangen Abständen immer wieder einmal das Bett eingenäßt wurde. Organische Veränderungen waren nicht festzustellen. Flüchtige fleckförmige Rötungen am Hals, positiver Dermographismus, gutes Allgemeinbefinden. Auch bei Tag häufiger Harndrang ohne Beschwerden. Cystoskopie: Reizblase. Behandlungsbeginn März 1955 mit 3mal 1 Priscophen täglich, 2mal wöchentlich Blasenspülungen mit 1‰iger Lapislösung. Nach 4 Wochen langer Behandlung nur 1mal Enuresis, seither kein Einnässen mehr. Fortsetzung der Priscophenkur in fallenden Dosen ohne Lokalbehandlung 3 Monate lang. Kontrolle im Juni 1955: Dauernd beschwerdefrei, keine Enuresis mehr.

Fall 23. 25jähriger Mann, bei dem die Enuresis nocturna erst vor 3 Jahren begann. Sie ist sehr unregelmäßig. Zwischen mehrwöchigen Pausen wird 3- bis 4mal hintereinander eingenäßt. Über die Schlaftiefe liegen keine Angaben vor. Patient soll beruflich nach England und ist durch die Enuresis behindert. Organisch bis auf einen teilweise offenen Sacralkanal alles o. B. 3mal 1 Priscophen täglich 4 Wochen lang, in dieser Zeit 3mal eingenäßt. Nach weiteren 3 Wochen Behandlung Sistieren der Enuresis nocturna, die seither nie mehr auftrat. Die letzte Behandlung liegt nun 2 Jahre zurück.

Bei den restlichen zwei Männern gab sich ebenfalls die Enuresis nocturna nach ein bis zwei Priscophenkuren, wobei bei einem Patienten mit angedeutetem Hypogenitalismus zusätzlich Testoviron gegeben wurde. Diese relativ rasche und leichte Heilung der vier erwachsenen Enuretiker erscheint uns wohl als Zufall, da wir genau wissen, wie schwer die Enuresis nocturna der Erwachsenen einer günstigen therapeutischen Beeinflussung zugänglich ist.

Dies war vor allem auch der Grund, daß man versuchte, die Enuresis nocturna auf *operativem Wege* zu heilen. Auf die Operationsmethoden und -ergebnisse von Gohrbandt und von Paetzel habe ich schon am

Eingang dieses Kapitels hingewiesen. STAEHLER versuchte nun am vegetativen Nervensystem selbst anzugreifen. Nachdem er bei größeren Kindern durch Pyrifer-Kuren gute Erfolge gesehen hatte, versuchte er bei Versagen derselben und nach Ausschöpfung aller konservativen Behandlungsmethoden durch eine Paraffineinbettung des N. praesacralis einen Dauerreiz auf den Sympathicus auszuüben, um dadurch den Hypertonus des Parasympathicus zu kompensieren. Er erreichte damit gute Erfolge, denn von 42 operierten Fällen sah er in 71% eine Heilung und in 23,8% eine Besserung, während nur 4,1% ungeheilt blieben. Auf andere Weise versuchte MESCHEDE die Enuresis des Erwachsenen operativ zu behandeln, und zwar dadurch, daß er an vier Fällen die Cottesche Operation ausführte. Er wollte damit das Zusammenspiel zwischen Sphinkter und Detrusor zugunsten eines erhöhten Sphinktertonus verändern, was scheinbar durch die Heilung seiner Fälle gelang. Die Zahl der Operationen erscheint uns jedoch zu gering, um ein endgültiges Urteil über diese Methode abgeben zu können. BOEMINGHAUS konnte bei der Enuresis nocturna durch wiederholte peridurale Anästhesien gute Erfolge erzielen, eine Methode, die bei erwachsenen Enuretikern vor der Durchführung größerer operativer Eingriffe meiner Meinung nach unbedingt versucht werden müßte. Es besteht kein Zweifel, daß durch die peridurale Anästhesie die Erregbarkeit des Detrusors herabgesetzt wird. Eine ähnliche Wirkung auf die Enuresis nocturna dürften die epiduralen Injektionen mit 1%iger Kochsalzlösung in den Hiatus sacralis nach CATHELIN erzielen. SZABO-HÁRS führte bei seinen Soldaten, die an Enuresis litten, Zisternenpunktionen durch. Es wurden 10 bis 20 ccm Liquor abgelassen und die Hälfte bis ein Drittel dieser Menge Luft eingeblasen. Die Punktionen wurden in Abständen bis zu viermal wiederholt. Der Autor glaubt, dadurch eine schockartige Umstellung in der Reaktionslage des vegetativen Nervensystems zu erzielen und darauf die guten Erfolge dieser Therapie zurückführen zu dürfen. Die Ähnlichkeit dieses Verfahrens mit dem von BIRKMAYER empfohlenen „vegetativen Schock“ (s. Teil II, Kapitel B, 4) ist in die Augen springend. Meiner Meinung nach sollten peridurale Anästhesie, epidurale Injektion nach CATHELIN oder vegetativer Schock nach BIRKMAYER versucht werden, bevor man sich bei den hartnäckigsten Fällen der Enuresis nocturna, die, wie gesagt, Erwachsene betreffen, zu größeren operativen Eingriffen entschließt.

C. Spezielle nervöse Dysregulationen des Genitalsystems

Funktionsstörungen nehmen in der Pathologie des Genitalapparates einen breiten Raum ein, allerdings vorwiegend auf dem Sektor der Endokrinologie, der psychischen und neurotischen Veränderungen. Über die rein neurovegetativ bedingten Dysregulationen des Genitalsystems ist wenig Konkretes bekannt und wir betreten damit Neuland. In der Literatur finden sich kaum Hinweise oder nur vage Andeutungen über die Möglichkeit neurovegetativer Funktionsstörungen des Genitales, die darin gipfeln, daß BIRKMAYER und WINKLER in ihrem Buche die Meinung äußern, daß so spärliche objektive Befunde deshalb vorliegen, weil Gynäkologen und Urologen zuwenig darauf achten. Bei der sympathischen Hypotonie meinen die genannten Autoren, daß der Tonus der Genitalorgane herabgesetzt sei, bei Frauen überdies Neigung zu Fluor albus, Reizblase (was eigentlich nicht zum Genitale gehört) und zu einem Descensus vaginae bestehe. Bei der parasympathischen Hypertonie sei der Turgor des Genitales gut, doch bestehe eine Neigung zu Organkrisen, die sich in Schmerzanfällen oder unangenehmen Sensationen im Bereiche der Harnröhre, der Klitoris usw. äußern. Der Coitus interruptus könne dafür eine auslösende Ursache darstellen. Was die Beobachtungen an unserem eigenen, allerdings nicht sehr reichlichen Material betrifft, so glauben wir sagen zu dürfen, daß neurovegetative Dysregulationen des männlichen Genitales — und nur über diese sind wir befugt zu sprechen — sich hauptsächlich auf dem sensiblen Sektor äußern. Es werden von Patienten Schmerzen leichter Natur, Ziehen, Stechen, unangenehme Sensationen usw., geäußert, für die keinerlei organische Befunde erhoben werden können, sei dies nun in der Prostata, Harnröhre, in den Hoden oder Samensträngen. Diese unangenehmen Sensationen können durch auf das vegetative Nervensystem wirkende Medikamente besser beeinflußt werden, als dies mit der bisher üblichen Therapie möglich war. Im folgenden sei nun auf diese Störungen insofern eingegangen, als wir uns bemühen werden, sie an eigenen Fällen zu schildern. Bindende Schlüsse daraus zu ziehen, sind wir allerdings noch nicht in der Lage. Dies wird erst nach weiteren Beobachtungen — auch von anderer Seite — möglich sein.

1. Nervöse Dysregulationen der Prostata

Die Prostata ist außerordentlich reich an Nervenfasern. Diese bilden den sympathischen Plexus prostaticus, der auch zahlreiche Ganglienzellen enthält. Er bezieht seine Fasern aus den Nn. hypogastrici, wobei ihnen hauptsächlich sekretorische Impulse zugeschrieben werden. Die parasympathische Innervation stammt aus den Nn. pelvici. Die gleichen Innervationsverhältnisse gelten für die hintere Harnröhre, von der der imperiöse Harndrang ausgelöst wird. Dies spricht dafür, daß sie entsprechende sensible Bahnen enthalten. In der Pars prostatica urethrae liegen auch angeblich Zentren für die Erektion. Man kann sich vorstellen, daß es bei Störungen im Zusammenspiel zwischen sympathischer und parasympathischer Innervation zu verschiedenartigen Beschwerden im Bereiche der Prostata kommen kann.

a) Die Prostatalgie

Allen Urologen sind Fälle untergekommen, bei denen die Patienten — meist in mittleren Jahren stehend — über ungefähr folgenden Beschwerdenkomplex klagen: Leicht vermehrter Harndrang, Druck oder Schmerzen im Mastdarm, die in das Perineum oder in das Kreuz ausstrahlen und nur zeitweise auftreten, besonders während oder nach der Defäkation. Gelegentlich, und zwar gar nicht so selten, werden auch Potenzstörungen angegeben, die die Patienten allerdings meist erst auf Befragen und nicht spontan äußern. Im Vordergrund stehen also vor allem die ziehenden und stechenden Schmerzen in der Prostatagegend. Die urologische Untersuchung ergibt einen normalen Harnbefund, cystoskopisch kann nichts Abwegiges erhoben werden. Bei der rektalen Untersuchung ergibt die Prostata normale Form und Konsistenz, sie ist jedoch ausgesprochen druckempfindlich. Ein Prostatasekret läßt sich meist nicht oder nur in geringen Mengen ausdrücken, seine mikroskopische Untersuchung ergibt keine Beimengung von Leukocyten. Der urologische Befund ist also, abgesehen von der Druckschmerzhaftigkeit der Prostata, vollkommen negativ. Bezüglich der urologischen Vorgeschichte ist nur in einem Teil der Fälle eine frühere Erkrankung, wie eine durchgemachte Gonorrhoe, Prostatitis, Epididymitis, Cystitis usw., zu erheben. Als Ursache wird von den Patienten meist eine Unterkühlung (beim Baden, Durchnässung) angegeben. Ich möchte dieses Zustandsbild als *Prostatalgie* bezeichnen, womit ausgedrückt werden soll, daß außer der Schmerzempfindung des Patienten keinerlei organische Veränderungen aufgefunden werden können. Es ist dasselbe, was die alte Urologie als „Prostatitis sine prostatitide" oder die Franzosen als „prostatisme sans prostate" bezeichnen. Es dürfte sich wohl um eine Überempfindlichkeit im sensiblen Nervenapparat der Prostata handeln und meiner Ansicht nach nicht um eine Neurose oder einen neurotischen Zustand. SUTER bezeichnet dieses Krankheitsbild als eine sensible Störung im Sinne einer Hyperästhesie. Dafür folgendes Beispiel.

Fall 24. 52jähriger Mann, der mich im Mai 1956 mit folgender Anamnese aufsuchte: Seit 14 Tagen Schmerzen im Mastdarm, die angeblich nach einer sexuellen Überreizung aufgetreten sind. Sie strahlen in den Damm aus. Seither keine Erektionen mehr. Immer wieder leicht glasiges Sekret aus der Harnröhre austretend. Die Schmerzen strahlen auch in die Hoden und Samenstränge aus. Die urologische Untersuchung einschließlich der Urethroskopia anterior und posterior vollkommen negativ. Therapie: Priscophen und Belladonna-Cehasol-Suppositorien. Verbot eines Geschlechtsverkehres. Nach einer Woche weitgehende Besserung, jedoch keine Beschwerdefreiheit. Anschließend unter Fortsetzung der medikamentösen Therapie 2mal wöchentlich vorsichtige Prostatamassagen. Nach 3 Wochen wieder Erektionen, nach 4 Wochen normaler Geschlechtsverkehr. Weiterhin noch immer unbestimmte Sensationen, die in die Prostata lokalisiert werden und erst nach 3 Monaten unter Priscophen vollkommen schwinden.

Bei dem vorliegenden Fall handelte es sich bei vollkommen negativem Organbefund um eine Überempfindlichkeit der Prostata, die durch Regelung der Lebensweise sowie ein vegetatives Kombinationspräparat, verstärkt durch das parasympathicolytische Belladonna, beseitigt werden konnte. Die Prostatalgie war anscheinend durch eine sexuelle Überreizung ausgelöst worden. Zwei ähnlich gelagerte Fälle konnte ich 1954 nach dem Hochwassereinsatz infolge ausgiebiger Durchnässung an jüngeren Männern feststellen. Auch sie sprachen auf die Therapie mit Kombinationspräparaten gut an. Ex juvantibus könnte man daher mit Recht die Prostatalgie als neurovegetative Dysregulation der Prostata bezeichnen.

b) Die Prostatorrhoe

Als Prostatorrhoe wird der Abgang von Prostatasekret außerhalb der normalen Ejakulationen oder der Pollutionen bezeichnet. Diese Entleerung des Prostatasekrets tritt hauptsächlich nach der Defäkation, gelegentlich auch am Schluß der Miktion auf. Die Patienten werden durch diesen unfreiwilligen Samenabgang sehr beunruhigt und führen eine Reihe von Allgemeinerscheinungen, wie Müdigkeit, Gewichtsabnahme, Schlaflosigkeit, Kopfschmerzen, Blutarmut usw., darauf zurück. Die Prostatorrhoe tritt hauptsächlich zwischen dem 20. und 30. Lebensjahr auf und ist häufig mit Potenzstörungen verbunden. Ätiologisch wurden bisher eine angeborene oder erworbene Schwäche des Nervensystems sowie die hochgradige Masturbation, der Coitus interruptus oder andere sexuelle Exzesse verantwortlich gemacht. Wieso kommt es aber zur unfreiwilligen Entleerung von Prostatasekret? Es wird dafür als Ursache eine Schwäche der Muskulatur der Ausführungsgänge der Prostatadrüsen angegeben. Bei Druck von seiten der Ampulla recti während der Stuhlentleerung sind die Muskel der Drüsenausführungsgänge nicht imstande, das angestaute Prostatasekret zurückzuhalten. Dasselbe kann sich bei stärkeren Kontraktionen des Detrusor vesicae ereignen. Für den Tonus der Prostatamuskulatur werden die sympathischen Nn. erigentes aus dem Plexus prostaticus verantwortlich gemacht. Ein zu geringer Sympathicotonus würde also zur Muskelschwäche der Drüsenausführungsgänge führen. Wie wir wissen, ist für den geregelten Ablauf des Komplexes der Geschlechtsfunktion vor allem eine richtige Relation zwischen dem Tonus des sympathischen und parasympathischen Nervensystems nötig.

Wir selbst verfügen in den letzten 4 Jahren über 8 Fälle von Prostatorrhoe, von denen 5 im Alter von 20 bis 30 Jahren, 3 zwischen dem 30. und 50. Lebensjahr standen. 2 Männer klagten über gleichzeitige Potenzschwäche, bei 2 anderen bestand vollkommene Impotenz. Bei 4 Patienten war die Potenz nicht beeinflußt. Bei 6 Patienten fanden sich auch andere Sensationen in der Genitalsphäre, wie Kälte- oder Hitzegefühl im Penis, Stechen in den Hoden, Pollakisurie usw. Organische

Veränderungen an der Prostata und am übrigen Genitale waren nicht nachweisbar. Prostatorrhoen bei chronischer Prostatitis oder Colliculitis seminalis stehen hier nicht zur Debatte. Anamnestisch konnte nur in einem Falle eine hochgradige Masturbation nach der Pubertät nachgewiesen werden, sonst fehlten Angaben über sexuelle Abnormitäten. 3 Fälle standen längere Zeit in meiner Behandlung, 4 konnten nachuntersucht werden.

Fall 25. 23jähriger lediger Büroangestellter, der zunächst an einer Pollakisurie litt. 1 Jahr später Samenabgang nach der Stuhlentleerung, zuerst nur hie und da, jetzt sehr häufig, wodurch sich Patient sehr geschwächt fühlt. Keine Gonorrhoe, keine besondere sexuelle Anamnese. 1 Jahr nach Beginn seines Leidens suchte mich Patient im Mai 1953 auf. Die Pollakisurie war bereits geschwunden, der Samenabgang jedoch sehr häufig, durchschnittlich jeden 2. bis 3. Tag. Keine Potenzstörung, seltener Geschlechtsverkehr. Auf Sedativa und Kurzwellen der Prostata keine Besserung. Daraufhin Strychninpräparate und 2mal wöchentlich Prostatamassagen, wobei sich anfänglich reichlich, dann immer spärlicher Prostatasekret entleert. Nach 3 Monaten Behandlung keine Beschwerden mehr. Neuerliche Vorsprache 1 Jahr später und Wiederholung der Therapie 6 Wochen lang. 1955 kommt Patient wieder und klagt über Schweißausbrüche und Kälte in den Geschlechtsteilen, eine Prostatorrhoe war nicht mehr vorhanden. Diesmal Priscophenkur in der Dauer von 6 Wochen. Patient ist nun seit 2 Jahren beschwerdefrei und hat vor einigen Jahren geheiratet.

Aus diesem Fall ist zu ersehen, daß die Prostatorrhoe mit zahlreichen neurovegetativen Sensationen im Bereiche des Genitalapparates gepaart war. Eine ähnliche Anamnese boten auch die anderen Fälle. Das Strychnin wurde zunächst in der Absicht gegeben, die Muskulatur der Prostata zu tonisieren, während die Prostatamassagen dies auf mechanischem Wege herbeiführen sollten. Die Behandlung gestaltete sich ziemlich hartnäckig und ich glaube, daß in vielen Fällen die mangelnde Ausdauer von seiten des Patienten, vielleicht auch von seiten des Arztes für die schlechten Therapieergebnisse maßgeblich sind. Man müßte die Patienten darauf aufmerksam machen, daß sie bei Rückfällen nicht an die Hoffnungslosigkeit ihres Leidens glauben, sondern immer wieder einen Arzt aufsuchen sollen. Besonders auffallend war im Fall 25 das verhältnismäßig rasche und dauernde Verschwinden der übrigen Genitalsensationen nach der Priscophenkur. Von den 4 nachuntersuchten Fällen von Prostatorrhoe waren 3 nach Priscophen und der übrigen geschilderten Therapie beschwerdefrei, 1 Patient blieb unbeeinflußt.

Auf Grund unserer allerdings sehr geringen Erfahrungen über die Prostatorrhoe ohne organisch nachweisbare Veränderungen glauben wir uns zu der Annahme berechtigt, daß dieses Zustandsbild den neurovegetativen Dysregulationen des Genitales zuzurechnen wäre.

c) Der Prostatismus

Als Protatismus wird eine vorübergehende Schwellung der Prostata bezeichnet, die mit einer Miktionsbehinderung und schmerzhaften Sensationen in der Prostata verbunden ist. Der Prostatismus tritt vorwiegend bei älteren Leuten auf, wobei WHITFIELD nachgewiesen hat, daß von der amerikanischen Bevölkerung die Neger früher befallen werden als die Weißen. Im allgemeinen wird angenommen, daß die Schwellung der Prostata durch eine Kongestion, also durch eine Blutüberfüllung zustande komme. Es handelt sich um eine passive Hyperämie im Sinne einer venösen Stase. Da beim Prostatismus entzündliche Erscheinungen fehlen, ist diese Hyperämie möglicherweise auf eine nervöse Dysregulation des prostatischen Gefäßsystems zurückzuführen. Klinisch kann es zur erschwerten Miktion, ja bis zur Harnverhaltung kommen, so daß KINDT therapeutisch sogar die transurethrale Prostataresektion vorgeschlagen hat, während er von der Cystostomie abrät. Die Diffenrentialdiagnose gegenüber einer echten Prostatahypertrophie oder einer chronischen Prostatitis dürfte sich in manchen Fällen schwierig gestalten. Über eigene Erfahrungen an diesem Krankheitsbild verfügen wir nicht.

Der von GUYON geprägte Ausdruck Prostatismus umfaßt nach BLUM und RUBRITIUS alle diejenigen Erscheinungen, die eine Blasenentleerung durch Hindernisse in der hinteren Harnröhre verhindern. Dazu würden also die Blasenhalskontraktur, die Barrierenbildung, die Sphinktersklerose und die funktionellen Anomalien des Sphinkter internus gehören. Letztere sowie die Sphinktersklerose sind bisher in ihrer Genese noch nicht geklärt, es wäre aber der Mühe wert, nachzusehen, ob nicht die Sphinktersklerose auf Grund länger dauernder neurovegetativer Funktionsstörungen sich entwickeln kann. Es könnte sich um eine ähnliche Ätiologie wie beim Cardiospasmus handeln.

Zum Abschluß des Kapitels über die nervösen Dysregulationen der Prostata sei an eine Arbeit von D'ASTE erinnert, der den Zusammenhang zwischen dem Nervenapparat der Prostata und metameren Reflexsyndromen aufzeigte. D'ASTE konnte an 8 Fällen von einseitiger Prostatitis, von denen eine auf Grundlage einer Gonorrhoe und 7 durch unspezifische Entzündungserreger aufgetreten waren, auf der Seite des Prostataherdes Ekzeme, Herpeseruptionen, Quincke-Ödeme am Penis, Scrotum und in der Analgegend feststellen. Sie treten im Ausstrahlungsgebiet der Metameren entsprechend L 5 und S 1 bis 3 auf. Bei mechanischer Reizung der entzündlichen Prostataseite verschlechterten sich diese Erscheinungen, nach Entfernung des Krankheitsherdes kam es zur Abheilung. Der Autor weist auf die Bedeutung dieser nervalen, wahrscheinlich parasympathisch-trophoneurotischen Beziehungen zwischen Visceralherd und den entsprechenden Hautsegmenten hin. Besonders interessant wäre bei solchen

Fällen die Feststellung, ob sich bei Unterbrechung des viscerosegmentalen Reflexbogens, z. B. durch wiederholte paravertebrale Anästhesie, die Hauterscheinungen trotz Weiterbestehens des entzündlichen Herdes in der Prostata verflüchtigen würden. Auch die Beobachtung der Wirkung der Ganglienblocker wäre bei einem derartigen Symptomenkomplex bedeutungsvoll.

2. Nervöse Dysregulationen im Bereiche der Hoden, der Samenstränge, des Penis und der Urethra

Die sympathische Innervation der Hoden, Nebenhoden und Samenstränge erfolgt längs der Gefäße, also längs der A. spermatica und ihren Endästen. Die A. spermatica ist klinisch als eine Endarterie zu betrachten, d. h. nach ihrer Unterbindung tritt eine Hodennekrose auf. Die parasympathische Innervation erfolgt durch den N. spermaticus aus dem Lendengeflecht. Penis und Urethra werden aus einer Fortsetzung des Plexus prostaticus, nämlich aus dem Plexus corporis cavernosi sympathisch innerviert, der auch Ganglienzellen enthält und sich mit Fasern aus dem N. pudendus verbindet. Der N. pudendus stellt die parasympathische Innervation von Penis und Urethra dar. Diese innige Verflechtung beider Arten von Nervenfasern deutet bereits an, wie wichtig die Innervation für die Funktion ist und daß eine Störung im Innervationsgleichgewicht zu neurovegetativen Dysregulationen führen kann.

a) Die sogenannten Hoden- und Samenstrangneuralgien

Immer wieder suchen uns Patienten auf, die über schmerzhafte Sensationen in einem oder beiden Hoden oder in den Samensträngen klagen. Sehr häufig liegt allerdings diesen Beschwerden ein organisches Substrat zugrunde und es muß daher unsere erste Aufgabe sein, durch exakte Untersuchung festzustellen, ob nicht eventuell eine Hodenatrophie, Epididymitis, Spermato- oder Varikocele, Inguinalhernie, Prostatitis oder Spermatocystitis, eine Urethritis posterior oder gar eine Deferentitis die auslösende Ursache dieser schmerzhaften Sensationen ist. In vielen Fällen trifft dies aber nicht zu und wir müssen — ähnlich der Prostatalgie — eine sensible Hyperästhesie annehmen. Neben den Schmerzen werden auch andere unangenehme Sensationen, wie Hitze- oder Kältegefühl, Ziehen oder Druckgefühl sowie eine Schwere der Hoden, angegeben. Gleichzeitig wird nicht selten über eine Pollakisurie wie bei der Reizblase geklagt bzw. über vermehrten Harndrang bei Tag ohne Beschwerden während der Nacht. Gelegentlich bestehen auch eine Prostatalgie oder nervöse Verdauungserscheinungen. Diese Begleitsymptome legen den Verdacht nahe, daß hier ein gleichzeitiges Auftreten nervöser Dysregulationen in verschiedenen Organen bestehe.

Als Behandlung für dieses Syndrom wurde bisher die Psychotherapie an erste Stelle gestellt, ferner wurden Hydrotherapie, Antineuralgica, in besonders hartnäckigen Fällen sogar die Resektion des Vas derefens mit seinen Begleitnerven vorgeschlagen.

Wir hatten nun Gelegenheit, in den letzten Jahren 6 derartige Fälle zu behandeln. Die Verordnung von Antineuralgica brachte uns in keinem Fall einen bemerkenswerten Erfolg. Es wurde wohl 2mal eine Besserung angegeben, 4 Patienten blieben vollkommen unbeeinflußt. Besser wirkte das Tragen eines Suspensoriums und die Verschreibung von Luminaletten. In 4 Fällen verordneten wir das Priscophen, das 3mal eine Besserung brachte, nach Sistieren des Priscophens traten meist bald die alten Beschwerden wieder auf. Von unseren 6 Patienten konnten wir aber schließlich 5 dauernd schmerzfrei machen, und zwar durch ein- oder mehrmalige Novocaininfiltrationen des Samenstranges. Dafür folgendes Beispiel:

Fall 26. 56jähriger ehemaliger Beamter, derzeit Landwirt, der seit einigen Wochen Schmerzen im rechten Samenstrang hat, die in der Nacht bei Bettruhe schwinden. Es treten auch krampfartige Schmerzen beiderseits auf, wobei es ihm angeblich beide Hoden in die Höhe zieht. Harn und Prostata o. B., auch die übrigen urologischen Befunde negativ. Therapie: Belladonna-Papaverin-Suppositorien und Priscophen. Nach 8 Tagen deutliche Besserung, die nach einer weiteren Woche fortschreitet, die Beschwerden schwinden jedoch rechts nicht ganz, weshalb am 19. XII. 1955, 15 Tage nach Beginn der Behandlung, eine Samenstranginfiltration rechts mit 1%iger Novocainlösung durchgeführt wird. Am 9. I. 1956 ergibt die Kontrolle, daß der rechte Hoden nun nicht mehr hochsteht und die Beschwerden vollständig geschwunden sind. Nach 1 Monat und bei der Kontrolle nach 1 Jahr vollkommene Beschwerdefreiheit.

Wir können daher die Samenstranginfiltrationen mit 1%iger Novocainlösung zur Beseitigung dieser Beschwerden aus unserer eigenen, allerdings kleinen Erfahrung bestens empfehlen. Diese Behandlungsart würde der periduralen bzw. paravertebralen Anästhesie bei nervösen Dysregulationen der Niere oder der Beckenorgane entsprechen. Namentlich bei den nicht allzu seltenen Beschwerden des krampfartigen Hodenhochstandes scheint sie Gutes zu leisten.

b) Beschwerden im Penis und in der Urethra

Gelegentlich klagen Männer über ein immer wiederkehrendes Kältegefühl im Penis und in der Glans oder über Schmerzen und Stechen in der Urethra, unabhängig von der Miktion. Hier müssen krankhafte Veränderungen der Urethra, wie eine Urethritis chronica, entzündliche Veränderungen an den Littreschen Drüsen, Kondylome der Fossa navicularis usw., sorgfältig ausgeschlossen werden, bevor man eine Hyperästhesie der Urethra anzunehmen berechtigt ist.

Therapeutisch verordneten wir zunächst Priscophen und Belladonna-Cehasol-Suppositorien mit wechselndem Erfolg.

Fall 27. 46jähriger Angestellter, der seit 1 Jahr über Kältegefühl im Penis klagt. Keine Miktionsbeschwerden, keine Störungen der Potenz. Die urologische Untersuchung ergab einen normalen Harnbefund, Prostata rektal o. B., Cysto- und Urethroskopie o. B. 3mal täglich 1 Priscophen, abends 1 Belladonna-Cehasol-Suppositorium, daraufhin Nachlassen des Kältegefühls, das sich allerdings nach einiger Zeit wieder einstellte. Nach Wiederholung der Kur seit 1½ Jahren beschwerdefrei.

Ein anderer Fall mit denselben Beschwerden konnte durch diese Behandlungsmethode nicht geheilt werden. Er gab wohl eine geringfügige Besserung an, doch trat das Kältegefühl, das auch mit einem Jucken in der Glans verbunden war, immer wieder auf. Schließlich führten wir eine Novocaininfiltration des N. dorsalis penis an der Peniswurzel durch, die wir 14 Tage später noch einmal wiederholten.

Fall 28. 24jähriger Hilfsarbeiter, seit etwa 1½ Jahren Kältegefühl im Penis, das mit Jucken in der Glans verbunden ist. Alle urologischen Befunde einschließlich der Harnuntersuchung waren negativ. Kein besonderer Anhaltspunkt für eine neurovegetative Dysregulation in anderen Organsystemen, so daß eine isolierte sensible Störung angenommen werden mußte. Die Therapie mit Priscophen und Belladonna-Cehasol-Suppositorien brachte wohl eine Erleichterung, doch kehrten die Beschwerden immer wieder zurück. Am 25. V. 1955 Infiltration von 5 ccm einer 1%igen Novocainlösung (ohne Adrenalin) des N. dorsalis penis an der Peniswurzel. Daraufhin 1 Woche vollkommen beschwerdefrei. Wegen neuerlichen leichten Kältegefühls im Penis Wiederholung der Infiltration am 8. VI. 1955, seither beschwerdefrei.

Ähnlich den unangenehmen Sensationen im Penis wird auch über ein Brennen, Stechen und Hitzegefühl in der Urethra des Mannes geklagt, ohne daß sich organische Veränderungen nachweisen lassen. Um einen vielleicht doch nicht deutlich erkennbaren entzündlichen Prozeß zu beeinflussen, verordneten wir zunächst Sulfonamidstöße, die jedoch immer ohne Erfolg blieben. Dann versuchten wir Harnröhrenspülungen mit leichten Adstringentien (Zinc. sulfur. 0,5/200,0), womit eine vorübergehende Besserung erreicht werden konnte. Schließlich brachte aber erst die lokale, ziemlich konzentrierte Anwendung von Novocain einen Erfolg.

Fall 29. 36jähriger Beamter, der mich im März 1956 aufsuchte und angab, anfänglich hie und da, jetzt fast täglich stechende Gefühle in der Harnröhre bis vorne zur Glans zu haben, die unabhängig von Miktion und Coitus auftreten. Die Beschwerden beginnen meist gegen Abend. Zunächst hat er ein Fremdkörpergefühl in der Harnröhre, dann ein Stechen und schließlich gehe das Gefühl in ein Brennen und Jucken über. Alle urologischen Untersuchungen, insbesondere die Urethroskopia anterior und posterior, verliefen vollkommen negativ. Zunächst Sulfonamidstöße mit Gantrisin ohne Erfolg. Im April 3 Wochen lang Spülungen der vorderen Harnröhre mit Zinc. sulfur. 0,5/200,0, dann mit 1,0/200,0, mit dem Erfolg, daß das Fremdkörpergefühl sowie das Brennen und Jucken in der Harnröhre schwand, das Stechen blieb jedoch bestehen. Schließlich verordnete ich 10%ige Novocain-Urethralstyli, von denen er abends bei Beginn der Schmerzen eines einführte. Das stechende Gefühl schwand allmählich. Nach 6 Wochen verspürte er es nicht mehr und blieb dauernd geheilt.

Allerdings kann ich auch über einen Fall berichten, bei dem alle diese Maßnahmen ohne Erfolg blieben. Ich versuchte noch Hydrotherapie, Kurzwellen und Prostatamassagen in der Annahme, daß vielleicht doch ein chronischer, nicht nachweisbarer Entzündungsherd in der Prostata bestehe. Alles war vergeblich und ich beschloß, den Patienten einer psychotherapeutischen Behandlung zuzuweisen. Ob diese durchgeführt wurde, ist mir nicht bekannt, denn der Patient entzog sich meiner Behandlung und ließ sich auch trotz wiederholter Aufforderung nicht nachuntersuchen.

Es kann also gesagt werden, daß es im Bereiche des äußeren Genitales und der Urethra sensible Beschwerden gibt, die wohl auf einer neurovegetativen Dysregulation beruhen könnten. Wir haben den Eindruck, daß sie auf die Kombinationspräparate nicht so gut ansprechen wie z. B. die Reizblase. Auch neurovegetative Funktionsstörungen in anderen Organsystemen konnten nicht allzu häufig nachgewiesen werden. Die Beschwerden sind vielmehr vorwiegend sensibler Natur, dürften aber auch in einer Störung des Sympathico-Parasympathicotonus liegen. Ihre Beseitigung ist oftmals schwierig, doch kann in vielen Fällen durch die Novocainblockade bzw. lokale Anwendung von Novocain ohne Adrenalinzusatz ein Erfolg erzielt werden.

Anhangsweise muß noch des *Priapismus* gedacht werden, und zwar jener Fälle, die nicht durch eine Cavernitis bedingt sind. LANDERS konnte bei derartigen Kranken, bei denen trotz exakter Untersuchung die Ätiologie nicht geklärt wurde, durch eine Blockade des N. pudendus mit 10 ccm 4%igen Novocains den Priapismus beheben. Nützt die Pudendusblockade nicht, so empfiehlt er die beiderseitige Grenzstrangblockade. In einem Fall wurde dadurch das Krankheitsbild zum Abklingen gebracht. Der Autor meint daher, daß in so gelagerten Fällen unbedingt die Pudendus- oder Grenzstrangblockade durchgeführt werden solle, bevor man sich zum operativen Vorgehen entschließe, das den Nachteil der daraus resultierenden Impotenz in sich schließt.

3. Nervöse Dysregulationen der Geschlechtsfunktion des Mannes

Die Voraussetzung für eine geregelte Geschlechtsfunktion ist der normale Ablauf einer Reihe komplexer Vorgänge. Selbstverständlich müssen die Genitalorgane regelrecht entwickelt sein, die Funktion der Keimdrüsen muß garantiert sein und vor allem müssen auch die Leitungsbahnen vom Zentrum zur Peripherie und die sensiblen Bahnen vom Genitale zu den spinalen Zentren und von dort zum Zentralorgan in Ordnung sein. Vorbedingung für den Ablauf eines normalen Geschlechtsaktes ist die Libido, die durch psychische Vorstellungen im Zentralorgan durch periphere Reize, insbesondere Hautreize, und schließlich von den

Genitalorganen selbst aus erregt wird. Dem Tonus der spinalen Zentren wurde von jeher eine besondere Bedeutung beigemessen. Gleichlaufend mit den zerebralen Vorgängen kommt es zu einer Erregung des Erektionszentrums und damit auf den Bahnen der Nn. erigentes zur Erektion. Während der Kohabitation erhält das Erektionszentrum sensible Reize von der Peripherie, die bei einer gewissen Stärke auf zentrifugalem Wege die Ejakulation auslösen.

Die Kompliziertheit der Funktionen des Geschlechtsaktes zeigt, daß Störungen der Geschlechtsfunktion des Mannes sich an den verschiedensten Punkten manifestieren können, sei es nun zentral, peripher oder in den verschiedenen Leitungsbahnen. Es wird daher in jedem einzelnen Falle von Potenzstörung nicht leicht sein, den Sitz der Noxe festzustellen. Von jeher wurden zwei Arten der Potenzstörung unterschieden, nämlich die *Impotentia generandi* und die *Impotentia coeundi*. Unter ersterer verstehen wir die Unmöglichkeit, Kinder zu zeugen, was meist auf organischen Veränderungen des äußeren Genitales oder der Keimdrüsen beruht. Es kommen hier vor allem Mißbildungen des Penis oder schwere pathologische Veränderungen der Drüsen mit innerer Sekretion, insbesondere der Hoden, in Frage, so daß die Spermiogenese behindert oder aufgehoben ist. Die für die Impotentia generandi in Betracht kommenden Faktoren brauchen hier nicht näher erörtert werden. Anders sind die Verhältnisse bei der Impotentia coeundi, bei der es infolge mangelnder Erektion nicht zur Ausübung des Beischlafes oder infolge fehlender Ejakulation nicht zur Befruchtung des Eies kommen kann. Nach Ausschluß organischer Veränderungen, die z. B. die Immissio penis verhindern und damit den Coitus unmöglich machen, oder anderer schwerer Allgemeinerkrankungen, wie Diabetes mellitus, chronischer Nephritis, cerebraler Prozesse, Tabes dorsalis usw., beruht die Impotentia coeundi in einem Großteil der Fälle auf psychischen, neurotischen oder neurovegetativen Störungen. Einen besonderen Raum nehmen auch die Störungen im hormonalen Gleichgewicht ein und wir sehen hier wieder den innigen Zusammenhang zwischen Psyche, neurovegetativem System und Endokrinium. Bezüglich letzterem sei hier daran erinnert, welche übergeordnete Rolle die Hypophyse spielt, ferner daß das Testosteron eine stimulierende Wirkung auf den Gesamtorganismus und auf die Psyche ausübt, insbesondere aber auch auf das vegetative Nervensystem (Boshamer). Ferner sei auf die Erkenntnis hingewiesen, daß die Sexualhormone bei Mangel an Vitamin E unwirksam werden. Die therapeutische Wirkung des Testikelhormons und des Vitamin E ist augenfällig, worauf wir noch zurückkommen werden.

Den ungeheuren Einfluß der sympathischen und parasympathischen Innervation auf die Geschlechtsfunktion des Mannes hat uns im letzten Jahrzehnt die Entwicklung der Grenzstrangchirurgie bei den Durchblutungsstörungen der unteren Extremitäten vor Augen geführt. Im Falle von Durchblutungsstörungen der Beine werden jetzt Grenzstrangresektionen in verschiedenem Ausmaße durchgeführt. Diese wirken sich auf die Sexualfunktion nach den Literaturberichten in verschiedener Weise, und zwar in positivem oder negativem Sinne aus. Feststeht, daß Störungen der Sexualsphäre besonders bei *beiderseitigen* Grenzstrangresektionen aufzutreten pflegen, während sie bei einseitigen Eingriffen viel seltener sind. Es kommt in der Mehrzahl der Fälle zu einer Herabsetzung der Potenz bzw. zu ihrem Erlöschen, Steigerungen der Potenz treten viel seltener auf und sind meist vorübergehend. Ganz vereinzelt wird auch über unangenehme, jahrelang dauernde Erotisierungen berichtet. Besonders auffallend ist die Diskrepanz der Sexualfunktion einerseits nach einer Novocainblockade des Grenzstranges, andererseits nach seiner Resektion. Bei der Novocainblockade wurde eine monatelang anhaltende Steigerung der Potenz gefunden, die gleichzeitig mit einer qualitativen und quantitativen Besserung der Spermiogenese einherging. KMENT berichtet, daß in keinem Falle einer Novocainblockade des Grenzstranges eine Verschlechterung der Geschlechtsfunktion beobachtet werden konnte. Im Gegensatz dazu sind die Potenzstörungen im negativen Sinne besonders nach der beiderseitigen Grenzstrangresektion sehr häufig anzutreffen. Es wird daher von vielen Autoren gefordert, bei ausgedehnten Resektionen des sympathischen Grenzstranges das 1. und 2. Lendenganglion zu schonen, weil durch dieses die Bahnen für die sympathische Phase der Erektion und der Ejakulation ziehen. Diese Ansicht wurde von ROSENAUER an seinem Material bestätigt. Abgesehen von diesen Beobachtungen gilt es als Erfahrungstatsache, daß, je näher dem Genitale die sympathischen Ganglien reseziert werden, desto ausgiebiger und nachhaltiger die Schädigung der Potenz auftritt. Eine Resektion sacraler sympathischer Ganglien ist aus diesem Grunde überhaupt zu vermeiden. ALNOR ist der Ansicht, daß in einem Teil der Fälle Potenzstörungen auch ohne Grenzstrangresektion infolge Durchblutungsstörungen der Ganglien auftreten können. Daß es nach Grenzstrangresektionen, abgesehen von Potenzstörungen, auch zu einer weitgehenden Herabsetzung der Spermiogenese kommt, betonte besonders BANDMANN. Er fand sechs Wochen nach der Operation bereits eine herabgesetzte Beweglichkeit und eine frühzeitige Bewegungslosigkeit der Spermien sowie ein Zurückgehen ihrer Zahl auf ungefähr die Hälfte. Er führt dies auf hormonelle Ausfallserscheinungen infolge gestörter Stoffwechselwirkung zwischen Hoden und Hypophyse zurück. Zu ähnlichen Ergebnissen kamen BURCKHARDT und SCHMITT sowie DRESSLER. Letzterer nimmt für die Störung der Spermiogenese die durch die Grenzstrangresektion hervorgerufene Temperaturerhöhung der Testikel an. WEIDEMANN beziffert die Störungen der Genitalfunktion bei allen Sympathektomierten auf ein Viertel der Operierten. Die Schädigung der Hoden bestehe histologisch in einem Zerfall des Keimepithels. Überdies werde durch diesen Eingriff der Gesamtorganismus beeinflußt, es komme zu einer Hypotonie der Muskulatur und zur Dysfunktion der Nebennieren.

Alle eben angeführten Mitteilungen und Beobachtungen sprechen also dafür, daß durch die beiderseitige Grenzstrangresektion nicht nur die Potenz, sondern auch die Keimdrüsen selbst und deren Funktion verändert wird. Es wäre daher grundsätzlich die Forderung zu erheben, daß vor Sympathektomien — namentlich beiderseitigen — ein genauer Befund des äußeren Genitales, besonders der Hoden, festzuhalten wäre und überdies ein Spermatogramm durchgeführt werden muß. Eine vorher vorhandene Hypoplasie des Genitales oder Störungen der Spermiogenese werden dadurch festgelegt, nachher erhobene Befunde geben wertvolle Vergleichsmöglichkeiten bezüglich der durch die Operation hervorgerufenen Veränderungen.

Von besonderer Bedeutung für die Genese der Potenzstörungen erscheinen die arteriographischen Untersuchungen des kleinen Beckens von Christophe. Der Autor fand nämlich in allen jenen Fällen, bei denen er die Aa. pudendales und die Schwellkörper angiographisch nicht darstellen konnte, eine Impotenz, während bei normalem arteriellem Gefäßbild nie eine solche festzustellen war. Die Ursachen der mangelnden Gefäßfüllung können zweierlei Natur sein: Entweder handelt es sich um einen mechanischen Verschluß oder um Gefäßspasmen. Bei mechanischem Verschluß wäre die Unfähigkeit der Erektion irreversibel, während spastische Verschlüsse durch Novocainblockaden behoben werden könnten. Christophe meint, daß derartige spastische Gefäßsperren auch auf rein psychisch-nervösem Wege hervorgerufen werden können. Diese Anschauung könnte mit der oben gemachten Feststellung, daß durch Sympathicusblockaden mit Novocain eine darniederliegende Potenz wieder gebessert werden kann, gut in Einklang gebracht werden. Die günstige Wirkung der Novocainblockade würde demnach durch folgende Faktoren bedingt sein: Lösung des Krampfes der A. pudendalis und damit wieder die Möglichkeit einer Erektion, die ihrerseits günstig die psychischen Hemmungen beeinflußt. Schockwirkung auf das vegetative Nervensystem und damit Umstimmung desselben, damit auch des Endokriniums. Besserung des Gleichgewichtes im neurovegetativen Nervensystem des Genitales und damit Steigerung der Hodenfunktion. Steigerung der Hodendurchblutung und damit Hebung der Genitalfunktion mit ihren Rückwirkungen auf Allgemeinzustand und Psyche.

Aus den Erfahrungen über die Potenzstörungen nach Sympathektomie und Grenzstrangblockade geht hervor, daß sie rein anatomischer Natur durch Unterbrechung des Reflexbogens sein können, daß die Herabsetzung der Hodenfunktion eine Rolle spielen kann oder die erhöhte Hodentemperatur sich schädlich auswirkt. Ferner kann das hormonale Gleichgewicht zwischen Keimdrüse und Hypophyse gestört sein und schließlich kommt es zu Dysregulationen im vegetativen Gleichgewicht. Endlich sind konstitutionelle Momente zu erwägen.

Sosehr man sich bemüht, das Wesen der Potenzstörungen zu erfassen, sosehr muß betont werden, daß alle unsere Erkenntnisse noch sehr theoretisch und hypothetisch sind. Dies gilt insbesondere für die neurovegetative Komponente dieses Komplexes. Für den Arzt, der wegen einer Potenzstörung zu Rate gezogen wird, ist die erste Aufgabe, eine genaue *Anamnese* zu erheben, um auf die Genese der Impotentia coeundi gewisse Schlüsse ziehen zu können. Sie richtet sich zunächst auf die Kindheit des Mannes, und zwar ob ein verspäteter Descensus der Hoden da war, der eine spätere Minderwertigkeit des Hodenparenchyms erklären könnte, ferner ob eine Enuresis nocturna bestanden hat (neurovegetative Dysregulation), Pavor nocturnus usw. Dann wird man auf die Pubertätsjahre eingehen, z. B. Beginn der Erektionen, Pollutionen, insbesondere ob diese mit oder ohne Wollustgefühle stattgefunden haben, Masturbation (in welchem Grade, wie viele Jahre) usw. Schließlich wendet man sich den geschlechtlichen Verhältnissen des Erwachsenen zu, ob Coitus interruptus ausgeübt wird, von dem wir wissen, daß er zu neurovegetativen Funktionsstörungen führt, ob geschlechtliche Exzesse, Perversitäten usw. vorliegen. Über allen diesen Dingen dürfen wir nicht vergessen, daß organische Erkrankungen die Ursache der Potenzstörungen sein können, wie eine alte Gonorrhoe, eine abgelaufene Epididymitis, Prostatitis, Urethritis usw. Daher auch die Frage nach Ausfluß aus der Harnröhre oder nach Miktionsbeschwerden. Eine besondere Beachtung werden wir der Libido schenken, ob diese nachgelassen hat oder erhöht ist.

In diesem Zusammenhang müssen bezüglich der Libido und der Anamnese über einen Ausfluß einige Worte über die sogenannte *Urorhoea e(x) libidine* eingeschaltet werden. Es kommen in die Sprechstunde Patienten, die über einen Ausfluß bei Eintreten der Libido klagen, der bei beginnender oder vorhandener Erektion beträchtliche Ausmaße erreichen kann. Die Patienten glauben, daß es sich um eine Geschlechtskrankheit bzw. um eine Harnröhrenentzündung handle. Bei genauerem Befragen wird man erfahren, daß der Ausfluß eine glasklare, schleimige, fadenziehende Beschaffenheit habe. Es handelt sich dabei um eine erhöhte Sekretion der Urethraldrüsen, die auf einen erhöhten parasympathischen Tonus schließen läßt, der jedoch keine pathologische Bedeutung zukommt und die auch keiner Therapie bedarf. Bei allzu unangenehmer Stärke der Schleimsekretion kann man etwas Ergotamin, Atropin oder ein Kombinationspräparat verordnen.

Wir setzen die Anamnese des in seiner Potenz Gestörten mit der Frage nach allgemein nervösen Symptomen und psychischen Faktoren fort. Wir fragen, ob allgemeine Nervosität bestehe, die Arbeitskraft in letzter Zeit nachgelassen habe, ob Kopfschmerzen und Müdigkeit vorhanden sei, ob Alkohol-, Nikotin- oder medikamentöser Abusus vorliege. Schließlich erkundigen wir uns, ob der Patient seelische Aufregungen durchgemacht habe, ob er bei einem der letzten Kohabitationsversuche einen unangenehmen Zwischenfall hatte oder ob eine ausgesprochene Abneigung gegen die Partnerin vorliege.

Zum Abschluß unserer Anamnese muß die Art der Impotenz geklärt werden. Wir erkundigen uns, ob die Erektion mangelhaft oder gar nicht zustande kommt, ob eine Prostatorrhoe besteht, ob es zu einer Ejaculatio praecox kommt, deren Ursache auf neurovegetativer Grundlage beruhen kann, oder ob die Ejakulation verspätet oder erschwert auftritt; schließlich kann die Samenentleerung ganz fehlen, was als Aspermatismus bezeichnet wird.

Die Beantwortung aller gestellten Fragen wird unsere Vermutung bezüglich der Genese der Potenzstörung in eine bestimmte Richtung weisen. Es folgt nun die *Untersuchung* des Patienten, um organische Veränderungen als Ursache der Impotenz oder Potenzschwäche auszuschließen. Die Untersuchung umfaßt einen kompletten Harnbefund, um entzündliche Prozesse im Bereiche der Harnwege oder einen Diabetes mellitus erkennen zu können. Ferner ist die genaue Inspektion und Palpation des äußeren Genitales nötig. Je nach Lage des Falles muß eine Cystoskopie, eine Urethroscopia anterior oder posterior durchgeführt werden. Unerläßlich ist in jedem Falle die rektale Untersuchung von Prostata und Samenblasen, bei vorhandenem Prostatasekret dessen mikroskopische Befundung. Da uns die Besichtigung und Palpation der Hoden nur einen Überblick über Form, Größe und Turgor der Testikel gibt, sollte bei jeder Potenzstörung ein Einblick in die Hodenfunktion gewonnen werden. Die exkretorische Funktion muß durch ein Spermatogramm überprüft werden, auf dessen Einzelheiten hier nicht näher eingegangen werden braucht. Aber auch über die inkretorische Leistungsfähigkeit der Testikel soll man sich orientieren. Dies geschieht am besten durch die quantitative Bestimmung des Kreatins im Urin. Diese kann heute im Zeitalter der Clearance-Untersuchungen fast in jedem Laboratorium durchgeführt werden. Es wird die Menge des ausgeschiedenen Kreatins im 24-Stunden-Harn bestimmt, die beim Normalen zwischen 0,5 und 2 g schwankt. Die Kreatinausscheidung innerhalb 24 Stunden nimmt entsprechend dem Grade einer Potenzstörung zu und kann bis über 10 g pro Tag erreichen. Bei Kreatinbelastungen überschreiten die ausgeschiedenen Mengen bei hormonalen Sexualstörungen die 10-g-Tagesgrenze, während sie bei nicht hormonal bedingter Impotenz diese kaum je erreichen. Man muß freilich wissen, daß die Kreatinausscheidung auch bei anderen Krankheitsbildern, wie Diabetes, Hyperthyreose, Urämie, chronischen Infektionen, E-Avitaminosen und nach verschiedenen Medikamenten, wie Adrenalin, Coffein, Urotropin usw., verändert sein kann und dann nicht als Maßstab für die Potenzstörung bewertet werden darf.

Nach meiner im Laufe dieser Arbeit immer wieder vorgebrachten Meinung sollte die Untersuchung des in seiner Potenz gestörten Kranken nicht abgeschlossen werden, ohne nach weiteren neurovegetativen Dysregulationen im Gesamtorganismus zu suchen. Es wäre darauf zu achten, ob ein Dermographismus vorhanden ist, ob die Erscheinungen einer Reizblase bestehen, ob über eine Prostatalgie oder die geschilderten Sensationen an Penis und Urethra geklagt wird. BIRKMAYER und WINKLER weisen darauf hin, daß bei der sympathischen Hypertonie ein Nachlassen der Potenz nachweisbar sei, während bei der Frau häufig Frigidität und Dysmenorrhoen besonders im Präklimakterium sich einstellen. Bei der sympathischen Hypotonie kommt es zur vollkommenen Impotenz und einem Nachlassen der Libido. Der Tonus der Geschlechtsorgane ist herabgesetzt, bei Frauen kommt es zum Descensus. Im Gegensatz dazu stellen sich bei der parasympathischen Hypertonie in der Regel keine Potenzstörungen ein, hie und da wird längeres Pressen vor dem Urinieren beobachtet. Die Samenentleerung des Mannes erfolgt zu rasch, ja es kann sich sogar eine Ejaculatio praecox entwickeln. Bei Frauen besteht vermehrte Schlafsucht und gesteigerter Orgasmus. Beim Mann ergibt die Untersuchung des Genitaltraktes einen guten Turgor der Testikel. BOSHAMER, der z. B. für die Harnsteinbildung die Bedeutung der Gleichgewichtslage im vegetativen Nervensystem hervorhebt, teilt die Störungen der Sexualfunktion in solche generativer, vegetativer und generativ-vegetativer Natur ein. Er zieht aber für seine Gruppe der vegetativen Funktionsstörungen keine Konsequenzen, sondern spricht in seinem Buche ganz allgemein von der sexuellen Neurasthenie, die er dann in Untergruppen einteilt. Diese sind 1. die örtliche Neurose, womit er die Prostataneurose meint, 2. die Lumbosacralneurose, bei welcher neuralgiforme Beschwerden dieser Region hinzukommen, und 3. die Cerebrospinalneurasthenie, bei der cerebrale, spinale Störungen und solche der Zirkulation, der Miktion und der Sexualfunktion zu verzeichnen sind. Uns interessiert namentlich der Punkt 1 seiner Ausführungen. In diese Gruppe reiht er krankhafte Pollutionen, die Ejaculatio praecox, die Spermatorrhoe, die Dysurie ohne organische Blasenveränderungen, die Hyperästhesie der hinteren Harnröhre, den Hodenschmerz und den Prostataschmerz. Diese Gruppe umfaßt also ungefähr alle jene Krankheitserscheinungen, die von uns als neurovegetative Dysregulationen des Genitalapparates aufgefaßt wurden.

a) Die Ejaculatio praecox

Die *Ejaculatio praecox* wird als Vorbote einer Potenzstörung bzw. als deren Anfangsstadium aufgefaßt. Die Erektion ist meist normal, doch kommt es durch gesteigerte Reizung des Ejakulationszentrums entweder schon vor der Immissio penis oder kurz nach derselben zur Samenentleerung. Der Kohabitationsakt wird dadurch wesentlich verkürzt, bevor es zum Orgasmus der Partnerin kommt, so daß sich daraus sexuelle Diskrepanzen ergeben. Diese können sich im Gefolge vorwiegend psychisch auf die Erektion selbst nachteilig auswirken, womit die Potenzschwäche und schließlich die Impotenz ihren Anfang nimmt. Die Ejaculatio praecox wird als Ausdruck eines gesteigerten Parasympathicotonus aufgefaßt. Sie wäre demnach durch Parasympathicolytica oder durch Kombinationspräparate zu beeinflussen. Über eine Behandlung der Ejaculatio praecox etwa mit Atropin, Syntropan oder Trasentin konnte ich jedoch keine Angaben finden. Es scheint in solchen Fällen bisher vor allem die Psychotherapie im Vordergrund zu stehen.

Am eigenen Material stehen uns 9 Fälle von Ejaculatio praecox zur Verfügung, bei denen 4 Männer auch bereits eine beginnende Potenzstörung zeigten. 5 Fälle ohne Potenzstörung verteilten sich altersmäßig: 4 Patienten von 21 bis 32 Jahren, 1 Patient 60 Jahre alt. Bei einem 21jährigen Mann wurde eine kleine linksseitige Spermatocele, bei einem 32jährigen Patienten eine Prostatorrhoe festgestellt. Anamnestisch wurde bei einem Patienten eine rechtsseitige Hodenentzündung im Alter von 14 Jahren angegeben (Orchitis nach Parotitis epidemica). Während früher bei der Ejaculatio praecox Testoviron, Strychnin, Calcium usw. neben den allgemeinen Maßnahmen verordnet wurde, gaben wir in letzter Zeit nur mehr Priscophen durch 6 Wochen. Es wurde eine sexuelle Abstinenz vorgeschrieben.

Fall 80. 26jähriger verheirateter Geschäftsmann, der seit 2 Jahren an einer Ejaculatio praecox ohne Anzeichen einer Potenzstörung leidet. Patient war immer gesund, hatte keine Geschlechtskrankheit, doch wurde im April 1950 eine leichte Hyperthyreose festgestellt. Er suchte mich im April 1952 erstmalig auf. Die urologische Untersuchung verlief nach allen Richtungen vollkommen negativ. Therapie: 3mal täglich 1 Priscophen 4 Wochen lang, Verbot eines Geschlechtsverkehrs. Nach 4 Wochen Absetzen des Priscophens, anschließend Versuch eines Geschlechtsverkehrs, der wesentlich länger dauerte als vor der Priscophenbehandlung. Daraufhin Fortsetzung der Priscophenkur bei 2maligem Coitus pro Woche. Nach 3 Monaten wird das Priscophen weggelassen. Patient gibt an, daß der Coitus nun normal verlaufe. 1953 wieder hie und da Ejaculatio praecox, Wiederholung der Priscophenkur, die nach 6 Wochen den gewünschten Erfolg bringt. Seither beschwerdefrei.

2 weitere Fälle verhielten sich ähnlich, bei den 2 übrigen Patienten wurde keinerlei Erfolg erzielt und sie wurden einem Psychotherapeuten überwiesen. Eine Kontrolle fand nicht mehr statt.

Bei den 4 Fällen von Ejaculatio praecox mit gleichzeitiger Potenzstörung wurde eine Altersverteilung von 26 bis 44 Jahren festgestellt. 3 Patienten klagten über eine Potenzschwäche, bei einem bestand eine vollkommene Impotenz. Ein Patient hatte eine Varicocele sinistra beträchtlichen Ausmaßes.

Fall 31. 26jähriger lediger Schweißer, der seit 3 Jahren an einem vorzeitigen Samenerguß leidet. In letzter Zeit auch langsame und mangelhafte Erektionen. Der urologische Befund bis auf eine große linksseitige Varikozele o.B. Es wurde die Operation empfohlen und am 7. VI. 1955 durchgeführt. Eine günstige Beeinflussung der Ejaculatio praecox konnte nicht festgestellt werden, doch glaubt er, daß seit der Operation die Erektionen schneller und ausgiebiger vor sich gehen. 3 Monate nach der Operation Beginn der Priscophenkur, gleichzeitig 3mal täglich 1 Perandrendragée. Nach 6 Wochen deutliche Besserung der Ejaculatio praecox, auch die Potenz kommt ihm wesentlich gebessert vor. Im Mai 1956 heiratet der Patient, Kontrolle im September 1956 ergibt keinerlei Beschwerden.

Bei einem weiteren Patienten besserte sich die Ejaculatio praecox auf Bellergal. Die Potenzschwäche blieb bestehen. Bei zwei anderen Kranken, darunter auch bei jenem mit der vollständigen Impotenz, blieb die Behandlung mit Priscophen, Bellergal, Calcium, Strychnin, Testikelhormonen und schließlich mit Yohimbin vollkommen erfolglos.

Aus den eigenen, allerdings sehr kleinen Erfahrungen geht hervor, daß in gewissen Fällen von Ejaculatio praecox ein Behandlungserfolg möglich ist. Mit anderen Worten könnte ex juvantibus die Aussage gemacht werden, daß solche Fälle von Ejaculatio praecox auf einer Dysregulation der neurovegetativen Reaktionslage des Genitales beruhen. Die Verhältnisse sind aber viel zuwenig abgeklärt, um darüber Behauptungen aufstellen zu können. Immerhin wäre es der Mühe wert, an einem größeren Material bei der Ejaculatio praecox mit Kombinationspräparaten einen therapeutischen Versuch zu unternehmen.

b) Die Erektionsstörungen

Nachdem aus den einleitenden Ausführungen dieses Kapitels und namentlich aus den Erkenntnissen über die Folgen der Grenzstrangresektion hervorgeht, daß für das Zustandekommen einer ausreichenden normalen Erektion das vegetative Nervensystem eine maßgebliche Rolle spielt, wäre zumindest ein Teil der Erektionsstörungen auf Grund neurovegetativer Dysregulationen anzunehmen. Wir wissen, daß eine normale Erektion durch psychische Beeinflussung (Schreck, Angst, Widerwillen usw.) sofort zum Schwinden gebracht werden kann. Es ist uns bekannt, daß auch Zirkulationsstörungen eine Erektion unmöglich machen können. Es ist ferner klar, daß pathologische Prozesse im Bereiche des Rückenmarks zu einem Ausfall des Erektionszentrums führen können, ebenso Erkrankungen im Bereiche der nervösen Bahnen. Es ist aber noch nicht so einwandfrei erwiesen, ob neurovegetative Dysregulationen, d. h. eine Verschiebung des Gleichgewichtes zwischen Sympathico- und Parasympathicotonus zu einer Verhinderung der Erektion ausreichen. Es ist jedoch bereits bekannt, daß für den Ablauf der Geschlechtsfunktion und vor allem der Erektion eine gute Tonuslage des Parasympathicus erforderlich ist. Zu einer Störung der Erektion müßte es demnach kommen, wenn der

Parasympathicotonus herabgesetzt ist oder der Sympathicotonus überwiegt. Birkmayer und Winkler sahen tatsächlich bei der sympathischen Hypertonie nicht so selten Potenzstörungen infolge eines erhöhten Sympathicotonus. Sie kommen aber auch bei einer Erschöpfung des sympathischen Nervensystems vor, jedoch nicht bei einer erhöhten parasympathischen Reaktionslage.

Im Einzelfalle wird es immer wieder besonders schwierig sein, zu entscheiden, was der auslösende Faktor für die Erektionsstörung ist. Wir werden zum Großteil auf die Anamnese (s. S. 137) bei fehlenden organischen Befunden angewiesen sein. Infolge dieser unsicheren Verhältnisse gestaltet sich auch die therapeutische Beeinflussung der Impotenz infolge Erektionsstörungen sehr schwierig und es muß häufig ein Medikament nach dem anderen versucht werden.

Wir werden zunächst organische Veränderungen des Penis, wie z. B. eine Induratio penis plastica oder eine alte Corpus-cavernosum-Thrombose ausschließen müssen. Es ist weiters nötig, sich über die Testikel und deren Funktion zu orientieren, Erkrankungen der Prostata und Samenblasen zu erfassen usw. Erst nach gewissenhafter Prüfung aller dieser angegebenen Gesichtspunkte werden wir unseren Behandlungsplan zurechtlegen können.

Die *Therapie* der Erektionsstörungen bestand in früherer Zeit darin, die lokale Zirkulation im Penis zu verbessern und damit die Erektion zu fördern. Es wurden daher ausschließlich gefäßerweiternde Mittel verordnet, unter denen das *Yohimbin* und *Papaverin* eine hervorragende Rolle spielen. Das Yohimbinum hydrochloricum kann in Form von Tabletten oder als Injektion gegeben werden. Bekannt ist die Injektionskur mit Dynambin, einem Kombinationspräparat von Papaverin und Yohimbintartrat, das auch in einigen eigenen Fällen gute Erfolge zeigte. Die Rhome-Tabletten enthalten Yohimbin, Calcium phosphoricum und Strychnin. Letzteres spielt als Tonikum bei den Potenzstörungen eine gewisse Rolle. Pharmakologisch beruht die Yohimbinwirkung darauf, daß es eine Dämpfung des erhöhten Sympathicotonus und eine erhöhte Reflexerregbarkeit des Sacralmarkes beim Manne herbeiführt. Überdies bewirkt es eine Hyperämie des Genitales neben der Beeinflussung des neurovegetativen Systems. Auch heute wird es immer wieder mit Erfolg verwendet. Später wurde mit zunehmender Erkenntnis des Endokriniums die Therapie mit *männlichen Hormonen* die Methode der Wahl. Sie wird am häufigsten angewendet und bringt in jenen Fällen Erfolg, in denen eine Herabsetzung der Keimdrüsentätigkeit ursächlich für die Impotenz angesprochen werden darf. Das deutsche Präparat Sanursex „M“ besteht aus Testikel- und Prostata- sowie Hypophysenvorderlappenhormon, dem Lecithin, Nährsalze und sonstige Drogen beigefügt sind. Ein Testikel-, Prostata-, Hypophysenvorderlappen- und Rückenmarksextrakt kombiniert mit Yohimbin, Lecithin, Extr. Colae, Calcium-, Eisen- und Mangansalzen ist das Testimed, über das jedoch persönliche Erfahrungen nicht vorliegen. Ferner spielt das *Vitamin E* in der Behandlung der Erektionsstörungen eine bedeutende Rolle. BOSHAMER wendet nach entsprechender allgemeiner Kräftigung, Regelung der Lebensweise und einer Zeit der vollkommenen Abstinenz die Kombination von Testosteron und Vitamin E an. Um eine mehrwöchige Ruhigstellung der Genitalsphäre zu erreichen, werden Brom, Luminal, Lupulin, Belladonna usw. empfohlen. Als roborierend gelten Arsen- und Eisenpräparate, zur Kräftigung des Nervensystems Injektionen mit Vitamin B_1. Schließlich wird von der Hydrotherapie ausgiebig Gebrauch gemacht, Faradisierungen der Lendenwirbelsäule sollen Erektionsstörungen gut beeinflussen.

In jüngster Zeit vertritt man auf dem Sektor der Hormontherapie die Ansicht, daß durch Testikelhormone, wie Testoviron, Perandren usw., nicht so günstige Erfolge bei der Impotenz erzielt werden können wie bei gleichzeitiger Verabreichung von männlichen und weiblichen Hormonen. PFAU empfiehlt zur Behebung der Potenzstörungen die Suppovirzäpfchen, die er im Tierversuch und an sechs Patienten erprobte. Sie bestehen aus männlichem, weiblichem und Nebennierenhormon. Die Erfolge sollen gut sein. Wir selbst verfügen über keine Erfahrung dieser Behandlungsart.

Schließlich wurde auch versucht, den Erektionsstörungen auf *operativem* Wege beizukommen, namentlich bei solchen, die nach Verletzungen oder Entzündungen am Perineum entstanden sind. LOWSLEY und KIRWIN führten sie bei derartigen Prozessen am Damm, aber auch bei älteren Männern durch, deren Tonus der Perinealmuskulatur verlorengegangen war. Die Operation besteht darin, daß die Fascie des M. ischio- und bulbocavernosus von einem perinealen Y-Schnitt aus freigelegt und mit Catgutbändern gerafft wird. Ebenso wird von einem kleinen suprasymphysären Medianschnitt aus das Lig. suspensorium penis präpariert und durch Raffung verkürzt. Dadurch soll eine Erektion wieder möglich werden. Die Wirkung der Operation wäre also rein mechanisch erklärbar. 1953 berichten LOWSLEY und RUEDA über 1000 Fälle von Impotenz, die vergeblich mit Hormonen oder durch Psychotherapie behandelt wurden. Von 273 Nachuntersuchungen waren 37% geheilt, 27% erheblich gebessert, 21% Mißerfolge und bei 15% konnte wegen der Kürze der Zeit noch keine Aussage gemacht werden.

Als letzte therapeutische Maßnahme der Erektionsstörungen muß die *Psychotherapie* erwähnt werden, die in vielen Fällen gute Erfolge aufzuweisen hat.

Unser eigenes Material an Erektionsstörungen in den letzten Jahren umfaßt 38 Fälle, von denen ein Großteil nach den angegebenen Methoden mit wechselndem Erfolg behandelt wurde. Altersmäßig verteilten sich auf das dritte und vierte Lebensjahrzehnt je 12, auf das fünfte 9 Fälle, auf das sechste 3 und auf das siebente Dezennium 2 Fälle. Von diesen Kranken konnten allerdings nur 13 nachuntersucht werden. Von ihnen waren nur 3 geheilt, 4 gebessert, 2 vorübergehend gebessert und bei 4 Patienten war die Behandlung ohne jeden Erfolg. Von 2 Fällen erfuhr ich schriftlich, daß eine Psychotherapie bei dem einen einen vorübergehenden, bei dem anderen keinen Erfolg gebracht hatte. Die Behandlungsergebnisse können demnach als schlecht bezeichnet werden.

In den Jahren 1953 bis 1956 verordnete ich bei weiteren 7 Fällen von Erektionsstörungen das Priscophen. Neben der Regelung der allgemeinen Lebensbedingungen mußten sie 3mal täglich 1 Priscophentablette einnehmen und sich 4 Wochen lang des Geschlechtsverkehres enthalten. Stellten sich im Laufe dieser Zeit schwache Erektionen ein, so durften sie weitere 4 Wochen lang keinen Coitus ausüben. War hingegen eine kräftige Erektion bemerkbar, so wurde der Beischlaf erlaubt, allerdings höchstens zweimal wöchentlich. Andere Medikamente wurden nicht verordnet, um einen Eindruck über die Priscophenwirkung gewinnen zu können. Wieweit allerdings die Priscophenbehandlung auf psychischem Wege wirkte, läßt sich schwer beurteilen.

Fall 32. 26jähriger verheirateter Mann, der angab, erst seit 2 Monaten schlechte Erektionen zu haben, so daß er den Verkehr nur hie und da unvollkommen ausüben könne. Zu Beginn seiner Erektionsstörungen hatte er auch Blasenbeschwerden, mußte öfter urinieren und konnte bei Harndrang den Urin schlecht zurückhalten. Die Untersuchung am 12. II. 1955 ergab einen normalen Harnbefund, die Cystoskopie zeigte eine vermehrte Gefäßzeichnung der Blasenschleimhaut, Ureterenostien o. B. Die Prostata und Samenblasen ergaben einen normalen Tastbefund, auch am äußeren Genitale nichts Auffälliges. Die Kombination von Reizblase und Potenzstörung erweckte den Verdacht, daß letztere möglicherweise neurovegetativer Natur sein könnte und wir verordneten nebst Abstinenz 3mal 1 Priscophen. Nach 14 Tagen war Patient von seiten der Blase beschwerdefrei und meldete leichte Erektionen. Nach 4 Wochen hatten sich diese verstärkt, der Coitus wurde erlaubt und ging gut vonstatten. Fortsetzung der Priscophenkur, 1mal wöchentlich Verkehr. Anfangs Mai wurde das Priscophen abgesetzt, die Kontrolle im August ergab normale Verhältnisse. Im Februar 1956 nochmals schwaches Abflauen der Potenz, neuerlich 6 Wochen lang Priscophen. Seit 1 ½ Jahren ständig normale Kohabitationen.

Dieser Fall kann als Beweis gelten, daß Potenzstörungen einerseits auf neurovegetativen Dysfunktionen beruhen können, andererseits durch auf das Neurovegetativum wirkende Kombinationspräparate eine Beseitigung derselben möglich ist. Die gleichzeitig vorhandene Reizblase wies den Weg für die richtige Behandlung der Potenzschwäche. Ein weiterer ähnlicher Fall wurde mit demselben Erfolg behandelt.

Fall 33. 48jähriger verheirateter Mann, Spätheimkehrer aus Rußland. Während der russischen Kriegsgefangenschaft Ödeme, nächtliche Pollakisurie, Brennen beim Urinieren. Seit 1 Jahr zum Zeitpunkt seiner Heimkehr schwere

Erektionsstörungen, so daß er nur hie und da in der Lage ist, den Beischlaf auszuüben. Am 7. XII. 1953 ergab die urologische Untersuchung vollkommen negative Befunde. Es bestand jedoch noch hie und da ein Brennen in der Blasengegend. 6 Wochen lang Priscophen. Die Blasenbeschwerden geschwunden, auf sexuelle Abstinenz Besserung der Erektionen. 1954 und 1955 neuerliche Verschlechterung der Potenz, die das erstemal durch Priscophen gebessert werden konnte. Das zweitemal wurde Sedothyron-Komplex verordnet, da Patient einen deutlich erhöhten Grundumsatz, Glanzaugen und einen feinschlägigen Fingertremor hatte. Seither beschwerdefrei.

Zwei weitere Fälle zeigten eine leichte Besserung ihrer Erektionsstörungen auf das Priscophen. Sie wurden jedoch im Laufe von zwei Jahren nicht so weit gebracht, daß man sie als geheilt bezeichnen könnte. Bei den restlichen zwei Fällen versagte die Priscophenbehandlung vollkommen.

Zusammenfassend kann über die sieben mit Priscophen behandelten Fälle von Erektionsstörungen folgendes ausgesagt werden: War die Potenzschwäche mit anderen neurovegetativen Dysregulationen der Blase, der Prostata usw. koordiniert, so konnte durch das Priscophen ein guter Erfolg, zumindest eine Besserung erwartet werden. Bei anders gelagerten Fällen versagte es. Die eigenen Erfahrungen sprechen jedoch dafür, daß die Kombinationspräparate Priscophen, Ergotropal usw. bei den Störungen der Erektion zumindest eines therapeutischen Versuches wert wären, doch müßten gerade auf diesem Gebiete noch weitere Erfahrungen an einem viel größeren Material gesammelt werden.

Da die Geschlechtsfunktion ein sehr komplexer Vorgang ist, muß immer wieder versucht werden, Störungen derselben von den verschiedensten Gesichtspunkten aus zu behandeln. Derzeit spielt die Psychotherapie eine derart übergeordnete Rolle, daß die Impotenzen hauptsächlich beim Neurologen, weniger beim Urologen behandelt werden.

Wenn wir die Ergebnisse der vorliegenden Arbeit überblicken, kann zusammenfassend festgestellt werden, daß es neurovegetative Funktionsstörungen im Bereiche des Urogenitalsystems gibt. Diese sind allerdings noch nicht restlos geklärt. Immerhin können wir sagen, daß sie im *uropoetischen System* bereits für einige Krankheitsbilder, wie z. B. für die Reizblase, die Enuresis nocturna und für gewisse Motilitäts- und Tonusstörungen des Nierenbeckens, des Harnleiters und der Harnblase, erfaßt und therapeutisch beeinflußt werden konnten. Weniger klar können wir einen Großteil der neurovegetativen Dysregulationen des *Genitales* beurteilen. Es zeigen sich aber auch auf diesem Gebiete Ansätze für die Abgrenzung gewisser Krankheitsbilder auf neurovegetativer Basis. Ihre Behandlung mit Mitteln, die auf das neurovegetative Nervensystem wirken, steckt allerdings noch in den Anfangsstadien und zeigt noch keine sehr ermutigenden Ergebnisse. Es mag dies zum Teil auch daran liegen, daß die Funktionen im Bereiche der Genitalsphäre sehr komplexer Natur sind und nicht nur vom vegetativen System, sondern auch vom Endokrinium, vom Zustand der Keimdrüsen selbst und besonders auch von der psychischen Lage abhängig sind. Es wird weiteren Forschungen vorbehalten bleiben, hier mehr Klarheit zu schaffen.

Literaturverzeichnis

ALNOR, P.: Langenbecks Arch. klin. Chir. **269**, 506 (1951).
D'ASTE, G.: Arch. ital. Ur. **23**, 427 (1949).

BACQ, Z. M.: Biol. Rev. **22**, 73 (1947).
BANDMANN, F.: Bruns' Beitr. **181**, 419 (1950).
BARNES, A. C.: Amer. J. Obstetr. **40**, 381 (1940).
BAUER, K.: Z. Ur., Sonderheft 245 (1952).
BAUER, K. M. und E. E. SCHMID: Z. Ur. **48**, 643 (1955).
BECK: zit. nach BODECHTEL und KAUFMANN.
BECKMANN, K. H. und SCHLAYER: Münch. med. Wschr. **65**, 721 (1918).
BERGAMI: zit. nach JABONERO.
BERGMANN, G. v.: Funktionelle Pathologie. Berlin: Springer. 1936.
BERGMANN, G. v. und W. FREY: Handbuch der inneren Medizin, Bd. VIII. Berlin-Göttingen-Heidelberg: Springer. 1951.
BIRKMAYER, W., W. DANIELCZYK und E. NEUMAYER: Wien. med. Wschr. **106**, 911 (1956).
BIRKMAYER, W. und W. WINKLER: Klinik und Therapie der vegetativen Funktionsstörungen. Wien: Springer. 1951.
BLUM, V. und H. RUBRITIUS: Handbuch der Urologie. Berlin: Springer. 1928.
BODECHTEL, G. und E. KAUFMANN: Fschr. Neur. **10**, 52 (1938).
BOEKE, J.: Z. mikrosk.-anat. Forsch. **33**, 276 (1933).
BOEMINGHAUS, H.: Chirurgie der Urogenitalorgane. München-Gräfelfing: Werk-Verlag Dr. Edmund Banaschewski. 1954.
BOSHAMER, K.: Lehrbuch der Urologie. Jena: Fischer. 1944.
— Med. Welt **15**, 1277 (1941).
— Z. Ur. **48**, 193 (1955).
— Z. Ur., Sonderheft 184 (1948).
— Ther.woche, Karlsruhe **7**, 406 (1951).
— Lehrbuch der Urologie. Stuttgart: Fischer. 1953.
BRAJLOVSKY, V. und V. SOSTAKOVIC: Ref. Zbl. Neur. **74**, 486 (1935).
BRANDESKY, W.: Münch. med. Wschr. **1934**, 1652.
BRAZIL und ETZEL: zit. nach IRVIN und KRAUS.
BROEMSER, PH.: Kurzgefaßtes Lehrbuch der Physiologie, S. 350. Leipzig: Thieme. 1934.
BROOKS und J. C. ECCLES: Nature (Brit.) **159**, 760 (1943).
BROWN: zit. nach MARK.
BRÜCKE, F. v. und R. KNEBEL: Arch. exper. Path. **199**, 465 (1942).
BRÜCKE, F. v. und D. TELEKY: Arch. klin. Chir. **160**, 623 (1930).
BURCKHARDT, TH. und A. SCHMITT: Med. Klin. **1949**, 1310.

CANNON, W. B. und Z. M. BACQ: Amer. J. Physiol. **96**, 392 (1931).
CANNON, W. B. und A. ROSENBLUETH: New York: Macmillan. 1937.
CARLSON, H. E.: J. Ur. (Am.) **72**, 172 (1954).

DE CASTRO, F.: Arch. internat. Physiol. **59,** 479 (1951).
CHRISTOPHE: zit. nach KMENT.
CHWALLA, R.: Wien. klin. Wschr. **96,** 122 (1946); **97,** 515 (1947).
— Urologische Endokrinologie. Wien: Springer. 1951.

DALE, H. H.: J. Physiol. (Brit.) **34,** 163 (1906); **61,** 80 (1933).
DAMM, E.: Dtsch. med. Wschr. **1948,** 166.
DENK, W.: Wien. med. Wschr. **1936,** 636.
DENNIG: zit. nach BOEMINGHAUS.
DEPISCH, F.: Wien. Arch. inn. Med. **8,** 327 (1924).
DETTMAR, H.: Z. Ur. **49,** 633 (1956).
DICK, W.: Zbl. Chir. **64,** 1773 (1937).
DIETL, F. R.: Med. Klin. **1,** 87 (1934).
DORSCHEID, H. O.: Acta Neuroveg. **10,** 231 (1954).
DRAGSTEDT, L. R. und P. W. SCHAFER: Surgery **17,** 742 (1945).
DRESSLER, W.: Dtsch. med. Wschr. **74,** 739 (1949).

EAST, N. R.: M. A. Thesis. University of Washington. Seattle 1948.
ECCLES, J. C.: Erg. Physiol. **38,** 339 (1936).
— Oxford: Clarendon Press. 1953.
— Ciba Foundation Symposium: The Spinal Cord. London: Churchill. 1953.
ECKHARD: zit. nach DETTMAR.
EHRLICH, E.: Wien. med. Wschr. **103,** 575 (1953).
EPPINGER, H.: Ther. Mh. **35,** 1921 (225).
EPPINGER, H. und L. HESS: Die Vagotonie. Berlin: Hirschwald. 1910.
— — Z. klin. Med. **68,** 205 (1909).
ERNST, F.: Elfte Österreichische Ärztetagung, Wien, 29. IX. 1957.
EUFINGER, H.: Z. Geburtsh. Frauenhk. **2,** 166 (1955).
EULER, U. S. v.: Erg. Physiol. **46,** 261 (1950).

FALTA, W.: Die Erkrankungen der Blutdrüsen. Berlin: Springer. 1913.
FEDOROWA, E. und SKWORZOW: Ref. Zbl. Neur. **85,** 283 (1937).
FELDBERG, W.: Arch. internat. Physiol. **59,** 544 (1951).
FEYRTER, F. und J. FROEWIS: Gynaecologia **127,** 33 (1949).
FISHER, O. D. und H. J. FORSYTHE: Arch. Dis. Childh. **29,** 460 (1954).
FRANKL, V.: Schweiz. med. Wschr. **79,** 1057 (1949).
— Wien. med. Wschr. **1949,** 43.
— Paracelsus **1951,** Fasc. 2.
FRISCHEISEN-KÖHLER, G.: Z. Ur., Sonderheft 179 (1952).
FUCHS, F. und O. PÖTZL: Z. Neur. **157,** 220 (1937).
FUCHSIG, P.: Wien. klin. Wschr. **52,** 952 (1949).

GANTER, G.: Münch. med. Wschr. **1925,** 1411.
GANTERBERG: zit. nach BOSHAMER.
GAUP, R. JUN.: Z. Neur. **160** (1938); **165,** 273 (1939).
GILL, S. E.: Brit. med. J. **4153,** 199 (1940).
GOHRBANDT, E.: Langenbecks Arch. klin. Chir. **264,** 401 (1950).
GOLDMAN, L. M.: Ur. Rev. **40,** 729 (1936).
GOODMAN, L. S. und A. GILMAN: The pharmacological basis of therapeutics, 2. Aufl. New York: Macmillan. 1955.
GÖTZEN, F. J. und H. BOEMINGHAUS: Z. Ur. **47,** 129 (1954).
GULÁSCY, Z. v.: Arch. Kinderhk. **105,** 81 (1935).

HALTER, G.: Wien. med. Wschr. **103,** 463 (1953).
HARTMANN, H., S. L. ORSKOW und H. REIN: Pflügers Arch. **238,** 239 (1937).

HAUS, O.: Wien. med. Wschr. **104,** 24, 482 (1954).
HÄUSLER, H. PH., K. HUPKA und R. WENGER: Wien. klin. Wschr. **67,** 6 (1955).
HEILMEYER, L.: Lehrbuch der speziellen pathologischen Physiologie. Stuttgart: Fischer. 1955.
— Handbuch der inneren Medizin, Bd. II. Berlin: Springer. 1942.
HEILMEYER, L. und PLÖTNER: Das Serumeisen und die Eisenmangelkrankheiten. Jena: Cantor. 1937.
HELLAUER, H. F. und K. UMRATH: Pflügers Arch. **249,** 619 (1948).
HEMMELER, G.: Acta Neuroveg. **6,** 347 (1953).
HERZOG, E.: Klin. Wschr. **1948,** 641.
HESS, W. R.: Funktionelle Organisation des vegetativen Nervensystems. Basel: Schwabe. 1948.
— Rev. neur. **64,** 557 (1935).
— Arch. Psychiatr. **104,** 548 (1936).
HILD, S.: Med. Mschr. **8,** 442 (1954).
HILLENBRAND, H. J. und J. ROESNER: Z. Ur. **48,** 609 (1955).
HINMAN: zit. nach BOEMINGHAUS.
HOCHREIN, M.: Med. Klin. **1949,** 1105.
HOFF, F.: Lehrbuch der speziellen pathologischen Physiologie. Jena: Fischer. 1940, und Stuttgart: Fischer. 1955.
— Klinische Physiologie und Pathologie. Stuttgart: Thieme. 1957.
HOFF, H.: Klinik der Gegenwart, Bd. II., S. 363. Wien: Urban und Schwarzenberg. 1956.
— Acta Neuroveg. **1,** 123 (1950).
— Wien. klin. Wschr. **63,** 57 (1951); **68,** 97 (1956).
HOFF, H. und F. KRAULAND-STEINBEREITHNER: Ärztl. Fortbildg. **1955,** 9.
HOFFMANN, F. R.: Zbl. Gynäk. **61,** 2545 (1937).
HOLTZ, P.: Klin. Wschr. **28,** 145 (1950).
HRYNTSCHAK, TH.: Z. ur. Chir. **18,** 86 (1925).
HUTTER, K.: Österr. Z. Kinderhk. **6,** 441 (1951).

IRVIN, G. E. und J. E. KRAUS: Arch. Pathol. **45,** 752 (1948).

JABONERO, V.: Acta Neuroveg., Supplementum IV. Wien: Springer. 1953.
— Acta Neuroveg., Supplementum VI., S. 159. Wien: Springer. 1955.
JANCU, A.: Ref. Z. ur. Chir. **42,** 392 (1936).
JORES, A. und H. BECK: Dtsch. Z. Nervenhk. **138,** 4 (1935).
JUNKER, H.: Bruns' Beitr. **190,** 276 (1955).

KEHRER, E.: Endocrinologie für den Frauenarzt. Stuttgart: Enke. 1937.
KINDT, E.: Ref. Z. orthop. Chir. **118,** 248 (1951).
KING, S. E. und D. S. BALDWIN: Proc. Soc. exper. Biol. a. Med. **86,** 634 (1954).
KLEINSORGE, H.: Z. Psychother. **1,** 205 (1951).
KLIMPEL, U. und J. SCHLEICHER: Med. Klin. **717,** 1325 (1951).
KLINGLER, F.: Wien. med. Wschr. **1948,** 126, 151.
KLOTZ, R.: Zbl. Chir. **72,** 979 (1947).
— Z. Kreisl.forsch. **22,** 601 (1930).
KMENT, O. H.: Z. Ur., Sonderheft 224 (1952).
— Zbl. Chir. **75,** 1585 (1950); **76,** 23 (1951).
KNOCHE, H.: Med. Klin. **48,** 119 (1953).
KNOLL: zit. nach DETTMAR.
KOCH, F. E.: Med. Welt **20,** 876 (1951).
— Z. Ur., Sonderheft 110 (1950).
KORNMÜLLER, A. E.: Elemente nervöser Fahrigkeit. Stuttgart: Thieme. 1947.

KOSTER, S.: Ref. Z. ur. Chir. **42,** 392 (1936).
KRAUCHER, G. K.: Wien. klin. Wschr. **105,** 987 (1955).
KRAUS, F. und S. G. ZONDECK: Klin. Wschr. **707,** 735 (1924); **996,** 1773 (1922).
— — Dtsch. med. Wschr. **1921,** 1513.
KRENEK, H.: Österr. Z. Kinderhk. **4,** 71 (1950); **6,** 443 (1951).
KRETSCHMER, E.: Psychotherapeutische Studien. Stuttgart: Thieme. 1949.
KUX, E.: Ars Medici **11,** 667 (1948).

LANDERS, H.: Zbl. Chir. **75,** 409 (1950).
LANGLEY, J. N.: Das autonome Nervensystem. Berlin: Springer. 1922.
LAUDA, E.: Lehrbuch der inneren Medizin, Bd. I. Wien: Springer. 1949.
— Ciba-Abend, Wien, 21. I. 1956.
LESCHKE, E.: Wien. klin. Wschr. **1928,** 1705.
— Erkrankungen des vegetativen Nervensystems. Leipzig: Kabitzsch. 1931.
LEWIS, E. L. und R. W. CLETSEWAY: J. Ur. (Am.) **75,** 643 (1953).
LINDNER, F.: Langenbecks Arch. klin. Chir. **264,** 421 (1950).
LISSAK, K.: Amer. J. Physiol. **127,** 263 (1939).
LOEB, J.: Biochem. Z. **31,** 450 (1911).
LOEWI, O.: Pflügers Arch. **189,** 239 (1941).
LOHMÜLLER, W.: Dtsch. med. Wschr. **77,** 625 (1952).
LOWSLEY, O. S. und KIRWIN: Clin. Ur. **1948,** 310, 1089.
LOWSLEY, O. S. und A. RUEDA: J. internat. Coll. Surgeons **19,** 69 (1953).
LUSCHKA: Die Nerven des menschlichen Wirbelkanals. Tübingen: Laupp. 1850.
LUTZEYER, W.: Z. Ur. **50,** 109 (1957).

MALAVAZOS, A.: Ur. Rev. **39,** 322 (1935).
MANDL, F.: Wien. klin. Wschr. **60,** 13 (1948).
— Vierte Österreichische Ärztetagung, Salzburg 1950, S. 168. Wien: Springer. 1951.
MARK, R. E.: Klinik und Therapie der vegetativen Dystonie. Wien: Springer. 1954.
McNULTY, P. H.: Amer. J. Proctol. **6,** 121 (1955).
MENZEL, E.: Zbl. Gynäk. **76,** 1755 (1954).
MESCHEDE, H.: Wien. med. Wschr. **1946,** 223.
MITSCHERLICH, A.: Med. Klin. **1947,** 454.

NACHMANSOHN, D.: Ann. N. Y. Acad. Sci. **47,** 395 (1946).
NAVRATIL, E.: Arch. Physiol. **217,** 610 (1927).
NESBIT, R. M. und J. F. WITHYCOMBE: J. Ur. (Am.) **72,** 1621 (1954).
NOEGGERATH, C. T. und A. ECKSTEIN in PFAUNDLER-SCHLOSSMANN: Handbuch der Kinderheilkunde. Leipzig: Vogel. 1923.
NONNENBRUCH, W.: Schweiz. med. Wschr. 148 (1949).

OEHLECKER, F.: Handbuch der Urologie. Berlin: Springer. 1928.
OEHLERT, G.: Med. Klin. **50,** 1786 (1955).
ORR, S.: South. med. J. **30,** 519 (1937).

PAETZEL, W.: Z. Ur., Sonderheft 26 (1949).
PAPE, R.: Acta Neuroveg. **3,** 474 (1951).
PÄSSLER, H. W.: Chirurg **20,** 251 (1949).
— Vierte Österreichische Ärztetagung, Salzburg 1950, S. 199. Wien: Springer. 1951.
— Med. Welt **1951,** 1130.
PATTON, J. F. und H. G. SCHWARTZ: J. Ur. (Am.) **70,** 230 (1953).
PFAU, L.: Langenbecks Arch. klin. Chir. **271,** 65 (1952).

PIEPER, A.: Z. Ur. **44,** 17, 576 (1951).
POWELL, O. T.: West. J. Surg. etc. **58,** 118 (1950).
PRETL, K.: Virchows Arch. **312,** 392 (1944); **315,** 229 (1948).

RAINDL, W.: Z. Inn. Med. **38,** 388 (1957).
REIN, H.: Handbuch der Haut- und Geschlechtskrankheiten, Bd. I, Teil 2. Berlin: Springer. 1929.
REXED, B. und U. S. v. EULER: zit. nach JABONERO.
RHODE, E. und PH. ELLINGER: Zbl. Physiol. **27,** 12 (1913).
RICKER, G.: Relationspathologie. Jena: Fischer. 1905.
ROLAND, S. J.: J. Ur. (Am.) **71,** 216 (1954).
ROSE, D. K.: J. Ur. (Am.) **65,** 1021 (1951).
ROSENAUER, F.: Wien. med. Wschr. **1952,** 519, 635.
RÖSSLER, F. und F. PRSKAVEC: Ophthalmologia **119,** 193 (1950).
ROTHLIN, E. und B. BERDE: Ärztl. Monatsh. **5,** 665 (1949/52).
RULAND, L.: Langenbecks Arch. klin. Chir. **271,** 413 (1952); **272,** 55 (1952).
— Chirurg **20,** 251 (1949).
— Z. Ur. **49,** 697 (1956).

SABADASCH, A.: Z. Zellforsch. **21,** 657 (1934).
SCARTOZZI, C. und G. MARTINETTO: Minerva chir. **4,** 495 (1949).
SCHAEFER, R.: Z. Hautkrkh. **6,** 540 (1949).
SCHELLONG: Regulationsprüfung des Kreislaufes. Dresden und Leipzig: Steinkopf. 1955.
SCHILDBACH, F.: Zbl. Gynäk. **78,** 809 (1956).
SCHLAGINTWEIT, F.: Münch. med. Wschr. **1911,** 1447.
SCHLEGEL, W. S.: Med. Klin. **1949,** 433.
— Ärztl. Forschg. **1,** 297 (1950).
SCHMIDT, E.: Dtsch. med. Wschr. **80,** 687 (1955).
SCHNEIDER, J.: Schweiz. med. Wschr. **81,** 304 (1951).
SCHNEIDER, M. und E. WILDBOLZ: Z. ur. Chir. **43,** 1 (1937).
SCHULTHEIS, TH.: Z. Ur., Sonderheft 374 (1952).
SCHULTZ, J. H.: Das autogene Training. Leipzig: Thieme. 1955.
SCHWARZ, O.: Wien. med. Wschr. **1914,** H. 13.
— Sexualpathologie. Wien, Leipzig, Bern: Weidmann. 1935.
SCHWEIGGER-SEIDEL, FR.: Virchows Arch. **27,** 460 (1863).
SELZER, A. und M. FRIEDMANN: Proc. Soc. exper. Biol. a. Med. **48,** 429 (1941).
SIEBECK, R.: Handbuch der inneren Medizin, Bd. V. Berlin: Springer. 1939.
SIENKIEWICZ, E. M.: J. Ur. (Fr.) **42,** 532 (1936).
SLYKE, D. D. VAN, C. P. RHOADS, A. HILLER und A. ALVING: Amer. J. Physiol. **110,** 387 (1934).
SMITHWICK, R. H.: Arch. Surg. **48,** 184 (1944).
STAEHLER, W.: Z. Ur., Sonderheft 31 und 59 (1949).
STEINKAMM, E.: Dtsch. med. Wschr. **65,** 1237 (1939).
STÖHR, PH. JUN.: Mikroskopische Anatomie des vegetativen Nervensystems. Berlin: Springer. 1928.
— Acta Neuroveg. **1,** 74 (1950).
— Ciba-Symposium **3,** 41 (1955).
STURM, A.: Münch. med. Wschr. **1941,** 754.
— Klin. Wschr. **1944,** 114.
— Ärztl. Wschr. **1948,** 353.
— Med. Klin. **1949,** 2.
— Acta Neuroveg. **3,** 132 (1951).

SUNDER-PLASSMANN, P.: Wien. klin. Wschr. **1934**, 476.
— Verh. dtsch. Ges. Pathol. **34**, 106 (1950).
SUTER, F.: Handbuch der inneren Medizin, Bd. VIII. Berlin: Springer. 1951.
SWENSON, O. und J. H. FISHER: New Engld. J. Med. **253**, 1147 (1955).
SWENSON, O., J. H. FISHER und J. CENDRON: Surgery **40**, 223 (1956).
SZABO-HÁRS, S.: Ref. Z. org. Chir. **109**, 464 (1943).

THIERMANN, E.: Z. Ur., Sonderheft 249 (1952).
THÖRNER, W.: Med. Welt **10**, 1833 (1936).
TOBLER, L.: Arch. exper. Path. **52**, 116 (1904).

VAONA, B. L.: Minerva med. **1**, 1954 (1942).
VEIL, W. H. und A. STURM: Die Pathologie des Stammhirns. Jena: Fischer. **1946**.
VERNEY, E. B.: Arch. exper. Path. **181**, 24 (1936).

WAGNER, S.: Dtsch. med. Wschr. **129** (1950).
— Med. Klin. **1950**, 649.
WEBER, H. F. J.: Wien. med. Wschr. **103**, 451 (1953).
— Acta Neuroveg. **7**, 186 (1953).
— Wien. med. Wschr. **105**, 171 (1955).
— Z. Ur. **50**, 671 (1957).
— Potenzstörungen. Z. Ur. Im Druck.
— Hauterscheinungen bei vegetativen Störungen des Urogenitalsystems. Acta Neuroveg. **17**, 183 (1958); **18** (1958).
WEGHAUPT, K.: Wien. med. Wschr. **104**, 477 (1954).
WEIDEMANN, W.: Zbl. Chir. **75**, 1 (1952).
WEISBACH, K.: Wien. med. Wschr. **106**, 937 (1956).
WERNER, H.: Wien. med. Wschr. **106**, 1029 (1956).
WHITFIELD, H. J.: J. Ur. (Am.) **64**, 106 (1950).
WICHMANN, B.: Dtsch. med. Wschr. **1934**, 1500.

ZANNE, D. D.: Z. Ur. **30** (1936); **31** (1937); **32** (1938).

Sachverzeichnis

Acetylcholin 15, 18, 21, 22, 25, 63, 95
Acidose 53
addisonoide Form (Pseudoneurose) 48
Adrenalin 18, 20, 24, 48
adrenergisch 21, 22
Akrocyanose 41, 43, 108
Albumin-Globulin-Quotient 50
Albuminurie 28
—, orthostatische 76, 77, 123
Alkalireserve 50
Alkalose 50
Alkoholblockade, subarachnoideale 97
Alkoholinjektion 61
Allemannsche Operation 85, 86
Anamnese 39, 137
Anästhesie, paravertebrale 32, 70
—, peridurale 70, 124
Anatomie 4
Angiospasmus 67
Anurie 30, 68
— bei Nephritis 71
— — Schock 69, 73
— — Sublimatvergiftung 72
— — Trauma (Crush-Niere) 69, 73
— — Verbrennungen 73
— nach Bluttransfusionen 73
— — Sulfonamiden 73
—, reflektorische 68
Aphrodisiacum 27
Arbeitsblutzuckerkurve 48
Arbeitsinsulintest 48
Arrhythmie, respiratorische 43, 47, 78, 118
Aschnerscher Bulbusdruckversuch 47, 57
Aspermatismus 138
Assimilation 20
Ataxie, vegetative 36
Atemfrequenz 42
Atemnot 42
Ausgangslage, vegetative 51
autogenes Training 60

Balneotherapie 58, 143
basedowoide Form (Pseudoneurose) 48
Bewegungsübungen 58
Blasenatonie 93, 95
—, myogene 94
—, neurogene 94
Blasenhypertonie 96
Blasenzentrum, sympathisches 19
Blutbildveränderungen 48
Blutsenkung 49
Blutzucker 50
Bradykardie 20, 43, 47

Carotissinusdruckversuch 47
cholinergisch 21, 25
Chvosteksches Phänomen 42, 44, 78
Coitus interruptus 107, 125, 127
Cottesche Operation 98, 100, 123, 124
Cutis marmorata 41, 108
Cystographie 97
Cystometrie 95, 97, 106, 107

Darmatonie, postoperative 71
Dekapsulation 66, 71, 72, 79
Denervation der Niere 66, 67, 71, 80, 86
Dermographismus 41, 57, 78, 108, 118
Detrusor vesicae 93, 95, 102, 124
Detrusortonus 26, 104
Diagnostik 44
Diathermie 59, 70
Diencephalon 7, 37
Diencephalose 28
Dissimilation 20
Dopplersche Operation 61
Drüsenimplantation 62
Dyskolloidurie 75, 76, 79
Dysregulationen, neurovegetative 35
Dystonie des Auges 35
— — Hypogastricus-Gefäßgebietes 35
— — Ohres 35

Dystonie, neurozirkulatorische 35
—, pulmonale 35
—, vegetative 34

Eisenbäder 59
Ejaculatio praecox 138, 139
Ejakulationszentrum 19
Elektrokardiogramm 46
Elektrokoagulation 99
Endokrinium 2, 17, 22, 23, 38, 61, 62, 134
Enuresis nocturna 76, 78, 115, 137
Eosinophilie 49
Eosinophilopenie 49
Epithelkörperchen 22, 38
Erbsches Phänomen 44
Erektionsstörungen 141
Erektionszentrum 19, 134, 141
Ernährungsfaktoren 37

Faradisierung 143
Fokalinfektion 37, 49, 54, 79, 98
Funktion, adrenergische 15
—, cholinergische 15
Funktionskreise 63

Ganglienblocker 10, 63, 70, 82, 83, 85, 90, 97, 104, 130
Ganglienzellen, sympathische 7
Ganglion aorticorenale 64, 67, 80
— mesentericum superius 64, 80
— vesicoureterale 11, 80, 86, 88
Glanzauge 42, 109
Goormaghtighsche Zellhaufen 11
Grenzstrangblockade 133, 135
Grenzstrangresektion 32, 61, 88, 96, 134
Großhirn 18, 28
Grundumsatz 49

Harnentleerung 30
Harninkontinenz 103
—, hysterische 103
—, psychische 103
Harnleiteratonie 32
Harnleiterhypertonie 89
Harnleiterhypotonie 86
Harnretention 101
—, hysterische 101
—, postpartale 103
—, psychische 101
—, reflektorische 102

Hautreflex, galvanischer 46
Hautthermometrie 46
Herzbeschwerden 43
Himsworth-Test 48
Histamin-Intracutan-Test 46
Histologie 7
Hormonbehandlung 142, 143
Hormone 23
Hormongleichgewicht 117, 134, 136
Hüllplasmodium 8
Humoralpathologie 2
Hydronephrose, dynamische 83, 84
—, kleine schmerzhafte 65, 85, 89
—, mechanische 83
Hydrotherapie 143
Hydroureter 87
Hyperhidrosis 41, 78, 108
Hyperthyreose 42
Hypertonie 20, 43, 65
—, parasympathische 36, 40, 125
—, sympathische 35, 40, 51, 66
Hypogastricusresektion 88
Hypophyse 20, 22, 28, 38, 64, 134, 136
Hypothalamus 7, 20
Hypotonie 20, 43, 47, 108
—, sympathische 35, 51, 108, 125

Idiomuskuläre Wulstbildung 44
Impotentia coeundi 134
— generandi 134
Impotenz 140, 145
Induratio penis plastica 142

Jodbäder 59

Kalium-Calcium-Spiegel 38, 50
Kapillarmikroskopie 46
Kapillarphotographie 46
Keimdrüsen 22, 38, 133, 134, 136, 138
Kippvorgänge 57, 121
Klimatherapie 51
Kohlensäurebäder 59
Kombinationspräparate 57, 85, 90, 104, 112, 120, 133, 140, 141, 144
Konstitution 20, 23, 37
Kopfschmerzen 39, 45, 52, 78
Kreatinbestimmung im Harn 138
künstliche Niere 73, 74
Kurzwellen 59

Leistung, erhöhte 20
Lerichesche Operation 61
Leukocytose 49

Licht- und Strahlenbehandlung 59
Lichtempfindlichkeit 45
Lidflattern 42
Lymphocytose 49

Magensaft, Säurewerte 43, 48
Massage 58
Medulla oblongata 18
Megacolon 33, 61, 84, 87, 88
Megacystis 87, 88, 96
Megaloureter 87, 88
Megaösophagus 33
Mineralstoffwechsel 22, 50
Muskelfibrillieren 40, 44

Nachträufeln 104, 106
Nebennieren 22, 38, 48
Nebennierenpräparate 56
Nephralgie 66, 85
Nephritis subacuta 67
Nervenendigungen, sympathische 8
Nervensystem, parasympathisches 6, 17
—, sympathisches 4, 17
Nervi erigentes 127, 134
— perinei 6
Nervus dorsalis penis 6
— pelvicus 19, 80, 91
— pudendus 6, 19, 92, 130
— spermaticus externus 6, 130
— splanchnicus 17, 64, 80, 96
— vagus 6, 19, 28, 64, 80
Neurit 8
Neuronentheorie 10
Neurosekretion 13
Neurotomie, sacrale 98
Nierenbeckenhypertonie 81, 82
Nierenbeckenhypotonie 80
Nierendekapsulation 30
Nierensekretion 30
Nierensteinbildung 79
Noradrenalin 15, 18, 21
Novocain, intravenös 56, 63, 70
Novocainblockade 30, 61, 86, 97
Novocaininfiltration 99, 131, 132, 133
Nykturie 28

Obstipation 43
Oligurie 67

Parasympathicolytica 23, 26, 76, 97, 140
Parasympathicomimetica 23, 32, 56, 57, 81, 95, 102, 104
Parasympathicotonie 20, 29, 142
Pathologie 27
Pelvicusdurchtrennung 98
Pentothalkontakt 60
Periduralanästhesie 63
Peritonealdialyse 72, 74
Pharmakologie 23
Phosphaturie 18, 74, 75, 78, 109, 113
Phosphorspiegel 50
Physikotherapie 58, 143
Physiologie 17
Plexus clitoridis 6
— corporis cavernosi 5, 130
— hypogastricus 19, 80, 91, 125
— ovaricus 4
— prostaticus 4, 19, 130
— renalis 4, 11, 19, 86
— spermaticus 4
— uterovaginalis 6
— vesicalis 4, 86
Pollakisurie 18, 106, 118, 130
Polyurie 64
Potenzschwäche 140, 144
Potenzstörungen 61, 74, 106, 126, 127, 144
Priapismus 133
Prostatalgie 126, 130
Prostatismus 129
Prostatorrhoe 127
Psyche 23, 28, 38, 49, 62, 116, 134, 137
Psychotherapie 60, 140, 143, 145

Rami communicantes 4
— transversi 4
Reaktionslage, parasympathische 82, 83, 117
—, sympathische 38, 81, 83, 99, 102, 107
—, vegetative 37, 69, 109, 118
Reflex, viscero-visceraler 28, 68
Regulationsstörungen 23
Reizblase 74, 105, 130
Reizkörpertherapie 56
Reizübertragung 10, 15
—, chemische 21
—, elektrische 21
Relationspathologie 2
Remaksche Faser 8
Robinsonscher Wassertest 48
Röntgenganzbestrahlungen 59

Röntgentiefenbestrahlungen 70
Rückenmark 18, 28

Schaubild, klinisches 35
Scheelesche Dünndarmringplastik 97
Schellong-Test 47, 57, 78
Schilddrüse 22, 38, 42
Schlaftiefe, abnorme 117, 118, 121
Schmerzempfindlichkeit 45
Schock, vegetativer 56, 124
Schrammsches Phänomen 94, 118
Schrumpfblase 96
Schwefelbäder 59
Schwindel 52, 78
Serumeisenwerte 50
Solebäder 59
Spannungsstörungen, amphotone 36
Spasmolytica 26, 32, 97
Speichelfluß 42
Spermatogramm 136
Spermiogenese 135
Sphinkterometrie 97
Spina bifida occulta 116
Splanchnektomie 85
Splanchnicotomie 65, 86
Stammhirnnarkose 41, 54
Stoffwechsel 23
Stoffwechselstörungen 37, 49
Störungen, allgemeine 45
— der Blasenkapazität 93
— — Labyrinthfunktion 48
—. — Wärmeregulation 49
— des hormonalen Gleichgewichtes 107
—, geistige 46
—, psychische 45
Strahlenbehandlung 59
Sympathektomie (endoskopisch nach Kux) 61
Sympathicolytica 23, 24, 81, 94, 102
Sympathicomimetica 23, 24, 55
Sympathicotonie 20, 29, 110, 142
Symptomatik 40
Synapse 9, 13, 63, 70, 82, 90
— auf Distanz 10
Synapsen, heterogene 15
—, interneuronale 15

Tachykardie 20, 43
Terminalreticulum 5, 8, 11, 12, 16
tetanoide Form (Pseudoneurose) 48
Therapie 51
—, medikamentöse 54
Thyreostatica 55
Toxine 16, 37
Traubenzuckertest 50
Tremor 40, 44
Truncus sympathicus 4

Ulcus simplex vesicae 98
Ultrakurzwellen 59
Urämie 68
Ureterhalsplastik 84
Ureterolithiasis 90
Ureterospasmophilie 89
Urethrographie 97
Urina spastica 65, 107
Urorhoea ex libidine 137

Vagotonie 20, 23, 34, 76
Vitaminbehandlung 143
Vitamine 2

Weckamine 56
Weltmannsches Koagulationsband 50
Wirkstoffe, chemische 18

Zellen, interstitielle 9
Zellularpathologie 2
Zwischenhirn 7, 18, 20, 28